医学整合课程系列教材

● 丛书主编　龚爱华 ●

消化系统

主　编　黄　攀　徐　岷

副主编　周峥嵘　王　倩　吴　燕　许　潇
　　　　沈海俊

编　委　吴　燕　许　潇　沈海俊　丁红群
　　　　沈　蓉　鞠小丽　任才芳　钱晓彬
　　　　黄　攀　徐　岷　周峥嵘　王　倩
　　　　邵根宝　盛良驹　陆荣柱　王晓春
　　　　李永金　贾俊海

江苏大学出版社
JIANGSU UNIVERSITY PRESS
镇　江

图书在版编目(CIP)数据

消化系统 / 黄攀，徐岷主编. — 镇江：江苏大学
出版社，2023.1
ISBN 978-7-5684-1826-3

Ⅰ．①消… Ⅱ．①黄… ②徐… Ⅲ．①消化系统
Ⅳ．①R322.4

中国版本图书馆 CIP 数据核字(2022)第 234836 号

消化系统
Xiaohua Xitong

主　　编/黄　攀　徐　岷
责任编辑/仲　蕙
出版发行/江苏大学出版社
地　　址/江苏省镇江市京口区学府路 301 号(邮编：212013)
电　　话/0511-84446464(传真)
网　　址/http://press.ujs.edu.cn
排　　版/镇江市江东印刷有限责任公司
印　　刷/南京互腾纸制品有限公司
开　　本/889 mm×1 194 mm　1/16
印　　张/12.5
字　　数/387 千字
版　　次/2023 年 1 月第 1 版
印　　次/2023 年 1 月第 1 次印刷
书　　号/ISBN 978-7-5684-1826-3
定　　价/60.00 元

如有印装质量问题请与本社营销部联系(电话：0511-84440882)

医学整合课程系列教材
编审委员会

前　言

　　整合医学是高等院校医学教育发展的趋势,将对我国医学教育产生深远的影响。为了更好地培养具有综合临床思维能力、自主学习能力和终身学习意识的优秀临床医学生,2016 年江苏大学医学院开始在临床医学本科专业培养的全过程实施以器官-系统为中心的专业基础课程整合教学改革。教学实践证明,在基础医学课程教学阶段开展系统整合教学,不仅使基础医学和临床医学的课程衔接过程得以优化,还进一步促进了基础医学教学和临床教学知识的融合,完善了医学生的知识技能和临床思维的建构模式。

　　消化系统由消化管和消化腺组成,具有摄取、转运、消化食物,吸收营养和排泄废物的生理功能。消化系统的常见疾病包括溃疡、肿瘤、急慢性炎症等,临床上发病率很高。本书以消化系统为教学内容,依据器官-系统整合的原则,参考了人民卫生出版社出版的系统整合教材,并融合了编者所积累的江苏大学临床医学专业的系统整合教学经验。全书分为五个章节:消化系统的形态结构、消化系统的发生及常见先天畸形、消化系统生理功能、消化系统疾病及消化系统药物。

　　传统医学课程以学科为中心,课程间相互独立、缺乏互通,学生对"大健康"理念的理解、对人体系统的认知、对全生命周期的把握和临床逻辑思维的建立等方面存在显著的不足。课程教学的脱节是医学教育教学的难点和痛点。本教材打破传统的医学学科界限,横向整合解剖学、组织胚胎学、生理学、病理生理学、病理学和药理学等基础学科的理论知识,纵向整合消化系统基础理论和临床常见病基础知识,分述消化系统各器官发生、形态结构、功能调控、临床常见病的病理学过程以及临床病理联系,最后过渡到消化系统临床常见病的代表性治疗药物及药理机制,以此实现宏观与微观、功能与形态、生理与病理、正常与异常的教学内容的有机结合。编者希望这本融入了系统整合理念的教材与整合医学教学改革相向而行,助力医学生对医学知识的学习和掌握,为医学临床课程教学做更系统更扎实的准备,为实施 PBL 教学奠定更牢固的基础。

　　在教材的规划和编写过程中,我们遵循紧密结合临床的编写原则。江苏大学附属医院消化内科和病理科、江苏大学附属人民医院病理科为编写工作提供了大量临床素材,在此对他们所给予的支持和帮助表示衷心感谢。

　　医学前沿理论和医学临床研究发展迅猛,由于编者知识和能力所限,本教材在知识的组织和编写等方面还存在不足之处,恳请读者批评指正。

黄攀　徐岷

2022 年 10 月

目　录

笔记

第一章

消化系统的形态结构

消化系统（digestive system）由消化管和消化腺组成，通过对摄入的食物进行机械性和化学性消化，将大分子物质分解为氨基酸、单糖、甘油酯等小分子物质。小分子物质被吸收后可满足机体生长发育和代谢的需要（图 1-1）。消化管是指从口腔到肛门的管道，可分为口腔、咽、食管、胃、小肠（十二指肠、空肠和回肠）和大肠（盲肠、阑尾、结肠、直肠和肛管）。通常，临床上把从口腔到十二指肠的这部分管道称为上消化道，空肠及以下的管道称为下消化道。消化腺按其不同的体积和位置，可分为大消化腺和小消化腺。大消化腺是位于消化管壁外的独立器官，其分泌的消化液经导管流入消化管腔内，如大唾液腺、肝和胰。小消化腺分布于消化管壁的黏膜层或黏膜下层，包括唇腺、颊腺、舌腺、食管腺、胃腺和肠腺等。消化系统的基本功能是摄取食物，进行机械性和化学性消化，再经消化管黏膜上皮细胞吸收，最后将食物残渣形成的粪便排出体外。

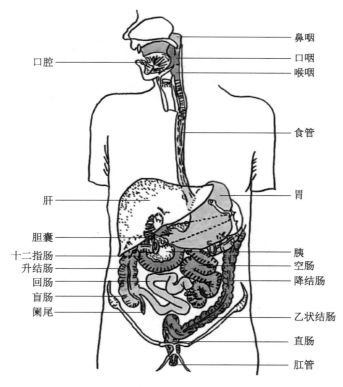

图 1-1　消化系统模式图

第一节　消化管

消化管（digestive tract）是一条起自口腔，延续至咽、食管、胃、小肠、大肠，终于肛门的肌性管道,这些器官的管壁结构既具有共同的分层规律,又各自具有与其功能相适应的结构特点。

一、口腔

口腔(oral cavity)是消化管的起始部,向前经口唇围成的口裂通向外界,向后经咽峡与咽相通(图1-2)。口腔前壁为上、下唇,两侧壁为颊,上壁(顶)为腭,下壁(底)为口腔底。整个口腔借上下牙弓和牙龈分为前外侧部的口腔前庭和后内侧部的固有口腔。口腔黏膜有上皮和固有层两层。上皮为复层扁平上皮,仅在硬腭处有角化。口腔底部的上皮菲薄,通透性好,有利于某些物质的吸收,如舌下含服的硝酸甘油(治疗心绞痛的药物)等。固有层结缔组织突向上皮形成乳头,内含丰富的毛细血管,故新鲜状态下口腔黏膜呈红色。固有层内有小唾液腺,可润滑口腔。乳头及上皮内均有丰富的神经末梢。

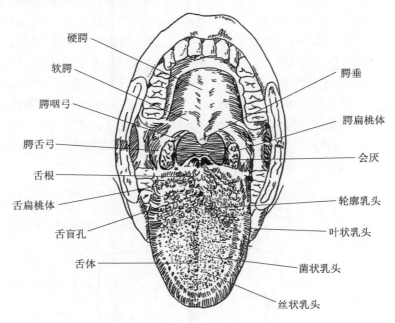

图1-2　口腔与咽峡

(一)口唇

口唇(oral lip)分上唇和下唇,由皮肤、皮下组织、口轮匝肌、颊肌及黏膜组成。口唇的游离面是皮肤与黏膜的移行部,称唇红,内含丰富的毛细血管,呈红色,缺氧时则呈绛紫色,临床上称发绀。

(二)颊

颊(cheek)是口腔的两侧壁,由黏膜、颊肌、皮下组织和皮肤组成。在上颌第二磨牙牙冠平对的颊黏膜上有腮腺管乳头,为腮腺管的开口。

(三)腭

腭(palate)是口腔的上壁,分隔鼻腔与口腔。腭分为前2/3的硬腭和后1/3的软腭。硬腭主要由骨腭(由上颌骨的腭突和腭骨的水平板构成)表面覆以黏膜构成。软腭主要由肌、肌腱和黏膜构成。软腭的前部呈水平位,后部斜向后下称腭帆。腭帆后缘游离,其中部有垂向下方的突起,称腭垂或悬雍垂。腭帆两侧各向下方分出两条黏膜皱襞,前方的一对为腭舌弓,后方的一对为腭咽弓。两弓之间的三角形凹陷区称腭扁桃体窝,窝内容纳腭扁桃体。腭垂、腭帆游离缘、两侧的腭舌弓及舌根共同围成咽峡,它是口腔和咽的分界。

（四）牙

牙（teeth）是人体内最坚硬的器官，具有咀嚼食物和辅助发音等作用，嵌于上、下颌骨的牙槽内，分别排列成上牙弓和下牙弓。

1. 牙的种类及牙式

人的一生先后有两组牙，第一组称乳牙，第二组称恒牙。一般出生后6个月左右开始萌出乳牙，到3岁左右出齐，共20颗，上、下颌左右各5颗，包括乳中切牙、乳侧切牙、乳尖牙、第一乳磨牙、第二乳磨牙（图1-3）。6岁左右，乳牙开始陆续脱落，逐渐更换成恒牙。恒牙全部出齐共32颗，上、下颌左右各8颗，包括中切牙、侧切牙、尖牙、第一前磨牙、第二前磨牙、第一磨牙、第二磨牙、第三磨牙（图1-4）。临床上，为了记录牙的位置，常以被检查者的方位为准，以记号"＋"划分成四区，并以罗马数字Ⅰ~Ⅴ标示乳牙，用阿拉伯数字1~8标示恒牙，此标记方法称为牙式。

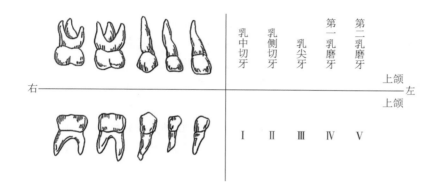

图1-3 乳牙名称及符号

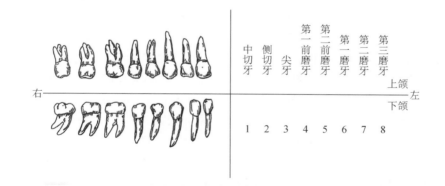

图1-4 恒牙名称及符号

2. 牙的形态

每颗牙均可分为牙冠、牙颈和牙根三部分（图1-5）。牙冠暴露于口腔内；牙根嵌入牙槽内；牙颈介于牙冠与牙根之间，被牙龈包绕。牙冠和牙颈内部的腔隙，称牙冠腔，牙根内的细管称牙根管，其末端开口于牙根尖端的牙根尖孔。牙根管与牙冠腔合称牙腔或牙髓腔，其内容纳牙髓。

3. 牙的构造

牙组织由牙本质（牙质）、釉质、牙骨质和牙髓组成。牙根周围的牙周膜、牙槽骨及牙龈则统称牙周组织。

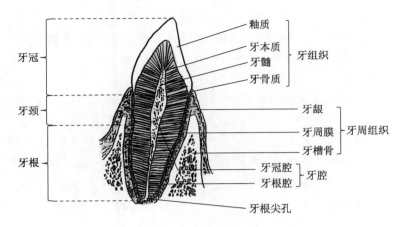

图 1-5　牙的构造

（1）牙本质（dentin）　包绕牙髓腔，构成牙的主体，主要由牙本质小管和间质构成。牙本质小管自牙髓腔向周围呈放射状走行，逐渐变细且分支吻合。间质位于牙本质小管之间，由胶原纤维与钙化的基质构成，其化学成分与骨质相似，但其无机成分约占间质的 80%，因而间质较骨质更坚硬。牙本质周边有一些钙化不全的部分，在牙磨片中呈现为不规则的球间隙（牙冠部），或斑点状的颗粒层（牙根部）。牙本质的内表面有一层排列整齐的成牙本质细胞（odontoblast），产生有机成分。牙本质对冷、酸和机械刺激极其敏感，在釉质受到破坏、牙本质暴露（如龋齿）的情况下常引起牙酸痛。鉴于牙本质中神经纤维与神经末梢极少，推测这种感觉是通过牙本质纤维来传导的。

（2）釉质（enamel）　是体内最为坚硬的组织，包在牙冠的牙本质表面，其中无机成分约占 96%，有机成分极少。釉质由釉柱和极少量的间质构成。釉柱呈棱柱形，从牙本质交界处向牙冠表面呈放射状紧密排列，主要成分为羟基磷灰石结晶。在牙磨片上可见以牙尖为中心、呈褐色的弧线，称釉质生长线，是釉柱在生长过程中因间歇性钙盐沉积而形成的。

（3）牙骨质（cementum）　包绕在牙根部牙本质的外围，其结构及组成与骨组织相似。近牙颈部的牙骨质较薄，内无骨细胞。

（4）牙髓（dental pulp）　为疏松结缔组织，内含自牙根尖孔进入的血管、淋巴管和神经纤维，为牙本质和釉质提供营养。感觉神经末梢包绕成牙本质细胞，并有极少量进入牙本质小管。

（5）牙槽骨（alveolar bone）　属于上、下颌骨的牙槽突。

（6）牙周膜（peridental membrane）　为致密结缔组织，位于牙根与牙槽骨之间，含较粗的胶原纤维束。胶原纤维束的一端埋入牙骨质，另一端伸入牙槽骨，将两者牢固地连接在一起。老年人的牙周膜常因萎缩而引起牙松动或脱落。

（7）牙龈（gingiva）　为黏膜，由复层扁平上皮及固有层组成，包绕着牙颈。老年人的牙龈常因萎缩而致牙颈外露。

（五）舌

舌邻近口腔底，由骨骼肌和表面覆盖的黏膜组成。舌具有协助咀嚼、吞咽食物、感受味觉、痛觉、温觉和触压觉，以及辅助发音等功能。

1. 舌的形态

舌的下面为舌下面，上面为舌背。舌下面中线处有连于口腔底的黏膜皱襞，称为舌系带。舌系带根部两侧各有一小黏膜隆起，称舌下阜。由舌下阜向后外侧延伸成带状黏膜皱襞，称舌下襞（图 1-6）。以舌背向前开放的"V"形的界沟为界，将舌分为舌体和舌根两部分。舌体占舌的前 2/3，其前端为舌尖。舌根占舌的后 1/3，以舌肌固定于舌骨和下颌骨等处。舌肌（图 1-7）为骨骼肌，分为舌内肌和舌外肌。舌内肌的起、止点均在舌内，收缩时可改变舌的形态。舌外肌起于舌周围各骨,止于舌内,收缩时可改变舌的位置。舌外肌中,以颏舌肌在临床上较为重要,是一对强而有力的肌,起自下颌体后面的颏棘,肌纤维呈扇形入舌内。两侧颏舌肌同时收缩,可拉舌向前下方,即伸舌。如一侧颏舌肌瘫痪,伸舌时舌尖偏向患侧。

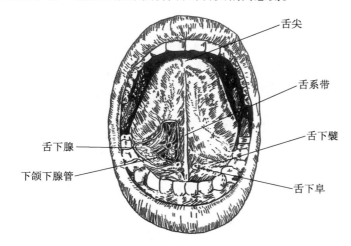

图 1-6　舌下面(右侧黏膜剥离,显示舌下腺等结构)

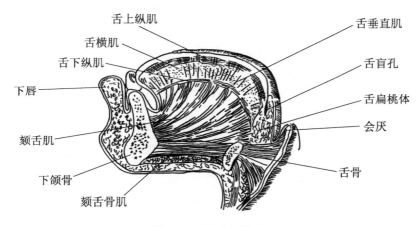

图 1-7　舌肌(矢状面)

2. 舌乳头和味蕾

舌黏膜覆于舌的表面,呈淡红色。舌根背面的黏膜表面可见由淋巴组织组成的大小不等的丘状隆起,称舌扁桃体。舌体背面及两侧缘的黏膜上可见许多小突起,统称为舌乳头,部分舌乳头含有味蕾。

(1) 舌乳头(lingual papilla)　按不同形态可分为 3 种。① 丝状乳头,体积最小,数目最多,遍布于舌背前 2/3,其尖端的上皮轻度角化,新鲜状态下呈白色小点,是构成舌苔的主要成分。② 菌状乳头,体积稍大,数目较少,呈红色,散在于丝状乳头之间,多见于舌尖和舌侧缘,表面上皮未角化,内有味蕾。菌状乳头的固有层富含毛细血管,故其在新鲜状态下呈红色。③ 轮廓乳头,有 7~12 个,位于舌根部界沟前方,顶部宽而平坦,形似莲蓬。轮廓乳头周围的黏膜凹陷形成环沟,沟两侧的上皮内有较多的味蕾,固有层内的浆液性味腺开口于沟底。味腺分泌的水样液体能不断冲洗环沟内和味蕾表面的食物碎渣,有利于味蕾更好地感受刺激。

(2) 味蕾(taste bud)　是味觉感受器,主要分布于轮廓乳头和菌状乳头的上皮内,少数散在于软腭、会厌及咽等上皮内。成人舌内约有 3000 个味蕾,其为卵圆形小体,顶部有味孔通于口腔。味蕾由三种细胞构成,即长梭形的暗细胞和明细胞(根据染色深浅不同而得名)及味蕾深部呈锥形的基细胞。暗细胞和明细胞都是味觉细胞,电镜下,其游离面有微绒毛(味毛)伸入味孔,

笔 记

基底面与味觉神经末梢形成突触,基底部胞质可含突触小泡样颗粒。基细胞是分化为暗细胞并成熟为明细胞的未分化细胞。味蕾能感受酸、甜、苦、咸等味,舌尖部的味蕾对甜味与咸味敏感,舌侧缘的味蕾对酸味敏感,而舌背和软腭部的味蕾对苦味敏感。

二、咽

咽(pharynx)是一个上宽下窄、前后略扁的漏斗形肌性管道,长约 12 cm,其内腔称咽腔。咽位于第 1~6 颈椎前方,上端起于颅底,下端约在第 6 颈椎椎体下缘高度移行于食管(图 1-8)。咽腔是消化管与呼吸道的共同通道。以腭帆游离缘和会厌上缘平面为界,将咽分为鼻咽、口咽和喉咽(图 1-9)。咽的前壁不完整,经鼻后孔、咽峡和喉口分别与鼻腔、口腔和喉腔相通。鼻咽向两侧经咽鼓管与中耳鼓室相通。

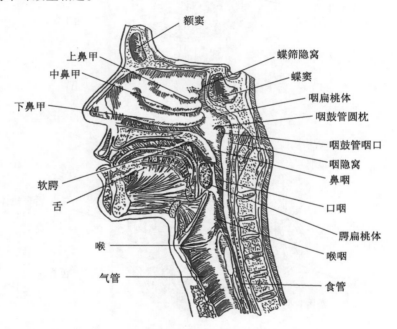

图 1-8 头颈部正中矢状面

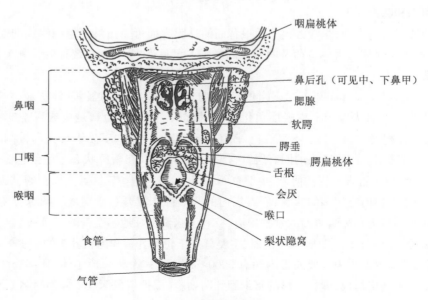

图 1-9 咽腔(切开咽后壁)

（1）黏膜　由上皮和固有层组成。口咽表面为非角化复层扁平上皮,而鼻咽和喉咽主要为假复层纤毛柱状上皮。固有层的结缔组织内含有丰富的淋巴组织及黏液性或混合性腺,深部有一层纤维。

（2）肌层　由内纵、外斜或环形的骨骼肌组成。

（3）外膜　为纤维膜,由富含血管及神经纤维的结缔组织组成。

三、食管

食管(esophagus)是一个前后扁平的细长肌性管道,长约 25 cm。其上端在第 6 颈椎椎体下缘平面与咽相续,下端穿过膈的食管裂孔进入腹腔,约平第 11 胸椎椎体高度与胃的贲门连接。按其行程,可分为颈部、胸部和腹部三部分(图 1-10)。

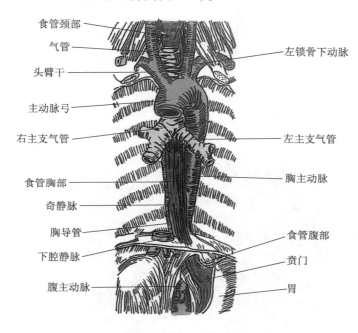

图 1-10　食管位置

食管有三处生理性狭窄:第一狭窄为食管的起始处,距上颌中切牙约 15 cm;第二狭窄为食管在左主支气管的后方与其交叉处,距上颌中切牙约 25 cm;第三狭窄为食管通过膈的食管裂孔处,距上颌中切牙约 40 cm(图 1-11)。上述三处狭窄是异物容易滞留和肿瘤好发的部位。

食管腔面有纵行的皱襞,当食物通过时,皱襞消失。食管壁包括黏膜、黏膜下层、肌层和外膜(图 1-12)。

（1）黏膜　上皮为未角化的复层扁平上皮,在胃贲门处突然转变为单层柱状上皮,是食管癌的易发部位。食管上段与下段的固有层内有少量的黏液腺。黏膜肌层为纵行的平滑肌层。

（2）黏膜下层　结缔组织中含黏液性食管腺,其导管穿过黏膜,开口于食管腔。摄入及吞咽食物时,黏液分泌增加以便食物通过。

（3）肌层　有内环、外纵两层,上 1/3 段为横纹肌,中 1/3 段由横纹肌和平滑肌混合而成,下 1/3 段为平滑肌。

（4）外膜　为纤维膜。

笔记

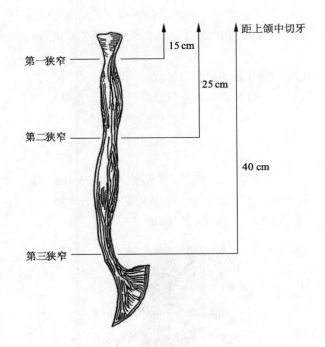

第一狭窄

第二狭窄

第三狭窄

15 cm

25 cm

40 cm

距上颌中切牙

图 1-11　食管三处狭窄

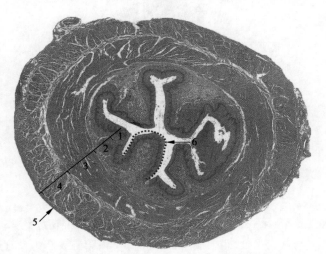

1—黏膜层；2—黏膜下层；3—肌层（内环形肌）；4—肌层（外纵行肌）；5—外膜；6—皱襞。

图 1-12　食管壁的组织结构（横切面）

四、胃

胃（stomach）是消化管中最膨大的部分，上连食管，下续十二指肠。胃有前、后两壁，入、出两口和上、下两缘。胃的入口与食管连接，称贲门；出口与十二指肠相续，称幽门。上缘较短，凹向右上方，称胃小弯，其最低点弯度明显折转处称角切迹。下缘较长，凸向左下方，称胃大弯（图 1-13）。

笔记

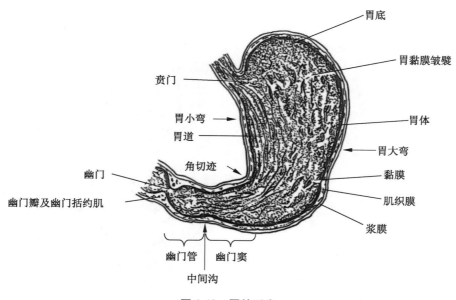

图 1-13　胃的形态

　　通常将胃分为四部分:贲门附近的部分称贲门部;贲门平面以上膨出的部分称胃底;自胃底向下至角切迹之间的部分称胃体;角切迹与幽门之间的部分称幽门部(图 1-14)。幽门部的大弯侧有一不甚明显的浅沟,称中间沟,将幽门部分为右侧的幽门管和左侧的幽门窦。胃溃疡和胃癌多发生于幽门窦和附近的胃小弯处。

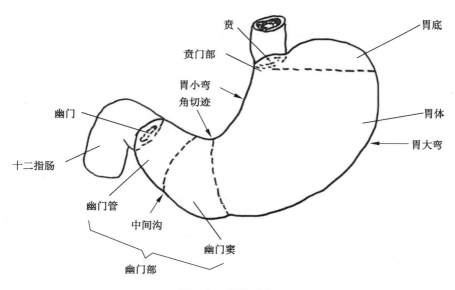

图 1-14　胃的分部

胃壁包括黏膜、黏膜下层、肌层和外膜(图 1-15)。

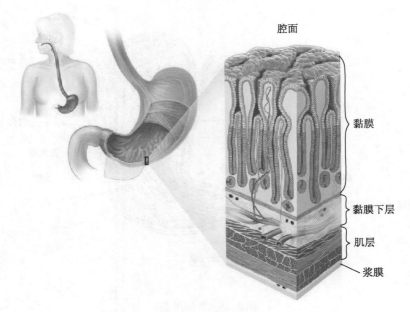

腔面

黏膜

黏膜下层

肌层

浆膜

图 1-15　胃壁模式图

（一）黏膜

黏膜由上皮、固有层和黏膜肌层构成。黏膜表面有许多浅沟，将黏膜分成许多直径为 2~6 mm 的胃小区（gastric area）。黏膜表面还遍布约 350 万个不规则的小孔，称胃小凹（gastric pit）。每个胃小凹底部与 3~5 条胃腺连通（图 1-16）。

1. 上皮

上皮为单层柱状上皮，除含极少量内分泌细胞外，主要由表面黏液细胞组成，椭圆形核位于细胞基部，顶部胞质内充满黏原颗粒，HE 染色切片着色浅，呈透明状，分泌的黏液覆盖上皮，有重要的保护作用。表面黏液细胞 3~5 天脱落更新一次，由胃小凹底部的细胞增殖补充。

2. 固有层

固有层含大量紧密排列的胃腺，根据其所在部位与不同的结构，分为胃底腺、贲门腺和幽门腺。胃腺及胃小凹之间仅有少量结缔组织，以网状纤维为主，除成纤维细胞外，还有较多淋巴细胞及一些浆细胞、肥大细胞与嗜酸性粒细胞等，此外，尚有丰富的毛细血管及散在的平滑肌纤维。

（1）胃底腺（fundic gland）　是分布于胃底和胃体部的胃腺，是数量最多、功能最重要的胃腺。腺体呈管状，可分为颈部、体部与底部。颈部短而细，与胃小凹衔接；体部较长；底部略膨大。胃底腺由主细胞、壁细胞、颈黏液细胞、未分化细胞和内分泌细胞组成（图 1-16）。

① 主细胞（chief cell）：又称胃酶细胞（zymogenic cell），数量最多，主要分布于腺的体部和底部。主细胞呈柱状，具有典型的蛋白质分泌细胞的结构特点，核呈圆形，位于基部。HE 染色可见胞质基部呈强嗜碱性，顶部呈泡沫状（充满的酶原颗粒溶失所致）。电镜下，核周有大量粗面内质网与发达的高尔基体（又称高尔基复合体），顶部有许多圆形的酶原颗粒（图 1-17）。主细胞分泌胃蛋白酶原（pepsinogen），经盐酸激活后转变成有活性的胃蛋白酶。在婴儿期，主细胞还能分泌凝乳酶，可凝固乳汁，使其易于消化。

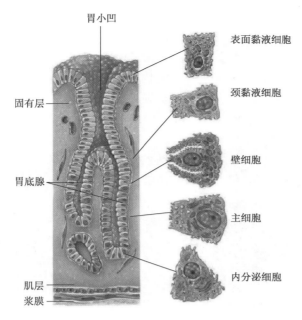

图 1-16　胃底腺结构模式图

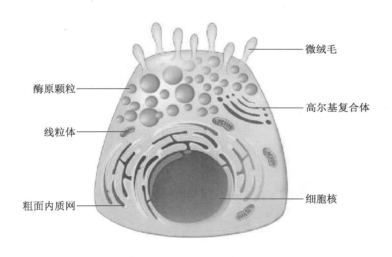

图 1-17　主细胞超微结构模式图

②壁细胞(parietal cell):又称泌酸细胞(oxyntic cell),多位于腺的颈部和体部。细胞较大,呈圆锥形,胞质呈强嗜酸性,核圆而深染,居中,可有双核。电镜下,壁细胞胞质中有细胞内分泌小管(intracellular secretory canaliculus),管壁与细胞顶部的细胞膜相连,小管的腔面有微绒毛。分泌小管周围有表面光滑的小管和小泡,称微管泡系统(tubulovesicular system),其膜结构与细胞顶面及分泌小管相同。壁细胞的此种特异性结构在细胞的不同分泌时相有显著的差异。在静止期,分泌小管多不与胃底腺腔相通,微绒毛短而稀疏,微管泡系统却极发达;在分泌期,分泌小管开放,管腔内充满了长的微绒毛,使细胞游离面扩大约 5 倍,而微管泡系统的管泡数量则剧减。这表明微管泡系统可能是分泌小管膜的储备形式。壁细胞还有大量线粒体,这是壁细胞胞质呈酸性的原因(图 1-18)。

壁细胞能分泌盐酸,其过程如下:细胞从血液摄取或由自身代谢产生的 CO_2,在碳酸酐酶的作用下与 H_2O 结合形成 H_2CO_3,并解离为 H^+ 和 HCO_3^-。H^+ 主动运输至分泌小管,而 HCO_3^- 与血液中的 Cl^- 交换;Cl^- 也被运输至分泌小管,与 H^+ 结合成盐酸(图 1-18)。盐酸能激活胃蛋白酶原,

笔 记

使之成为胃蛋白酶,从而初步分解蛋白质;盐酸还有杀菌作用。人的壁细胞还能分泌内因子(intrinsic factor),这种糖蛋白在胃腔内与食物中的维生素 B_{12} 结合成复合物,使维生素 B_{12} 在肠管内不被酶分解。当这种结合的复合物到达回肠时,能与回肠上皮细胞表面的内因子受体结合,将维生素 B_{12} 吸收入血,供红细胞生成所需。如内因子缺乏,维生素 B_{12} 吸收障碍,则可导致恶性贫血。

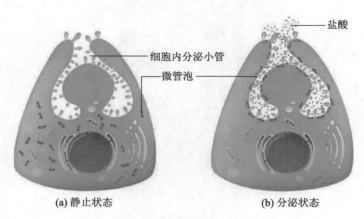

(a) 静止状态　　　　　(b) 分泌状态

图 1-18　壁细胞模式图

③ 颈黏液细胞(neck mucous cell):数量很少,位于腺颈部,多呈楔形夹于其他细胞间。核多呈扁平形,位于细胞基底。核上方有很多黏原颗粒,HE 染色浅淡,故常不易与主细胞区分,其分泌物为含酸性黏多糖的可溶性黏液,不同于胃上皮细胞所分泌的不溶性黏液。

④ 未分化细胞(undifferentiated cell):位于腺颈部的胃小凹底部,在普通标本上不易辨认。胞体较小,呈柱状,核糖体丰富,核仁明显,处于活跃的增殖状态,可不断分裂。分裂产生的子细胞向表面迁移分化为胃黏膜柱状上皮,向下迁移分化为胃腺的各种细胞。

⑤ 内分泌细胞:大多单个夹于其他上皮细胞之间,呈不规则的锥形或圆形,基底部附于基膜,并可有基底侧突与邻近细胞相接触。电镜下,胞质中含一些粗面内质网和高尔基体,底部有大量分泌颗粒,这是其最显著的特征。

(2)贲门腺(cardiac gland)　分布于近贲门处宽 1～3 cm 的狭窄区域,为分支管状的黏液性腺,可有少量壁细胞。

(3)幽门腺(pyloric gland)　分布于幽门部宽 4～5 cm 的区域,此区胃小凹较深。幽门腺为分支较多而弯曲的管状黏液性腺,内有较多内分泌细胞,如 G 细胞可产生胃泌素(又称促胃液素)。

3. 黏膜肌层

黏膜肌层由内环、外纵两层平滑肌组成。部分环形肌的肌纤维伸入固有层腺体之间,其收缩有助于腺分泌物的排出。

胃黏膜的自我保护机制:胃液的主要成分是盐酸和胃蛋白酶,其中盐酸的浓度很高,可使胃液的 pH 值达到 2 左右,腐蚀性极强。胃蛋白酶在酸性环境中能分解蛋白质和消化胃黏膜组织,而胃黏膜在正常情况下不会被分解,这主要归功于胃黏膜表面有黏液-碳酸氢盐屏障(mucous-HCO_3^-　barrier)的存在。胃上皮表面覆盖的黏液层厚 0.25～0.5 mm,主要由不可溶性黏液凝胶组成,并含有大量 HCO_3^-。HCO_3^- 部分由表面黏液细胞产生,部分来自壁细胞。凝胶层将上皮与胃蛋白酶相隔离,并减缓了 H^+ 向黏膜方向的弥散速度;HCO_3^- 可中和 H^+,形成 H_2CO_3。H_2CO_3 被胃上皮细胞的碳酸酐酶迅速分解为 H_2O 和 CO_2。此外,胃上皮细胞的迅速更新能力也使损伤的胃黏膜得到及时修复。

(二)黏膜下层

黏膜下层由较致密的结缔组织构成,内含较粗的血管、淋巴管和神经,可见成群的脂肪细胞。

（三）肌层

肌层较厚,由内斜、中环及外纵三层平滑肌构成。贲门和幽门部的环形肌增厚,分别形成贲门括约肌和幽门括约肌。

（四）外膜

外膜为浆膜。

五、小肠

小肠(small intestine)分为十二指肠、空肠和回肠,是对食物进行消化、吸收的主要部位,为消化管最长的一段,成人全长 5~7 m。

十二指肠(duodenum)为小肠的起始部分,全长约 25 cm,呈"C"形弯曲,包绕胰头,可分上部、降部、水平部和升部四部分(图 1-19)。上部肠壁薄,管径大,黏膜表面光滑平坦,无环状襞,故临床上常称此段为十二指肠球,此段是十二指肠溃疡及穿孔的好发部位。降部垂直下行于第 1~3 腰椎体和胰头右侧,其中份后内侧壁的纵行黏膜皱襞下端有圆形隆起,称十二指肠大乳头,距上颌中切牙约 75 cm,为肝胰壶腹的开口处。水平部横过下腔静脉和第 3 腰椎体的前方。升部最短,斜向左上方,至第 2 腰椎体左侧转向前下,移行为空肠。十二指肠与空肠转折处形成的弯曲称十二指肠空肠曲。此曲的后上壁被十二指肠悬肌固定于右膈脚上(图 1-20)。十二指肠悬肌和包绕其下段的腹膜皱襞共同构成十二指肠悬韧带(又称 Treitz 韧带)。在手术中,Treitz 韧带是确定空肠起始部位的重要标志。

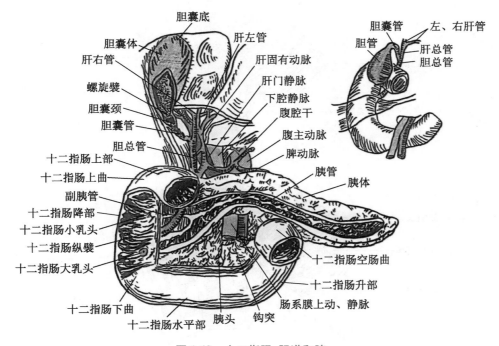

图 1-19　十二指肠、胆道和胰

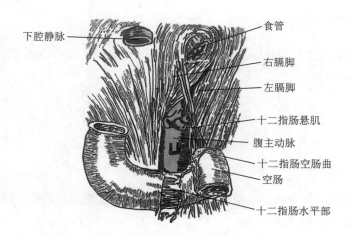

图 1-20　十二指肠悬肌

空肠上端起自十二指肠空肠曲,回肠下端接续盲肠。空肠和回肠一起被小肠系膜固定于腹后壁,合称系膜小肠,其活动度较大。空肠与回肠之间无明显界限,一般将系膜小肠的近侧 2/5 称为空肠,位于左腰区和脐区,管径较粗,管壁较厚,血管较多,颜色较深,呈粉红色;系膜小肠的远侧 3/5 称为回肠,多位于脐区、右腹股沟区和盆腔内,管径较细,管壁较薄,血管较少,颜色较浅,呈粉灰色。空肠黏膜环状襞高而密,有孤立淋巴滤泡。回肠黏膜皱襞低而疏,有孤立淋巴滤泡和集合淋巴滤泡(图 1-21)。

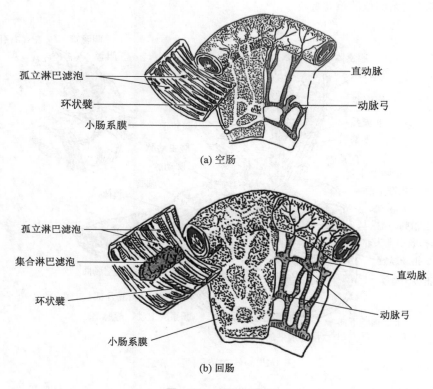

(a) 空肠

(b) 回肠

图 1-21　空肠和回肠

小肠腔面有许多环状襞。环状襞从距幽门约 5 cm 处开始出现,在十二指肠末段和空肠头段极其发达,向下逐渐减少、变矮,至回肠中段以下基本消失。小肠各段的组织结构大致相似,管壁包括黏膜、黏膜下层、肌层和外膜(图 1-22)。

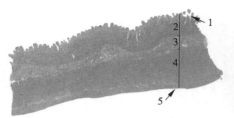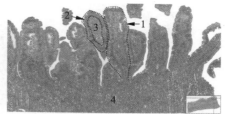

1—小肠绒毛；2—黏膜层；3—黏膜下层；
4—肌层；5—外膜。

1—小肠绒毛；2—绒毛上皮；3—固有层；
4—固有层（含小肠腺）。

(a) 十二指肠全景图   (b) 十二指肠光镜图示黏膜

图 1-22 十二指肠结构图

（一）黏膜

小肠黏膜表面有许多细小的肠绒毛（intestinal villus），由上皮和固有层向肠腔突起而成，与环状襞一起使小肠内表面积扩大了 20~30 倍。绒毛根部的上皮与下方固有层中的小肠腺上皮相连续。小肠腺（small intestinal gland），又称利伯屈恩隐窝（crypt of Lieberkühn），呈单管状，直接开口于肠腔（图 1-22b）。

1. 肠绒毛

肠绒毛为小肠的特有结构，长 0.5~1.5 mm，形状不一，以十二指肠和空肠头段最发达。其具有扩大小肠表面积，促进物质的消化、吸收与运送的作用。肠绒毛在十二指肠中呈宽大的叶状，于空肠中如长指状，而在回肠中则呈短锥状。肠绒毛的表面为上皮，其中轴为固有层结缔组织。

（1）上皮 为单层柱状上皮，主要有吸收细胞和杯状细胞，另有少量内分泌细胞。上皮细胞的更新周期为 3~6 天。

① 吸收细胞（absorptive cell）：呈高柱状，核呈椭圆形，位于基底部。电镜下，细胞游离面有大量密集而规则排列的微绒毛，构成光镜下可见的纹状缘。每个吸收细胞可有 2000~3000 根微绒毛，使细胞游离面的面积扩大约 30 倍。微绒毛表面有一层厚 0.1~0.5 μm 的细胞衣，其中有参与消化碳水化合物和蛋白质的双糖酶和肽酶，还有吸附的胰蛋白酶、胰淀粉酶等。此细胞衣是消化、吸收的重要部位。吸收细胞的胞质内有丰富的滑面内质网，内含多种酶类，可将细胞吸收的甘油一酯与脂肪酸合成甘油三酯，后者与胆固醇、磷脂及载脂蛋白结合后，于高尔基体内形成乳糜微粒，从细胞侧面释出，这是对脂肪吸收和转运的方式。相邻吸收细胞的顶部有完善的紧密连接，可阻止肠腔内物质由细胞间隙进入组织，保证选择性吸收的正常进行。除消化、吸收作用外，吸收细胞也参与分泌型免疫球蛋白 A 的释放过程。另外，十二指肠和空肠上段的吸收细胞还向肠腔分泌肠致活酶（enterokinase，又称肠激酶），激活胰蛋白酶原成为胰蛋白酶。

② 杯状细胞（goblet cell）：散布于吸收细胞之间，分泌黏液以起润滑和保护作用。从十二指肠至回肠末段，杯状细胞逐渐增多。

③ 内分泌细胞：形态结构同胃底腺。

（2）固有层 为细密的结缔组织，中央有 1~2 条较粗的纵行毛细淋巴管，称中央乳糜管（central lacteal），以盲端起始于肠绒毛的顶端，向下穿过黏膜肌进入黏膜下层汇成淋巴管。中央乳糜管的管腔较大，内皮细胞间隙宽，无基膜，通透性大，可运送吸收细胞释放的乳糜微粒。中央乳糜管的周围有丰富的有孔毛细血管，吸收细胞吸收的氨基酸、单糖等水溶性物质经此入血。中轴结缔组织内还有少量散在的平滑肌纤维，其收缩可使肠绒毛运动和变短，有利于淋巴和血液运行。（图 1-23）

笔记

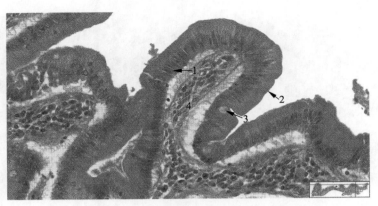

1—吸收细胞；2—纹状缘；3—杯状细胞；4—固有层。

图 1-23　小肠绒毛光镜图

2．小肠腺

小肠腺位于固有层内,除吸收细胞、杯状细胞和内分泌细胞外,还有潘氏细胞(又称帕内特细胞)和未分化细胞。固有层结缔组织内还有丰富的淋巴细胞、浆细胞、巨噬细胞、嗜酸性粒细胞和肥大细胞。此外,尚有淋巴小结,在十二指肠和空肠内多为孤立淋巴小结,在回肠(尤其是下段)内多为由若干淋巴小结聚集而成的集合淋巴小结,有时可穿过黏膜肌层抵达黏膜下层。(图 1-24)

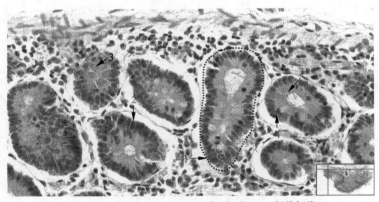

1—小肠腺；2—腺上皮细胞；3—潘氏细胞；4—杯状细胞。

图 1-24　十二指肠光镜图示小肠腺

（1）潘氏细胞(Paneth cell)　又称帕内特细胞,位于小肠腺的基部,常三五成群。细胞较大,呈锥形,顶部胞质内充满粗大的嗜酸性分泌颗粒,具有蛋白质分泌细胞的结构特点。潘氏细胞分泌防御素(defensin)和溶菌酶,起杀灭肠道细菌的作用。

（2）未分化细胞　位于小肠腺的下半部,细胞较小,呈柱状。该细胞能不断增殖、分化并向上迁移,补充在肠绒毛顶端脱落的吸收细胞和杯状细胞,也可分化为潘氏细胞和内分泌细胞。

3．黏膜肌层

黏膜肌层由内环、外纵走行的两薄层平滑肌构成。

（二）黏膜下层

黏膜下层由疏松结缔组织构成,内含较多的血管和淋巴管,并有黏膜下神经丛。十二指肠的黏膜下层内有大量复管泡状黏液性腺,即十二指肠腺(duodenal gland),其导管穿过黏膜肌层开口于小肠腺的底部,分泌碱性黏液(pH 8.2~9.3),以使十二指肠免受胃酸和胰液的侵蚀和消化。

笔记

（三）肌层

肌层由内环、外纵两层平滑肌构成。

（四）外膜

除十二指肠后壁为纤维膜外，其他外膜均为浆膜。

六、大肠

大肠（large intestine）是消化管的下段，全长1.5 m，续自回肠末端，止于肛门。大肠可分为盲肠、阑尾、结肠、直肠和肛管五部分。其中，结肠和盲肠具有三种特征性结构，即结肠带、结肠袋和肠脂垂（图1-25）。结肠带有三条，由肠壁的纵行平滑肌增厚形成，沿大肠的纵轴平行排列，三条结肠带汇聚于阑尾根部。结肠袋是由于结肠带的长度短于肠管而使肠管皱缩所形成的。肠脂垂是沿结肠带两侧分布的许多含脂肪组织的浆膜小突起。

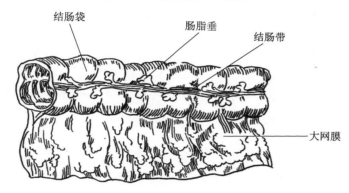

图1-25　结肠的特征性结构

（一）盲肠、结肠和直肠

盲肠（cecum）主要位于右髂窝内，是大肠的起始部，左侧与回肠相连接，长6~8 cm，其下端为盲端，上续升结肠（图1-26）。回肠末端向盲肠的开口，称回盲口。此口上、下两片半月形的皱襞称回盲瓣，由肠壁内的环行平滑肌增厚并覆以黏膜而形成；此瓣可控制小肠内容物流入盲肠的速度，并可防止盲肠内容物逆流回小肠。

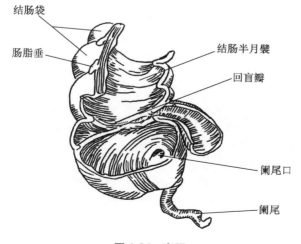

图1-26　盲肠

结肠（colon）介于盲肠与直肠之间，整体呈"M"形，包绕于空、回肠周围。结肠分为升结肠、横结肠、降结肠和乙状结肠四部分。

直肠（rectum）位于盆腔下部，全长10~16 cm。直肠在第3骶椎前方起自乙状结肠，沿骶、尾

笔 记

骨前方下行,穿盆膈移行于肛管。直肠并不直,在矢状面上形成两个明显的弯曲:骶曲凸向后,与骶骨弯曲一致,距肛门7~9 cm;会阴曲绕过尾骨尖凸向前,距肛门3~5 cm。在冠状面上也有三个不甚恒定的侧曲,一般中间较大的一个凸向左侧,上、下两个凸向右侧。临床上进行直肠镜、乙状结肠镜检查时,应注意这些弯曲部位,以免伤及肠壁。直肠上端与乙状结肠交接处管径较细,向下肠腔显著膨大,称直肠壶腹。直肠内面有2~3个直肠横襞(Houston瓣),由黏膜及环形肌构成。中间的直肠横襞大而明显,位置恒定,通常位于直肠壶腹稍上方的直肠右侧壁上,距肛门约7 cm。直肠镜检查时可将中间的直肠横襞作为定位标志。

盲肠、结肠和直肠三部分大肠壁的组织具有消化管的四层结构。(图1-27a)

1. 黏膜

黏膜表面光滑,无肠绒毛结构,有环行的皱襞。其上皮为单层柱状上皮,由吸收细胞与杯状细胞组成。杯状细胞很多,分泌黏液,起润滑作用。固有层内有大量的单管状腺,即大肠腺,除有吸收细胞和大量杯状细胞外,还有少量未分化细胞和内分泌细胞,但无潘氏细胞。固有层内可见孤立淋巴小结。其黏膜肌层与小肠的黏膜肌层相同。(图1-27b)

2. 黏膜下层

黏膜下层为疏松结缔组织,内有小动脉、小静脉和淋巴管,有成群的脂肪细胞。

3. 肌层

肌层由内环、外纵平滑肌构成。环形肌呈节段性增厚,形成结肠袋;纵行肌也呈局部增厚,形成三条纵行的结肠带,带间的纵行的肌菲薄,甚至缺如。

4. 外膜

除升结肠与降结肠的后壁,直肠下1/3段、中1/3段的后壁,以及上1/3段的小部分为纤维膜外,其他外膜均为浆膜。此外,外膜的结缔组织中常有脂肪细胞聚集形成肠脂垂。

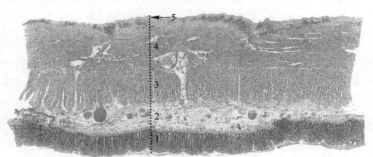

1—黏膜;2—黏膜下层;3—内环肌;4—外纵肌;5—外膜。

(a) 结肠全景图

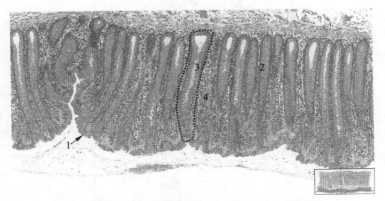

1—黏膜上皮;2—黏膜肌层;3—大肠腺;4—固有层。

(b) 结肠光镜图示黏膜

图1-27　结肠管壁的组织结构

笔记

（二）阑尾

阑尾（vermiform appendix）是从盲肠下端后内侧壁向外延伸的一条细长的蚓状盲管，其长度为 6~8 cm，全部被腹膜包裹。由于三条结肠带汇聚于阑尾根部，因此沿盲肠的结肠带（独立带）向下追踪，是寻找阑尾的可靠方法。阑尾的位置变化甚大，多位于右髂窝内，其根部的体表投影点通常位于右髂前上棘与脐连线的中、外 1/3 交点处，称麦氏点（McBurney point）。急性阑尾炎发作时，麦氏点附近有明显的压痛感（图 1-28）。

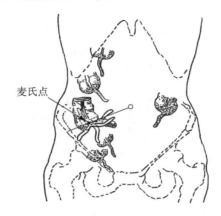

图 1-28　阑尾的位置

阑尾的管壁结构与上述肠管相似，其管腔小而不规则，肠腺短而少。其显著的特点是固有层内有极其丰富的淋巴组织，形成许多淋巴小结，并突入黏膜下层，致使黏膜肌层不完整（图 1-29）。肌层很薄，外覆浆膜。

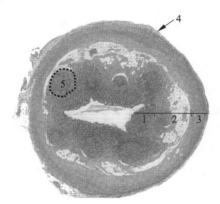

1—黏膜；2—黏膜下层；3—肌层；4—浆膜；5—淋巴小结。

图 1-29　阑尾的组织结构

（三）肛管

肛管（anal canal）是消化管的末端，长 4~5 cm。上界为直肠穿过盆膈的平面，下界为肛门（图 1-30）。肛管内面有 6~10 条纵行的黏膜皱襞，称肛柱，内有血管和纵行肌。各肛柱下端彼此借半月形黏膜皱襞相连，此襞称肛瓣。每个肛瓣与其相邻的两个肛柱下端之间形成开口向上的隐窝，称肛窦，其底部有肛腺的开口。肛窦内往往积存粪便，感染后易致肛窦炎。肛柱下端与各肛瓣边缘的锯齿状环行线称齿状线或肛皮线，是黏膜和皮肤的分界线。此外，齿状线上、下部分的肠管在动脉来源、静脉回流、淋巴引流及神经分布等方面都不相同，这在临床上具有一定的实际意义。

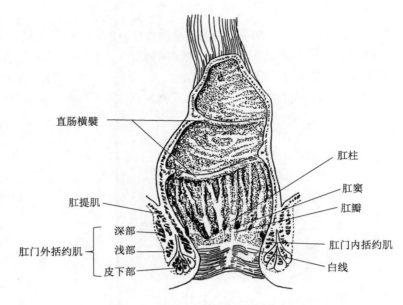

直肠横襞

肛提肌

肛门外括约肌 { 深部　浅部　皮下部

肛柱

肛窦

肛瓣

肛门内括约肌

白线

图 1-30　直肠和肛管内的形态结构

在齿状线下方有一个宽约 1 cm 的环状光滑区域,称肛梳或痔环。肛梳下缘有一条不明显的环形浅沟,称白线或 Hilton 线,该线是肛门内、外括约肌的分界线。

肛管周围有肛门内括约肌、外括约肌和肛提肌等。肛门内括约肌是平滑肌,由肠壁环行肌增厚形成,有协助排便的作用,但几乎无括约肛门的作用。肛门外括约肌为骨骼肌,位于肛管平滑肌层之外,围绕整个肛管,有较强的控制排便功能。肛门外括约肌按其纤维所在部位可分为三部:① 皮下部为围绕肛管下端的环形肌束,此部纤维被切断不会导致大便失禁;② 浅部为环绕内括约肌下部的椭圆形肌束;③ 深部为浅部上方的较厚的环形肌束。浅部和深部对控制排便极为重要。

肛管的黏膜结构在齿状线以上与直肠相似,只是在肛管上段出现了纵行皱襞(即肛柱)。上皮在齿状线处由单层柱状上皮骤然变为轻度角化的复层扁平上皮,肠腺和黏膜肌层消失。白线以下为与皮肤相同的角化复层扁平上皮,含有许多黑色素,此处的固有层内有大汗腺和丰富的皮脂腺。肛管黏膜下层内有密集的静脉丛,易发生淤血、曲张而形成痔。肌层为平滑肌,内环形肌增厚形成肛门内括约肌。近肛门处,外纵行肌的周围还有环行骨骼肌,形成肛门外括约肌。

第二节　消化腺

消化腺(digestive gland)包括小消化腺和大消化腺。小消化腺是指较小且分布于消化管壁内的小唾液腺、食管腺、胃腺和肠腺等。大消化腺是指较大且位于消化管壁以外的大唾液腺、胰和肝,它们均由分泌部和导管构成。分泌物经导管排入消化管,对食物发挥化学性消化功能。有的消化腺还兼有内分泌功能。

一、大唾液腺

大唾液腺有三对,即腮腺、下颌下腺和舌下腺,其分泌的唾液经导管排入口腔(图 1-31)。正常成年人每天可分泌唾液 1000~1500 mL,大部分来自下颌下腺。唾液具有湿润口腔与食物、初步消化食物和免疫功能,其主要成分为水(占 99%)和少量酶、黏液及免疫球蛋白(分泌型 IgA)。

笔记

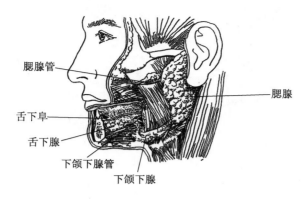

图 1-31　大唾液腺

腮腺是最大的口腔腺,位于耳廓的前下方、下颌支和胸锁乳突肌之间的窝内。腮腺借腮腺管开口于平对上颌第二磨牙处的颊黏膜上。

下颌下腺位于下颌骨体的内侧,腺管开口于舌下阜。

舌下腺位于口腔底、舌下襞深面。腺管分大、小两种,一条大管开口于舌下阜,另外数条小管直接开口于舌下襞。

（一）大唾液腺的一般结构

大唾液腺为复管泡状腺,外包薄层结缔组织的被膜,并伸入腺实质将其分隔为许多小叶,血管、淋巴管和神经随行其间。腺实质由反复分支的导管及末端的腺泡组成。（图 1-32）

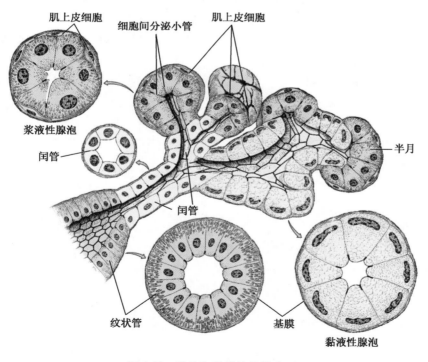

图 1-32　腺泡和导管结构模式图

1．腺泡

腺泡呈泡状或管状,根据腺细胞的结构和分泌物的性质,腺泡分为浆液性、黏液性和混合性三类。

（1）浆液性腺泡（serous acinus）　由浆液性腺细胞组成,腺细胞多呈锥体形,细胞核呈圆形,偏于细胞基部。在 HE 染色切片中,基底部胞质偏嗜碱性,染色较深,顶部胞质中含有较多的嗜酸性分泌颗粒。电镜下,细胞基底部胞质中有发达的粗面内质网和核糖体,顶部胞质内含有膜

笔记

包裹的酶原颗粒。细胞分泌时酶原颗粒以胞吐作用排出内容物。浆液性腺泡的分泌物较稀薄，内含多种酶，如唾液淀粉酶等。

（2）黏液性腺泡（mucous acinus）　由黏液性腺细胞组成，腺细胞呈锥体形或立方形，细胞核呈扁圆形，位于细胞底部。在 HE 染色切片中，核周围胞质呈嗜碱性，顶部胞质内有许多粗大的黏原颗粒，颗粒不易着色，故细胞顶部呈泡沫状或空泡状。电镜下可见基底部胞质中含有粗面内质网和游离核糖体。黏液性腺泡的分泌物较黏稠，主要是以糖蛋白为主的黏液。

（3）混合性腺泡（mixed acinus）　由黏液性腺细胞和浆液性腺细胞共同组成，大多数情况下是以黏液性腺细胞为主构成腺泡。腺泡末端附着几个浆液性腺细胞，在切片中呈半月形，故称半月。半月的分泌物可经黏液性腺细胞之间的小管排入腺泡腔。

2．导管

导管为上皮性管道，通常包括以下各段。

（1）闰管（intercalated duct）　导管的起始段，与腺泡直接相连，较短，管径最细，管壁为单层扁平上皮或矮的单层立方上皮。

（2）纹状管（striated duct）　又称分泌管（secretory duct），与闰管相接，管径较粗，由单层高柱状上皮构成。光镜下，胞质呈嗜酸性，核大且居细胞上部。细胞基部有纵纹，电镜下为丰富的质膜内褶和纵行排列的线粒体，此结构扩大了细胞基底面的面积，有利于细胞与组织液之间进行水和电解质的转运。纹状管细胞能从分泌物中主动吸收 Na^+ 入血，而将 K^+ 排入管腔，并可通过重吸收或排出水来调节唾液中的电解质含量和唾液量。

（3）小叶间导管和总导管　纹状管汇合成为小叶间结缔组织内的小叶间导管，由起初的单层柱状上皮移行为之后的假复层柱状上皮。小叶间导管逐级汇合增粗，最后形成一条或几条总导管，开口于口腔。在近口腔开口处，总导管的上皮渐变为复层扁平上皮，与口腔黏膜上皮相连续。

（二）三对大唾液腺的特点

三对大唾液腺的特点见表1-1。

表1-1　三对大唾液腺的特点

腺体	腺泡	导管	分泌物
腮腺	纯浆液性	闰管较长，纹状管较短，间质中常见脂肪细胞	占唾液的25%，含唾液淀粉酶较多
下颌下腺	混合性，浆液性腺泡多于混合性及黏液性腺泡	闰管短，纹状管较长	占唾液的70%，含唾液淀粉酶较少、黏液较多
舌下腺	混合性，主要为黏液性和混合性腺泡，半月较多	无闰管，纹状管不明显	占唾液的5%，以黏液为主

二、肝

肝（liver）是最大的消化腺，不仅能分泌胆汁、参与消化，还具有代谢、解毒和造血（胚胎时期）等重要功能。

（一）肝的位置和形态

肝大部分位于右季肋区和腹上区，小部分位于左季肋区。肝上界与膈穹窿一致，可用下述三点的连线来表示：第一点，右锁骨中线与第5肋的交点；第二点，前正中线与剑胸结合线的交点；第三点，左锁骨中线与第5肋间隙的交点。肝下界与肝前缘一致，右侧与右肋弓一致，中部超出剑突下约3 cm，左侧被肋弓掩盖。

肝呈不规则的楔形，可分为上、下两面，前、后、左、右四缘。肝上面膨隆，与膈相贴，又称膈

笔记

面,被矢状位的镰状韧带分为左、右两叶(图 1-33)。肝下面凹凸不平,与腹腔器官相邻,又称脏面(图 1-34)。脏面中部有呈"H"形的沟,由左、右纵沟和横沟组成。横沟称为肝门,是肝左、右管,肝固有动脉左、右支,肝门静脉左、右支,以及肝的神经、淋巴管等出入肝的部位。右侧纵沟前部为一浅窝,容纳胆囊,故称胆囊窝;后部为腔静脉沟,有下腔静脉通过。左侧纵沟前部有肝圆韧带通过;后部容纳静脉韧带。在肝的脏面,借"H"形的沟将肝分为四叶:左纵沟的左侧为肝左叶;右纵沟的右侧为肝右叶;左、右纵沟之间,肝门之前为方叶,肝门之后为尾状叶。

肝的前缘(下缘)是肝的膈面与脏面之间的分界线,薄而锐利。在胆囊窝处有一胆囊切迹,胆囊底常在此处露出肝的前缘。肝的后缘圆钝,朝向脊柱。肝的右缘是肝右叶的右下缘,较圆钝。肝的左缘即肝左叶的左缘,薄而锐利。

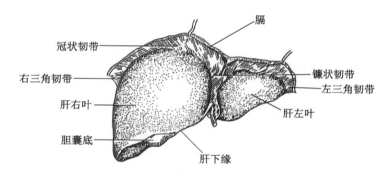

图 1-33 肝(膈面)

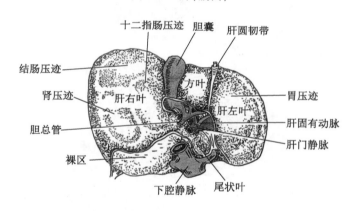

图 1-34 肝(脏面)

(二)肝的组织结构

肝表面覆以致密结缔组织的被膜,多为浆膜。肝门部的结缔组织随门静脉、肝动脉和肝管的分支伸入肝实质,将实质分隔成许多多角棱柱体的肝小叶。肝小叶之间各种管道密集的部位为门管区。

肝是人体最大的腺体,具有极其复杂的生化功能。肝产生的胆汁作为消化液参与脂类物质的消化。肝能合成多种蛋白质及其他物质,并能直接将这些物质分泌入血。肝还参与糖、脂类、激素、药物等的代谢。

1.肝小叶

肝小叶(hepatic lobule)是肝脏的基本结构单位,长约 2 mm,宽约 1 mm,成人的肝有 50 万~100 万个肝小叶。有的动物(如猪)的肝小叶因周围结缔组织较多而分界明显,而人的肝则因结缔组织很少而使相邻的肝小叶连成一片,分界不清(图 1-35)。肝小叶中央有一条贯通其长轴的静脉,即中央静脉(central vein),肝板(hepatic plate)以其为中心呈放射状排列。肝板是由单层肝细胞排列形成的凹凸不平的板状结构,其断面呈条索状,称肝索(hepatic cord),相邻肝板分支

笔 记

吻合形成迷路状。肝板之间的不规则腔隙即为肝血窦,血窦经肝板上的孔相互沟通,连接成网状。相邻肝细胞邻接面的质膜局部凹陷,围成胆小管。肝板、肝血窦和胆小管在肝小叶内形成各自独立而又密切相关的复杂网络(图1-36)。

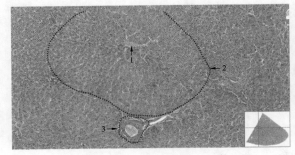

1—中央静脉;2—肝小叶;3—门管区。

图1-35　肝小叶光镜图

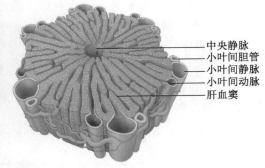

中央静脉
小叶间胆管
小叶间静脉
小叶间动脉
肝血窦

图1-36　肝小叶结构模式图

2. 肝细胞

肝细胞(hepatocyte)占肝内细胞总数的80%。肝细胞呈多面体形,直径为15～30 μm,有三种不同的面,即血窦面、胆小管面和肝细胞邻接面(图1-37)。血窦面有发达的微绒毛,使该面的表面积扩大了5～6倍,占整个肝细胞表面积的70%。肝细胞邻接面有紧密连接、桥粒和缝隙连接等结构。

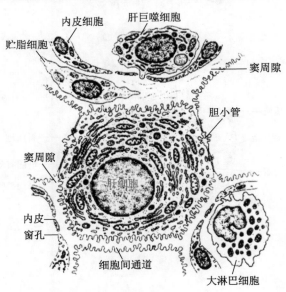

内皮细胞　　肝巨噬细胞
贮脂细胞
窦周隙
胆小管
窦周隙
肝细胞
内皮
窗孔
细胞间通道
大淋巴细胞

图1-37　肝细胞超微结构模式图

肝细胞核大而圆,居中,双核较多,核内常染色质丰富,染色浅。多倍体核肝细胞数量多是肝的特点之一,应用流式细胞术测定成人肝,其四倍体核肝细胞占60%以上,这可能与肝细胞长期保持活跃的多种功能和肝潜在的再生能力有关。

HE染色时,肝细胞的胞质呈嗜酸性,含有弥散分布的嗜碱性团块。电镜下,胞质内各种细胞器丰富,为体内细胞之最。肝的生物化学功能都是由肝细胞来执行的。

(1)粗面内质网　成群分布于核周围、线粒体和肝血窦附近,形成胞质中呈嗜碱性的团块,能合成多种重要的血浆蛋白,如白蛋白、纤维蛋白原、凝血酶原、脂蛋白、补体等。

(2)滑面内质网　为许多散在的小管和小泡,膜上规律地分布着多种酶系,如氧化还原酶、水解酶、合成酶和转移酶等。这些酶对细胞摄取的有机物进行连续的合成、分解、结合、转化等反应,如胆汁合成、脂类代谢、糖代谢、激素代谢,以及对吸收的药物、腐败产物等大量化合物的生物转化、解毒等。

（3）高尔基体　粗面内质网合成的蛋白质和脂蛋白中,一部分转移至高尔基体,经加工后再以分泌小泡的形式由血窦面排出。近胆小管处的高尔基体特别发达,这与胆汁的分泌有关。

（4）线粒体　遍布胞质内,每个肝细胞内约有 2000 个,为肝细胞的功能活动提供能量。

（5）溶酶体　数量和种类均较多,大小不等,多见于胆小管、高尔基体附近,参与肝细胞的代谢和细胞器的更新过程,也参与胆红素的转运及铁的贮存。

（6）微体　为大小不等的圆形小体,呈均质状,主要含过氧化氢酶和过氧化物酶,它们将细胞代谢中产生的过氧化氢还原为水,从而消除过氧化氢对细胞的毒性作用。

此外,肝细胞中还有多种包含物,如糖原、脂滴和色素等。糖原是血糖的贮备形式,受胰岛素和高血糖素的调节,进食后增多,饥饿时减少。正常时脂滴少,在患某些肝病时可以增多。色素有胆红素、含铁血黄素和脂褐素等,其中,脂褐素随着年龄的增长而增多。

3. 肝血窦

肝血窦(hepatic sinusoid)腔大而不规则,窦壁由内皮细胞围成,窦内有肝巨噬细胞。肝血窦具有很高的通透性,除血细胞和乳糜微粒外,血浆的各种成分均可自由出入。从胃肠吸收大量物质的门静脉血和含氧的肝动脉血,通过门管区的小叶间静脉和小叶间动脉注入肝血窦。肝血窦内血流缓慢,使肝细胞得以与其进行充分的物质交换,而后血液汇入中央静脉。(图 1-38)

（1）内皮细胞　其特点是有大量窗孔且大小不等,无隔膜,直径多为 0.1 μm 左右,有的可达 1~2 μm。内皮细胞间常有 0.1~0.5 μm 宽的细胞间隙,有的甚至可达 1 μm。内皮外无基膜,仅有少量的网状纤维。

（2）肝巨噬细胞(hepatic macrophage)　位于肝血窦内(图 1-38),又称库普弗细胞(Kupffer cell)。其形态不规则,表面有大量皱褶、微绒毛和小球状突起,以许多板状和丝状伪足附着在内皮上,或穿过内皮窗孔和细胞间隙伸入窦周隙。胞质内有发达的溶酶体,并常见吞噬体和吞饮泡。肝巨噬细胞由血液的单核细胞分化而来,在清除从门静脉入肝的抗原异物、清除衰老的血细胞、监视肿瘤、调节机体免疫应答等方面发挥着重要的作用。

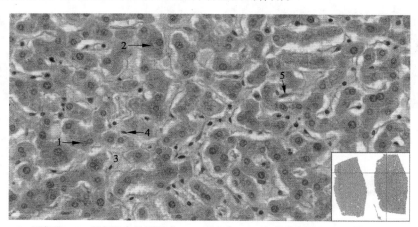

1—肝细胞；2—肝细胞内的脂褐素；3—肝血窦；4—血窦内皮细胞；5—肝巨噬细胞。

图 1-38　肝光镜图示肝血窦

肝血窦内还有较多 NK 细胞,称肝内大颗粒淋巴细胞(hepatic large granular lymphocyte),附着在内皮细胞或肝巨噬细胞上,其核呈肾形,常偏于一侧,胞质含较多溶酶体。该细胞具有 NK 细胞活性和表面标志,对肿瘤细胞和被病毒感染的肝细胞有直接杀伤作用。

（3）窦周隙(perisinusoidal space)　又称 Disse 间隙,为肝血窦壁与肝板之间的狭小间隙,宽约 0.4 μm(图 1-37)。由于肝血窦内皮通透性大,因此,窦周隙充满血浆,肝细胞血窦面的大量微绒毛便浸泡在血浆中,与血浆进行充分而高效的物质交换。窦周隙内有一种形态不规则的贮脂细胞(fat-storing cell),它们有突起附于内皮细胞的基底面和肝细胞的表面,或伸入肝细胞之

笔记

间,主要特征是胞质内含有许多大脂滴,直径可达 2 μm。HE 染色后,贮脂细胞不易鉴别,用氯化金或硝酸银浸染法,或免疫组织化学法可清楚显示。贮脂细胞的功能之一是贮存维生素A,维生素A是一种脂溶性维生素。人体 70%～85% 的维生素A贮存在贮脂细胞内,机体需要时则释放入血。贮脂细胞的另一个功能是产生细胞外基质,即产生窦周隙内的网状纤维。患慢性肝炎、慢性酒精中毒等肝病时,贮脂细胞异常增殖,肝内纤维增多,可导致肝硬化。

(4)胆小管(bile canaliculus) 是相邻两个肝细胞局部胞膜凹陷围成的微细管道,在肝板内连接成网(图1-39)。胆小管的管径粗细较均匀,直径为 0.5～1 μm。肝细胞在胆小管面形成许多微绒毛,突入胆小管腔。靠近胆小管的肝细胞膜之间有紧密连接、桥粒等构成连接复合体,封闭胆小管周围的细胞间隙,以防止胆汁外溢入血。当肝细胞发生变性、坏死或胆道堵塞、内压增高时,胆小管的正常结构遭到破坏,胆汁经窦周隙溢入血液,导致黄疸出现。

胆小管内的胆汁从肝小叶中央流向周边,汇入小叶边缘的黑林管(Hering canal)。黑林管是由单层立方形细胞组成的短小管道,在门管区汇入小叶间胆管。有观点认为,黑林管上皮细胞分化程度较低,具有干细胞的性质,在肝再生过程中能增殖分化为肝细胞。

4.门管区

相邻肝小叶之间呈三角形或椭圆形的结缔组织小区,称门管区(portal area)或汇管区,每个肝小叶周围有 3～4 个门管区,其中有三种伴行的管道,即小叶间动脉、小叶间静脉和小叶间胆管(图1-40)。小叶间动脉是肝动脉的分支,管壁较厚,腔小而规则;小叶间静脉是门静脉的分支,管壁薄,腔大而不规则;小叶间胆管的管壁由单层立方上皮构成,它们向肝门方向汇集,最后形成左、右肝管出肝。

此外,在非门管区的小叶间结缔组织内还有单独走行的小叶下静脉,由中央静脉汇集而成。小叶下静脉汇集形成肝静脉出肝后连于下腔静脉。

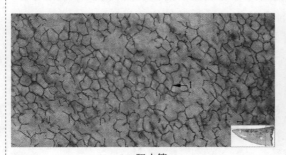

1—胆小管。

图1-39 肝光镜图示胆小管

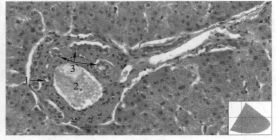

1—小叶间动脉；2—小叶间静脉；3—小叶间胆管。

图1-40 肝光镜图示门管区

三、胆囊和输胆管道

(一)胆囊

胆囊(gallbladder)位于肝下面的胆囊窝内,为贮存和浓缩胆汁的囊状器官,呈长梨形,长 8～12 cm,容量为 40～60 mL(图1-41)。胆囊由前向后分为胆囊底、胆囊体、胆囊颈和胆囊管四部分。胆囊底的体表投影位置在右腹直肌外缘或右锁骨中线与右肋弓交点稍下方,胆囊病变时该处可有压痛感。

胆囊壁由黏膜、肌层和外膜三层结构组成(图1-42)。

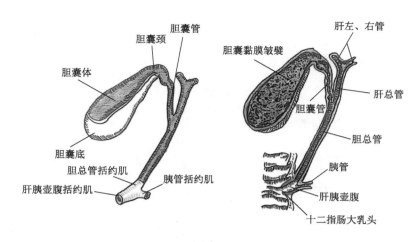

图 1-41　胆囊及输胆管道

1. 黏膜

黏膜由上皮和固有层构成,形成许多高而分支的皱襞。当胆囊收缩时,皱襞高大;充盈扩张时,皱襞则部分消失。上皮为单层柱状上皮,细胞游离面有微绒毛,核位于基部,核上区有高尔基体、线粒体、粗面内质网等,还可见小泡、脂滴及少量黏原颗粒,细胞间有连接复合体存在。上皮细胞的主要功能为吸收功能,也有一定的分泌作用。固有层较薄,富含血管,无腺体。在皱襞之间的上皮常常凹陷,进入固有层而形成许多窦状凹陷,称黏膜窦。胆囊扩张时,黏膜窦消失。黏膜窦内易有细菌或异物残留而引起炎症。

2. 肌层

肌层为平滑肌,厚薄不一。在胆囊的底部,肌层较厚;颈部次之;体部最薄。肌纤维呈纵行或螺旋状排列,肌束间有较多弹性纤维。

3. 外膜

外膜较厚,大多为浆膜。

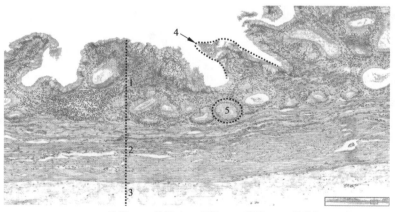

1—黏膜；2—肌层；3—外膜；4—皱襞；5—黏膜窦。

图 1-42　胆囊光镜图

(二)输胆管道

输胆管道是将肝分泌的胆汁输送到十二指肠腔内的管道(图 1-41 和图 1-43)。肝左、右管分别由左、右两半肝内的肝小管逐渐汇合而成,出肝门后即合成肝总管。肝总管下行于肝十二指肠韧带内,并在韧带内与胆囊管结合成胆总管。胆总管向下经十二指肠上部的后方,降至胰头后方,再转向十二指肠降部中份处,在十二指肠后内侧壁内与胰管汇合,形成肝胰壶腹(Vater壶腹),开口于十二指肠大乳头。肝胰壶腹周围有肝胰壶腹括约肌(Oddi 括约肌)包绕。未进食

笔 记

时,Oddi 括约肌保持收缩状态,肝细胞分泌的胆汁经肝左、右管和肝总管、胆囊管进入胆囊内贮存和浓缩。进食后,在神经体液因素调节下,胆囊收缩,Oddi 括约肌舒张,胆汁自胆囊经胆囊管与从肝总管来的胆汁一起,再经胆总管排入十二指肠。

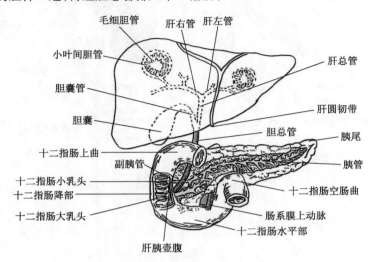

图 1-43　输胆管道、十二指肠和胰

四、胰

(一)胰的位置和形态

胰(pancreas)位于腹上区和左季肋区,横置于第 1、2 腰椎体前方,紧贴腹后壁,前面被覆腹膜。

胰可分为胰头、胰颈、胰体、胰尾四部分,各部分之间无明显界限(图 1-43)。胰头为胰右端膨大部分,被十二指肠包绕。胆总管常在胰头右后方与十二指肠降部之间经过,有时胆总管可部分或全部被胰头实质所包埋。当胰头肿大(如胰头癌)并压迫胆总管时,可影响胆汁排出,发生阻塞性黄疸。胰尾较细,在脾门下方与脾的脏面相接触。

(二)胰的组织结构

胰的表面是薄层结缔组织被膜,伸入腺内将实质分隔为许多界限不明显的小叶。胰实质分外分泌部和内分泌部(图 1-44)。外分泌部(腺细胞)的分泌液为胰液,排泄管道为胰管,从胰尾到胰头,末端与胆总管合并成肝胰壶腹,共同开口于十二指肠大乳头。内分泌部即胰岛,散在于胰实质内,胰尾较多,主要分泌胰岛素,调节血糖浓度。

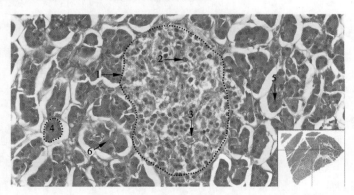

1—胰岛;2—内分泌细胞;3—毛细血管;4—胰外分泌部(胰泡);5—腺泡细胞;6—泡心细胞。

图 1-44　胰光镜图

笔记

1. 外分泌部

（1）腺泡 每个腺泡由 40~50 个腺泡细胞组成,外有基膜,但无肌上皮细胞(图 1-45)。腺细胞具有典型的浆液性腺细胞的形态结构特点,能分泌胰蛋白酶原、胰糜蛋白酶原、胰淀粉酶、胰脂肪酶、DNA 酶、RNA 酶等多种消化酶。胰蛋白酶原和胰糜蛋白酶原进入小肠后,被肠激酶激活,成为有活性的胰蛋白酶和胰糜蛋白酶。腺泡细胞还分泌一种胰蛋白酶抑制因子,能有效防止上述两种蛋白酶原在胰内激活;否则,或在其他因素作用下,蛋白酶原会在胰内被激活,从而导致胰腺组织的自我消化,发生急性胰腺炎。腺泡细胞的分泌活动受小肠 I 细胞分泌的胆囊收缩素-促胰酶素的调节。

胰腺的腺泡腔面可见数个较小的扁平或立方形细胞,称泡心细胞(centroacinar cell),这是胰腺腺泡的特征性结构。泡心细胞的胞质染色淡,核呈卵圆形或圆形,由闰管起始段的上皮细胞伸入腺泡腔内所致(图 1-45)。

（2）导管 闰管较长,管径细,分支多,管壁为单层扁平上皮或单层立方上皮。闰管远端逐渐汇合形成小叶内导管,后者再汇合形成小叶间导管。小叶间导管继之汇合成一条贯穿胰全长的主导管,并在胰头部与胆总管汇合,开口于十二指肠乳头。从小叶内导管到主导管,随着管腔逐渐增大,其上皮由单层立方上皮逐渐变为单层柱状上皮,主导管上皮为单层高柱状上皮,并可见杯状细胞。导管上皮细胞可分泌水和电解质,后者以碳酸氢盐为主,其分泌活动受小肠 S 细胞分泌的促胰液素(secretin)的调节(图 1-45)。

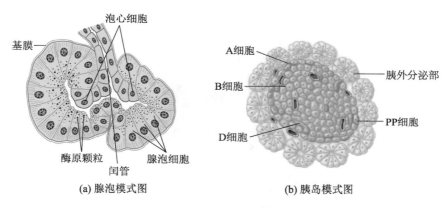

图 1-45 胰结构模式图

（3）胰液 是最重要的消化液,正常成年人每天分泌 1500~3000 mL 胰液。胰液为碱性水样液体,pH 值为 7.8~8.4,内含多种消化酶和丰富的电解质,能中和进入十二指肠的胃酸。

2. 内分泌部

胰内分泌部为 HE 染色着色浅淡的极易鉴别的内分泌细胞团,呈岛屿状散布于胰腺泡之间,故又称胰岛(pancreas islet)。胰岛大小不一,直径为 75~500 μm,由 10 多个至数百个细胞构成,团索状的细胞间有丰富的有孔毛细血管。人胰岛细胞主要有 A、B、D、PP 细胞四种,这四种细胞在 HE 染色切片中不易区分,用 Mallory 等特殊染色方法可显示 A、B、D 三种细胞,还可用免疫组织化学法进行区分。

（1）A 细胞 又称甲细胞、α 细胞,约占胰岛细胞总数的 20%。细胞较大,分布在胰岛的周边(图 1-45)。A 细胞分泌胰高血糖素(glucagon),能促进肝细胞将糖原分解为葡萄糖,并抑制糖原合成,使血糖升高,满足机体活动的能量需要。

（2）B 细胞 又称乙细胞、β 细胞,约占胰岛细胞总数的 70%,主要位于胰岛的中央(图 1-45)。B 细胞分泌胰岛素(insulin),与胰高血糖素的作用相反,主要促进肝细胞、脂肪细胞等吸收血液中的葡萄糖,合成糖原或转化为脂肪贮存起来,从而使血糖降低。胰岛素和胰高血糖素的协同作用使血糖水平保持动态平衡。若 B 细胞分泌胰岛素不足,可致血糖升高而随尿排出,

笔记

临床上称糖尿病。若 B 细胞发生肿瘤或细胞功能亢进,胰岛素分泌过多,可导致低血糖症。

（3）D 细胞　又称丁细胞、δ 细胞,约占胰岛细胞总数的 5%,散布在 A、B 细胞之间（图 1-45）,与 A、B 细胞紧密相贴,细胞间有缝隙连接。D 细胞分泌生长抑素,以旁分泌的方式直接作用于邻近的 A 细胞、B 细胞或 PP 细胞,从而抑制这些细胞的分泌。

（4）PP 细胞　数量极少,主要分布于胰岛的周边,还可见于外分泌部的导管上皮内及腺泡细胞间。其胞质内也有分泌颗粒,可分泌胰多肽（pancreatic polypeptide）,具有抑制胃肠运动、胰液分泌及胆囊收缩的功能。

第三节　腹　膜

　　腹膜（peritoneum）是人体面积最大、最复杂的一层薄而光滑的半透明状浆膜（图 1-46）,根据覆盖部位不同,可分为壁腹膜和脏腹膜。壁腹膜较厚,衬于腹、盆腔壁的内表面,与腹、盆内壁之间有一层疏松结缔组织,内含脂肪,称为腹膜外筋膜。脏腹膜覆盖于腹、盆腔脏器表面,从组织结构和功能方面都可视为脏器的一部分,即构成各器官的浆膜。壁腹膜和脏腹膜互相返折、移行并延续,共同围成不规则的潜在腔隙,称腹膜腔,内含少量浆液。男性腹膜腔是完全封闭的腔隙;女性腹膜腔则借输卵管腹腔口,经输卵管、子宫、阴道与外界相通。腹膜具有支持、保护、分泌、吸收、修复等功能。

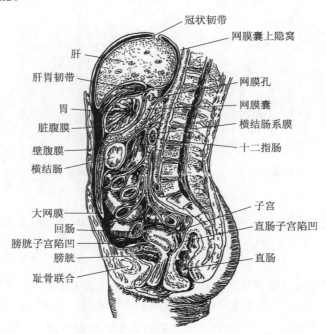

图 1-46　女性腹腔正中矢状面（示腹膜垂直配布）

一、腹膜与腹、盆腔脏器的关系

　　按脏器被腹膜覆盖的范围大小,可将腹、盆腔脏器分为 3 类,即腹膜内位、间位和外位器官（图 1-47）。

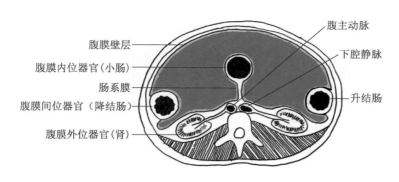

图 1-47　腹膜与脏器的关系示意图(横断面)

1. 腹膜内位器官

凡脏器表面几乎全部由腹膜所覆盖的为腹膜内位器官,如胃、十二指肠上部、空肠、回肠、盲肠、阑尾、横结肠、乙状结肠、脾、卵巢和输卵管等。

2. 腹膜间位器官

凡脏器的三面或表面的大部分由腹膜覆盖的为腹膜间位器官,如肝、胆囊、升结肠、降结肠、子宫、膀胱和直肠上段等。

3. 腹膜外位器官

凡脏器只有一面由腹膜覆盖的为腹膜外位器官,如肾、肾上腺、输尿管、十二指肠降部和水平部、直肠中段和下段及胰等。

了解脏器与腹膜的关系具有重要的临床意义。例如,对部分腹膜外位器官(如肾、输尿管等)选择手术入路时可不必打开腹膜腔,从而避免腹膜腔的感染和术后器官粘连。

二、腹膜形成的结构

壁腹膜与脏腹膜之间,或脏腹膜之间互相返折、移行,形成许多腹膜结构,如网膜、系膜和韧带等,对器官起连接和固定的作用,它们也是血管、神经等出入脏器的途径。

(一)网膜

网膜(omentum)是连于胃小弯和胃大弯的双层腹膜皱襞,包括小网膜和大网膜(图 1-48)。

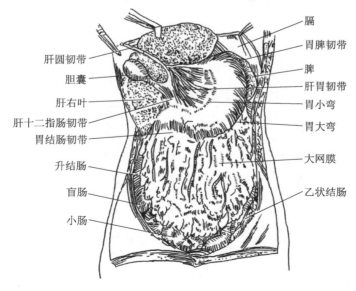

图 1-48　大、小网膜

1. 小网膜

小网膜(lesser omentum)是由肝门向下移行至胃小弯和十二指肠上部的双层腹膜结构。其可分为两部分,左侧为从肝门连于胃小弯的部分,称肝胃韧带;右侧为从肝门连于十二指肠上部的部分,称肝十二指肠韧带,内有出入肝门的胆总管、肝固有动脉、肝门静脉、淋巴管和神经等。肝十二指肠韧带右缘游离,其后方为网膜孔,经此孔可进入网膜囊。

2. 大网膜

大网膜(greater omentum)是连于胃大弯和横结肠之间的四层腹膜结构,形似围裙,覆盖于空肠、回肠和横结肠的前面。大网膜前两层由胃前、后壁表面的腹膜向下延伸,至胃大弯处结合,降至脐平面稍下方形成一游离下缘,随后返折向上移行为大网膜的后两层,连接并包绕横结肠,在其后叠合成横结肠系膜,连于腹后壁。大网膜前两层和后两层常粘连愈着,致使其间的网膜囊下部消失,由于胃大弯下延的两层腹膜常与横结肠愈着,因而此时连于胃大弯和横结肠之间的大网膜前两层称胃结肠韧带。大网膜含有丰富的脂肪、毛细血管和巨噬细胞,有重要的吸收和防御功能,能包围炎性病灶、限制炎症蔓延。

3. 网膜囊

网膜囊(omental bursa)是小网膜和胃后壁与腹后壁的腹膜之间一扁窄而不规则的间隙,又称小腹膜腔。网膜囊属于腹膜腔的一部分,区别于网膜囊外的大网膜腔,两者借网膜孔相通(图1-49)。

4. 网膜孔

网膜孔(omental foramen)又称Winslow孔,成人的孔径仅可容1～2指(图1-49)。其上界为肝尾状叶,下界为十二指肠上部,前界为肝十二指肠韧带,后界为被覆于下腔静脉表面的腹膜。

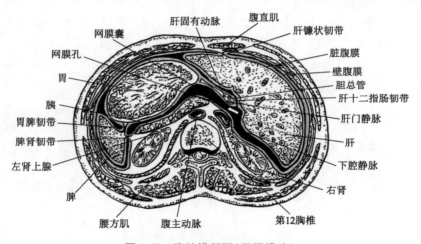

图 1-49　腹腔横断面(平网膜孔)

(二)系膜

系膜是壁、脏腹膜相互延续、移行而形成的将器官连于腹、盆壁或其他结构上的双层腹膜结构,内含出入该器官的血管、神经、淋巴管及淋巴结等(图1-50)。主要的系膜有肠系膜、阑尾系膜、横结肠系膜和乙状结肠系膜等。肠系膜是将空肠、回肠连于腹后壁的双层腹膜,整体呈折扇形。肠系膜附于腹后壁的部分称为小肠系膜根,起自第2腰椎左侧,斜向右下,止于右侧骶髂关节前方,长仅15 cm,内含肠系膜上动、静脉及其分支、属支,以及淋巴管、淋巴结、神经和脂肪等。而肠系膜的小肠缘可长达5～7 m。

(三)韧带

腹膜形成的韧带不同于运动系统中的韧带,是指连接腹、盆壁与脏器之间或连接相邻脏器之间的腹膜结构,多数为双层,少数为单层,对脏器有固定作用,如肝胃韧带,肝十二指肠韧带,镰状韧带,冠状韧带,左、右三角韧带,胃脾韧带,脾肾韧带,膈脾韧带,胃结肠韧带和胃膈韧带等(图1-46,图1-48,图1-49,图1-50)。有的韧带内含血管和神经等。

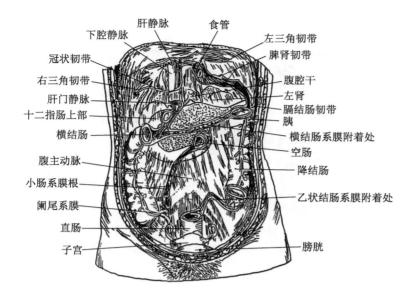

图 1-50　女性腹后壁腹膜的配布

（四）腹膜皱襞、隐窝和陷凹

1. 腹膜皱襞

腹膜皱襞是腹、盆壁与脏器之间或脏器与脏器之间的腹膜形成的褶皱、隆起，其深部常伴有血管走行。腹前壁脐平面以下有五条腹膜皱襞，即位于正中的一条脐正中襞、一对脐内侧襞和一对脐外侧襞（图 1-51）。

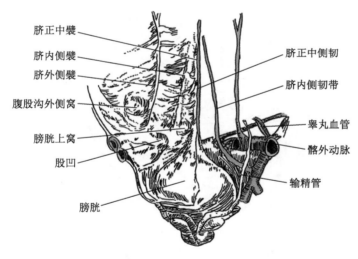

图 1-51　男性腹前壁内面的腹膜皱襞和隐窝

2. 腹膜隐窝

腹膜隐窝是皱襞之间或皱襞与腹、盆壁之间形成的腹膜小间隙，如肝肾隐窝，十二指肠下隐窝，回盲上、下隐窝，盲肠后隐窝，乙状结肠间隐窝等。

3. 陷凹

陷凹是腹膜在盆腔脏器之间移行、返折形成的较大且较恒定的腹膜间隙。在男性体内，膀胱与直肠之间有直肠膀胱陷凹。在女性体内，膀胱与子宫之间有膀胱子宫陷凹；在直肠与子宫之间有直肠子宫陷凹（Douglas 腔）（图 1-46）。直立位、坐位或半卧位时，男性的直肠膀胱陷凹和女性的直肠子宫陷凹为腹膜腔的最低部位，腹膜腔积液或积血多积存于此，临床上可行直肠穿刺和阴道后穹隆穿刺进行诊断和治疗。

笔记

第二章

消化系统的发生及常见先天畸形

人胚第 3 周末,卵黄囊顶部的内胚层随着圆柱状胚体的形成而被卷入胚体内,形成一条头尾方向的封闭管道,称原始消化管(primitive digestive tube)(图 2-1),它是消化系统及呼吸系统的原基。原始消化管的头段称前肠(foregut),尾段称后肠(hindgut),与卵黄囊相连的中段称中肠(midgut)。前肠主要分化为咽、食管、胃、十二指肠上段、肝、胆、胰、喉及其以下的呼吸道、肺、胸腺、甲状腺及甲状旁腺等器官;中肠主要分化为十二指肠中段至横结肠右 2/3 部的肠管;后肠分化为横结肠左 1/3 部、降结肠、乙状结肠、直肠和肛管上段。

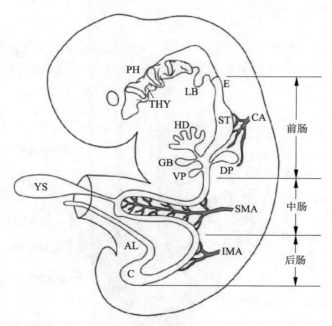

PH—咽囊;THY—甲状腺憩室;LB—肺芽;E—食管;ST—胃;CA—腹腔动脉;HD—肝憩室;GB—胆囊;DP—背胰芽;VP—腹胰芽;SMA—肠系膜上动脉;IMA—肠系膜下动脉;C—泄殖腔;AL—尿囊;YS—卵黄囊。

图 2-1 原始消化管的早期演变

第一节 消化系统的发生

一、咽的发生

咽由前肠头端的原始咽发育而成。原始咽为左右较宽、背腹略扁、头宽尾细的漏斗状结构,其头端由口咽膜封闭,胚胎第 4 周口咽膜破裂,咽与原始口腔和原始鼻腔相通。在原始咽的侧

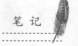

笔 记

壁有 5 对囊状突起,称咽囊(pharyngeal pouch),分别与其外侧的鳃沟相对。随着胚胎的发育,咽囊演化出一些重要的器官(图 2-2)。

第 1 对咽囊:末端膨大,演化为中耳鼓室,鼓室与咽相连的部分伸长演化为咽鼓管,第 1 鳃沟形成外耳道,鳃膜分化为鼓膜。

第 2 对咽囊:外侧份退化;内侧份成为腭扁桃体表面上皮。

第 3 对咽囊:腹侧份上皮增生,形成左、右两条细胞索,伸向尾侧,合并形成胸腺;背侧份上皮增生,下移至甲状腺原基背侧,形成下一甲状旁腺。

第 4 对咽囊:腹侧份退化;背侧份上皮细胞增生迁移,分化成上一对甲状旁腺。

第 5 对咽囊:很小,形成一细胞团,称后鳃体,其部分细胞迁入甲状腺内,分化为滤泡旁细胞。但有人认为,滤泡旁细胞由迁移来的神经嵴细胞分化而来。

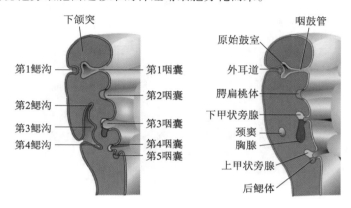

图 2-2　咽囊的演变过程

二、甲状腺的发生

胚胎第 4 周初,在原始咽底壁正中(相当于第 1 对咽囊平面),内胚层上皮细胞增生,向间充质内下陷,形成一盲管,称甲状舌管(thyroglossal duct),即甲状腺原基。它沿颈部正中向尾侧生长、下降,末端向两侧膨大,形成甲状腺的侧叶。胚胎第 7 周时,甲状舌管的上段退化消失,仅在起始处残留一浅凹,称舌盲孔。胚胎第 11 周时,甲状腺滤泡出现,不久即开始分泌甲状腺素。(图 2-3)

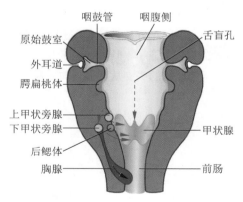

图 2-3　甲状腺的演变过程

三、食管和胃的发生

食管由咽尾端至胃之间的一段前肠分化而成。胚胎第 4 周时,食管为一短管,以后随着颈

笔 记

部的形成和心、肺的下降而迅速变长。其上皮由单层增生为复层,致使管腔一度闭锁。胚胎第8周时,过度增生的上皮细胞凋亡,管腔重新出现。

胚胎第4~5周时,食管尾侧的前肠膨大呈梭形,为胃的原基。其背侧缘生长较快,形成胃大弯;腹侧缘生长较慢,形成胃小弯。胃大弯的头端向上膨出,形成胃底。由于胃背系膜发育快并突向左侧形成网膜囊和大网膜,致使胃沿胚体纵轴顺时针旋转90°,胃小弯由腹侧转向右侧,胃大弯由背侧转向左侧。胃的位置也由原来的垂直位变成由左上至右下的斜行位(图2-4)。

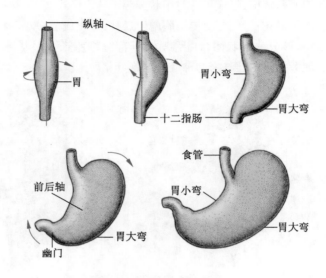

图2-4　胃的发生模式图

四、肠的发生

肠是由胃以下的原始消化管分化而成,各段肠管的形成与中肠的演变、旋转和固定密切相关。肠最初为一直管,以背系膜连于腹后壁。胚胎第5周,肠管的增长速度较胚体快,致使肠管向腹侧弯曲形成"U"形袢,称中肠袢(midgut loop)。中肠袢的背系膜上有肠系膜上动脉,其顶端连于卵黄蒂,并以此为界分为头、尾两支。尾支近卵黄蒂处有一囊状突起,称盲肠突,是盲肠和阑尾的原基,也是大肠与小肠的分界线。

胚胎第6周,肠袢生长迅速。肝、肾的发育使得腹腔容积相对较小,肠袢突入脐带中的胚外体腔,即脐腔(umbilical coelom),形成生理性脐疝。肠袢在脐腔中生长的同时,以肠系膜上动脉为轴逆时针旋转90°(腹面观)(图2-5),使肠袢的头支从上方转向右侧,尾支从下方转向左侧。

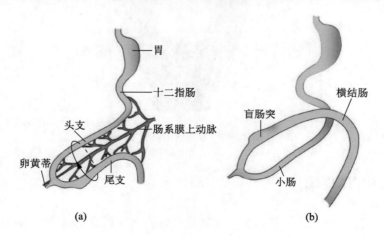

(a)　　　　　　　　　　　　　　　　(b)

笔记

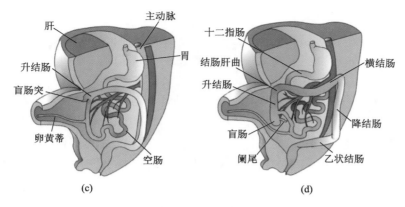

图 2-5 肠的发生与旋转示意图

胚胎第 10 周,腹腔容积增大,脐腔内的肠袢返回腹腔。在肠袢返回腹腔的过程中,头支在先,尾支在后,逆时针方向再旋转 180°,使头支转至左侧、尾支转至右侧。头支演化为空肠和回肠的大部分,位居腹腔的中部;尾支主要演化为结肠,位居腹腔的周边。盲肠突最初位于肝右叶的下方,以后下降到右髂窝,其近侧段形成盲肠、远侧段形成阑尾。

五、直肠的发生与泄殖腔的分隔

后肠的末段膨大,形成泄殖腔(cloaca),其腹侧与尿囊相连,腹侧末端由泄殖腔膜封闭。胚胎第 6~7 周,后肠与尿囊之间的间充质增生,形成尿直肠隔(urorectal septum),自头端向尾端生长,将泄殖腔分隔成背侧的原始直肠和腹侧的尿生殖窦(urogenital sinus)。原始直肠分化为直肠和肛管上段,尿生殖窦分化为膀胱和尿道。泄殖腔膜也被分为腹侧的尿生殖膜(urogenital membrane)和背侧的肛膜(anal membrane)。肛膜外下方有一浅凹,称肛凹(anal pit)。胚胎第 8 周,肛膜破裂,肛凹加深,演化为肛管下段。肛管上段的上皮来源于内胚层,肛管下段的上皮来源于外胚层,两者的分界线为齿状线(图 2-6)。

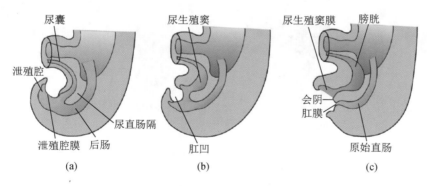

图 2-6 泄殖腔的分隔示意图

六、肝和胆的发生

胚胎第 4 周初,前肠末端腹侧壁的内胚层上皮增生,形成一囊状突起,称肝憩室(hepatic diverticulum),它是肝和胆的原基。肝憩室迅速生长并伸入原始横隔内。憩室的末端膨大,分头、尾两支(图 2-7)。头支是形成肝的原基,该支细胞迅速增生,分支分化为肝板和肝内胆管上皮,与横隔内的卵黄静脉及脐静脉演变的肝血窦互相吻合。出肝的卵黄静脉成为肝静脉,入肝的卵黄静脉成为门静脉。大约在胚胎第 6 周,肝细胞间出现胆小管,在胚胎第 9~10 周出现肝小叶。

笔 记

胚胎肝有造血功能。

肝憩室的尾支较小,是形成胆囊及胆道的原基。其近端伸长形成胆囊管,远端扩大形成胆囊。肝憩室的基部伸长形成胆总管,并与胰腺导管合并,开口于十二指肠(图2-6)。

七、胰的发生

胚胎第4周末,前肠末端近肝憩室处,内胚层细胞增生,向背侧和腹侧突出,形成两个突起,一个称腹胰芽(ventral pancreatic bud),一个称背胰芽(dorsal pancreatic bud),它们是胰腺的原基(图2-7)。背、腹胰芽的上皮细胞增生并反复分支,其末端形成腺泡,与腺泡相连的各级分支形成各级导管。腹胰的导管和背胰的导管远侧段构成主胰导管,主胰导管和胆总管汇合,开口于十二指肠大乳头。背胰导管近侧段退化消失,若不退化则形成副胰导管。一些上皮细胞游离进入间充质,分化为胰岛。胃和十二指肠的旋转及肠壁的不等速生长,使腹胰由腹侧转向右侧、背胰转向左侧,腹胰移至背胰的下方并与之融合,形成一个胰腺。

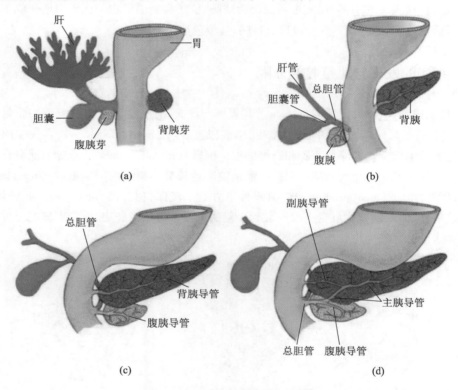

图2-7　肝、胆及胰的发生示意图

第二节　消化系统的常见畸形

一、消化管狭窄或闭锁

消化管狭窄或闭锁(stenosis or atresia of digestive tract)主要见于食管和十二指肠。在其发生过程中,上皮细胞曾一度出现过度增生而致管腔狭窄或闭锁。随后过度增生的细胞凋亡,上皮变薄,管腔恢复正常。如细胞凋亡没有发生,则引起消化管狭窄或闭锁。(图2-8)

笔记

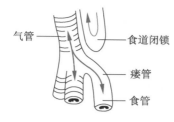

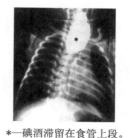

*—碘酒滞留在食管上段。

(a) 食管闭锁模式图　　　　　(b) 食管内碘酒造影X光片

图 2-8　消化管闭锁

二、先天性脐疝

先天性脐疝(congenital umbilical hernia)是由肠袢未从脐腔返回腹腔或脐腔未闭锁所致。当腹压增高时,肠管可从脐部膨出。(图 2-9)

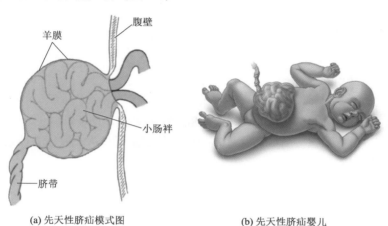

(a) 先天性脐疝模式图　　　　　(b) 先天性脐疝婴儿

图 2-9　先天性脐疝

三、麦克尔憩室

麦克尔憩室(Meckel's diverticulum)为消化系统最常见的一种畸形,发生率为 2%～4%,男、女发生率之比为 3∶1,是由卵黄蒂的近端未退化所致。典型的麦克尔憩室呈囊状突起(图 2-10),多位于距回盲部 40～50 cm 处的回肠系膜缘对侧肠壁上。其顶端可有纤维索与脐相连。

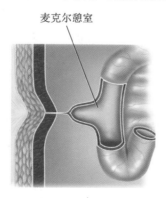

图 2-10　麦克尔憩室模式图

四、脐粪瘘

脐粪瘘（umbilical fistula）又称脐瘘,是由卵黄蒂未退化而形成一条细管,使肠管与脐相通所致。婴儿出生后,肠管内容物可由此溢出（图2-11）。

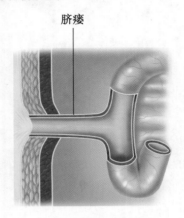

脐瘘

图2-11　脐瘘模式图

五、先天性巨结肠

先天性巨结肠（congenital megacolon）又称希尔施普龙病（Hirschsprung disease）,由神经嵴细胞未能迁移至结肠壁内,使该段肠壁缺少副交感神经节细胞,肠壁失去收缩力,肠腔内容物淤积而使上段肠管扩张所致。（图2-12）

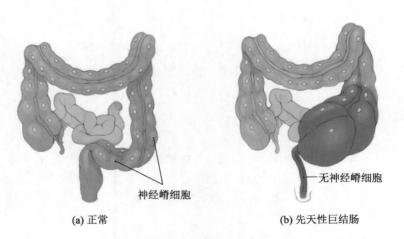

神经嵴细胞

无神经嵴细胞

(a) 正常　　　　　　　　　　　　　　　　(b) 先天性巨结肠

图2-12　先天性巨结肠

六、肛门闭锁

肛门闭锁（imperforate anus）又称不通肛,多发生于男胎,由肛膜未破或肛凹与直肠末端未相通所致,常伴有直肠尿道瘘。

笔记

七、肠袢转位异常

中肠袢从脐腔退回腹腔时,应逆时针旋转180°,如果未发生旋转、转位不全或反向转位,就会形成各种各样的消化管异位,并常伴有心、肝、脾、肺等器官的异位,这就是肠袢转位异常(abnormal rotation of the midgut loop)。

第三章

消化系统生理功能

第一节 概 述

人和高等动物的消化器官已经发展到了非常精细的分化程度。整个消化系统由长 8~10 m 的消化道及许多与其相连的消化腺组成,其主要生理功能是对食物进行消化和吸收,为机体的新陈代谢提供必不可少的物质和能量来源,完成各种生理活动。此外,消化器官还有重要的内分泌功能和免疫功能。

食物中的主要营养物质(如蛋白质、脂肪和糖类)都是结构复杂的大分子物质,它们不能为人体直接利用,必须先经消化道分解为结构简单、可溶性的小分子物质(如氨基酸、甘油、脂肪酸和葡萄糖等)才能被机体吸收、利用,以作为生长、修补和更新组织的材料并供给机体所需能量。维生素、矿物质和水不需要分解就可被直接吸收、利用。因此,消化(digestion)是食物在消化道内被分解为小分子物质的过程。消化的方式有两种:① 机械性消化(mechanical digestion),即通过消化道肌肉的收缩和舒张活动,将食物磨碎,并与消化液充分混合,最后将食物不断地向消化道远端推送的过程。② 化学性消化(chemical digestion),即通过消化腺分泌的消化液中的各种消化酶,对食物进行化学性分解,将食物中的大分子物质分解为结构简单的小分子物质的过程。

正常情况下,机械性消化和化学性消化这两种方式紧密配合、互相促进、同时进行,共同完成食物的消化过程。食物经消化后,透过消化道的黏膜进入血液循环的过程,称为吸收(absorption)。未被吸收的食物残渣和消化道脱落的上皮细胞等,进入大肠后形成粪便,粪便经肛门排出体外。消化和吸收是两个相辅相成、紧密联系的过程。

一、胃肠平滑肌的生理特性

消化道中,除口、咽、食管上端的肌肉和肛门外括约肌是横纹肌外,其余部分的肌肉都是平滑肌。其中,胃肠平滑肌除了具有肌肉组织的共同特性,如兴奋性、传导性和收缩性以外,还因其结构、生物电活动和功能不同而具有其自身的特性。

(一)胃肠平滑肌的一般生理特性
胃肠平滑肌的生理特性一般表现为以下几方面:

1. 兴奋性较低、收缩弛缓

胃肠平滑肌收缩的潜伏期、收缩期和舒张期所占的时间均比骨骼肌长得多,其全部收缩过程一般为 20 s 以上,兴奋性较低,收缩、舒张过程弛缓,且变异较大。

2. 富有伸展性

胃肠平滑肌能适应食物的需要而进行很大程度的伸展。这一特性使一个中空的容纳器官(尤其是胃)能够接纳较多的食物而不发生明显的压力变化,因此具有重要的生理意义。

笔记

3. 具有紧张性

胃肠平滑肌经常保持一种微弱的、持续的收缩状态,称平滑肌的紧张性(tonicity),从而使消化道的各部分维持着一定的基础压力,并保持一定的形态和位置。消化道的各种不同形式的运动,也都是在其紧张性的基础上进行的。

4. 具有自律性

胃肠平滑肌在离体后置于适宜的环境中,仍能维持良好的节律性舒缩运动。但其节律缓慢且不规则,通常为每分钟数次至十余次,远不如心肌那么规则。

5. 对不同刺激的敏感性不同

胃肠平滑肌对温度、化学和牵张刺激的敏感性高,而对电或切割的刺激不敏感,该特性可能与其长期所处机体的内部环境有关。

(二)胃肠平滑肌的电生理特性

胃肠平滑肌细胞的生物电活动比骨骼肌细胞复杂,主要可分为以下 3 种:静息电位、慢波电位和动作电位。

1. 静息电位

胃肠平滑肌细胞静息电位的特点如下:

① 电位较低,为 $-60 \sim -50$ mV。

② 静息电位不稳定,其电位波动大,能够不断地发生自动去极化,这主要是由 K^+ 的外流和生电性钠泵的活动所导致的,此外还与少量 Na^+、Cl^-、Ca^{2+} 向膜内扩散有关。静息电位的水平还受细胞周围的神经、某些递质或激素的影响。迷走神经兴奋、乙酰胆碱及某些胃肠激素,可使静息电位的水平上移而使膜去极化;交感神经兴奋、去甲肾上腺素、肾上腺素则可使静息电位的水平下移而使膜超极化。

2. 慢波电位

胃肠平滑肌可在静息电位的基础上,自发地产生节律性的去极化和复极化,以及缓慢而低幅的电位波动,称慢波(slow wave),见图 3-1。因慢波决定着消化道平滑肌的收缩节律,故称其为基本电节律(basic electrical rhythm, BER)。慢波的幅度为 $10 \sim 15$ mV,持续时间为数秒到十几秒。慢波频率可因部位而异,人的胃平滑肌的慢波频率为 3 次/min,十二指肠为 $11 \sim 12$ 次/min,回肠末端为 $8 \sim 9$ 次/min。从十二指肠至直肠的慢波频率有一个下降梯度,上段较快,下段较慢。

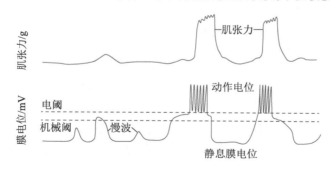

图 3-1 消化道平滑肌的电活动

目前,有学者认为,存在于环形肌和纵行肌交界处的卡哈尔间质细胞(interstitial cell of Cajal, ICC)是平滑肌节律性慢波的起搏点(pacemaker),它能够启动节律性电活动。ICC 是一种兼有成纤维细胞和平滑肌细胞特性的间质细胞,与平滑肌细胞形成紧密的缝隙连接(gap junction),可将慢波以电紧张的形式传给平滑肌。实验发现,去除平滑肌的神经支配,或用药物阻断神经冲动后,慢波依然存在,表明慢波的产生不依赖于神经的支配,但慢波的幅度和频率可接受自主神经的调节。

研究表明,慢波不能直接引起平滑肌的收缩,它的去极化可使静息电位接近阈电位水平,一旦达到阈电位(-40 mV 左右),即可触发动作电位,并引起肌肉收缩。目前关于慢波产生的离子

笔记

基础尚未完全清楚,有学者认为其与细胞内的钙波有关:当细胞内的 Ca^{2+} 浓度增高时,细胞膜上钙激活氯通道,Cl^- 外流,膜电位去极化。

3. 动作电位

在慢波电位的基础上,胃肠平滑肌受到各种理化因素刺激后,膜电位可进一步去极化,达到阈电位,爆发一个至数个动作电位,随之出现肌肉收缩。胃肠平滑肌的动作电位为单相波,又称快波,重叠在慢波的顶峰上,振幅低,为 60~70 mV。动作电位的升支由 Ca^{2+} 内流产生,而降支主要由 K^+ 外流产生。

综上所述,胃肠平滑肌的慢波电位、动作电位和肌肉收缩之间的关系如下:平滑肌收缩是继动作电位之后产生的,而动作电位则是在慢波电位去极化的基础上产生的。位于环形肌和纵行肌交界处的卡哈尔间质细胞(ICC)是慢波的起搏细胞,慢波电位控制着平滑肌收缩的节律,是决定肌肉收缩频率、传播速度和方向的重要因素。

二、消化腺的分泌功能

胃肠黏膜内含有许多大小不等的腺体,在消化道附近有唾液腺、胰腺和肝。人每日由各种消化腺分泌的消化液总量达 6~8 L。消化液由水、无机盐和少量有机物组成,其中最重要的成分是各种消化酶。

消化液的主要功能如下:① 稀释食物,便于消化;② 调节消化道内的 pH,以适应酶分解作用的需要;③ 水解复杂的食物成分,使其可被吸收;④ 消化液中含有黏液、抗体和大量液体,可保护胃肠黏膜免受损伤。

消化腺的分泌过程是腺细胞主动活动过程,包括在血液内摄取原料,在细胞内合成分泌物,并经浓缩以酶原颗粒和小泡等形式贮存起来,需要时则由细胞将其排出等复杂过程。对唾液腺、胰腺的腺泡的研究表明,腺细胞膜上存在多种受体,不同的刺激物与相应受体结合后,可引起细胞内一系列的生化反应,最终导致分泌物的释放。

三、胃肠的神经支配及其作用

支配胃肠的神经有内在神经系统(intrinsic nervous system)和外来神经系统(extrinsic nervous system)两大部分(图 3-2)。它们相互协调,共同调节胃肠功能。

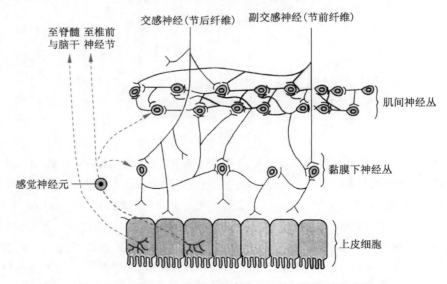

图 3-2　消化道内在神经丛与外来自主神经的关系示意图

笔记

（一）内在神经系统

胃肠的内在神经系统又称肠神经系统（enteric nervous system，ENS），是由存在于胃肠壁内的无数不同类型的神经元（包括感觉神经元、中间神经元和运动神经元）和无数的神经纤维（包括进入壁内的外来神经纤维和内在神经纤维）组成的神经网络，又称壁内神经丛（intramural plexus）。其神经元的数量约为 10^8 个，其中有感觉神经元，感受胃肠道内化学、机械和温度等刺激；有运动神经元，支配胃肠平滑肌、腺体和血管；还有大量的中间神经元。各种神经元之间通过短的神经纤维形成网络联系，发挥着感觉、运动、分泌和中间联络等功能，组成了一个结构与功能十分复杂而独立的网络整合系统。

内在神经系统包括两大神经丛，即位于纵行肌和环形肌之间的肌间神经丛（myenteric nervous plexus）或称奥氏神经丛（Auerbach plexus），以及位于环形肌和黏膜层之间的黏膜下神经丛（submucosal nervous plexus）或称迈斯纳神经丛（Meissner plexus）。这些神经丛在消化道壁内广泛分布，将胃肠壁内的各种感受器、效应细胞、外来神经和壁内神经元紧密地联系在一起。内在神经系统能够释放多种神经递质和调质，几乎包含中枢神经系统中存在的所有神经递质和调质，包括乙酰胆碱（ACh）、单胺类（NE、5-HT、DA）、γ-氨基丁酸（GABA）、一氧化氮（NO）及多种肽类，如脑啡肽、血管活性肠肽（vasoactive intestinal peptide，VIP）、神经肽Y（neuropeptide Y，NPY）、缩胆囊素（cholecystokinin，CCK）、P物质等。因此，内在神经系统在调节胃肠活动中具有十分重要的作用。

内在神经系统在调节胃肠运动、分泌及血流量中起重要作用。其神经元对胃肠道平滑肌运动的调控是由卡哈尔间质细胞介导的。在胃肠道水平，这些调节是通过局部反射实现的。黏膜下神经丛主要参与胃肠道腺体和内分泌细胞的分泌、上皮细胞的分泌和吸收以及局部血流量的调节；肌间神经丛主要参与调节平滑肌的紧张性与蠕动速度，同时也通过局部反射引起肠平滑肌的收缩和舒张。切断外来神经，内在神经丛仍可在局部发挥作用。

（二）外来神经系统

口腔、食管上端肌肉及肛门外括约肌由躯体神经支配，而消化道主要接受自主神经系统（交感神经和副交感神经）的双重支配。

1. 交感神经

交感神经从脊髓第5胸段至第2腰段侧角发出，在腹腔神经节和肠系膜神经节内更换神经元后，发出节后纤维，分布到胃、小肠和大肠。节后纤维末梢释放的递质为去甲肾上腺素。一般情况下，交感神经兴奋可抑制胃肠运动和分泌。

2. 副交感神经

副交感神经主要来自迷走神经和盆神经，其节前纤维直接进入胃肠组织，与内在神经系统的神经元形成突触，发出节后纤维支配腺细胞、上皮细胞和平滑肌细胞。胃肠副交感神经的节后纤维主要为胆碱能纤维，其兴奋时释放乙酰胆碱，与M受体结合，使胃肠运动增强，腺体分泌增多，对消化道括约肌起抑制作用。迷走神经的传出纤维尚有少量抑制性纤维，末梢释放的是肽类物质，如P物质、血管活性肠肽（VIP）、脑啡肽和生长抑素等，这类神经称肽能神经（peptidergic nerve）。

在支配胃肠的近3万根交感神经纤维中，约有75%是传入纤维；在迷走神经中，大部分也是传入纤维。据估计，猫的迷走神经所含的3万根神经纤维中，至少有80%是传入纤维。消化道的各种信息通过交感神经和副交感神经中的传入纤维传向中枢，以神经反射的方式调节胃肠活动，可引起饥、饱、胀、有便意、恶心和疼痛等感觉。

四、胃肠的内分泌功能

消化道从胃到大肠的黏膜层内，不仅存在多种外分泌腺体，还含有数十种内分泌细胞，这些

笔 记

细胞分泌的激素统称为胃肠激素(gastrointestinal hormone)。这类激素都是由氨基酸残基组成的肽类,故又称为胃肠肽(gastrointestinal peptide)。迄今已被鉴定的胃肠肽有40余种,其中最重要的有促胃液素、缩胆囊素、促胰液素、抑胃肽(gastric inhibitory peptide,GIP)、胃动素等。

(一)消化道内分泌细胞的形态和数量

消化道内分泌细胞众多,其数量远远超过体内其他内分泌细胞的总和。在某种意义上可以认为,消化道不仅是人体内的消化器官,也是人体内最大、最复杂的内分泌器官。消化道内分泌细胞并不聚集在一起,而是散在地分布于广大黏膜层的非内分泌细胞之间。

消化道内分泌细胞在形态学上具有两个显著的特点(图3-3):① 分泌颗粒均分布于细胞核与基底部之间,故属于基底颗粒细胞。不同的内分泌细胞的分泌颗粒大小、形态和密度各不相同。② 大部分细胞呈锥形或长柱形,其顶端有微绒毛伸入胃肠腔中,直接感受胃肠腔中食物成分和pH的刺激,从而引起其分泌活动,这类细胞称为开放型细胞;少数消化道内分泌细胞顶端无微绒毛,不与胃肠腔直接接触,它们的分泌受神经和周围体液环境变化的影响,这类细胞称为闭合型细胞。

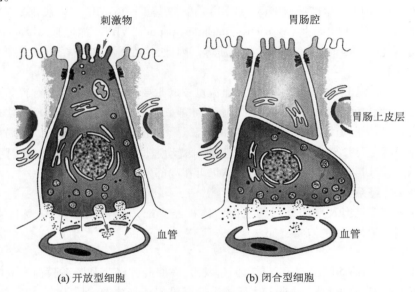

(a) 开放型细胞   (b) 闭合型细胞

图3-3 消化道内分泌细胞形成模式图(箭头所示为激素的合成和释放过程)

消化道内分泌细胞都具有摄取胺前体、进行脱羧而产生肽类或活性胺的能力,这类细胞统称为胺前体摄取和脱羧细胞(amine precursor uptake and decarboxylation cell,APUD细胞)。含有APUD细胞的组织颇多,如神经系统、甲状腺、肾上腺髓质、腺垂体等。

(二)胃肠激素的生理作用

胃肠激素的主要作用是调节消化器官的功能,并对体内其他器官的活动产生广泛的影响。

1. 调节消化腺的分泌和消化道的运动

这是胃肠激素的主要作用。例如,促胃液素能促进胃液分泌和胃运动;而促胰液素和抑胃肽可抑制胃液分泌和胃运动。

2. 营养作用

一些胃肠激素具有促进消化系统组织代谢和成长的作用。例如,促胃液素和缩胆囊素分别能促进胃黏膜上皮和胰外分泌部组织的生长。

3. 调节其他激素的释放

在血糖升高时,抑胃肽可刺激胰岛素的释放;生长抑素、胰多肽、促胃液素释放肽、血管活性肠肽等也可调节生长激素、胰岛素、促胃液素的释放。

4. 参与调节机体的免疫功能

研究发现,一些胃肠激素对免疫细胞的增生、炎性介质和细胞因子的产生与释放、免疫球蛋白的生成、白细胞的趋化与吞噬、溶酶体的功能等具有广泛的影响。

肠黏膜下神经丛及其分泌的神经肽能直接调节肠上皮的分泌和吸收,影响水和电解质在肠上皮的转运。

(三)脑-肠肽的概念

研究证明,一些最初在消化道内发现的肽类物质,还存在于中枢神经系统中;而原来认为只存在于中枢神经系统中的神经肽,在消化道中也被发现。因此,这些双重分布的肽被称为脑-肠肽(brain-gut peptide)。已知的脑-肠肽有促胃液素、缩胆囊素、P 物质、生长抑素、血管活性肠肽、神经降压素等 20 多种。人们正在对这些肽类物质双重分布的生理意义进行深入的研究。

第二节 口腔内消化

消化过程从口腔开始,在这里,食物被咀嚼、磨碎并与唾液混合,形成食团,而后被吞咽。唾液中淀粉酶的作用使食团中的淀粉发生初步的分解。

一、唾液及其分泌

人的口腔内有 3 对主要的大唾液腺(腮腺、下颌下腺和舌下腺)及众多散在的小唾液腺。唾液就是这些大、小腺体分泌的混合液。

(一)唾液的性质和成分

唾液(saliva)是无色、无味、近于中性(pH 6.6~7.1)的低渗液体。正常成人每日分泌唾液的量为 1.0~1.5 L。唾液中,水分约占 99%,有机物有黏蛋白、唾液淀粉酶(salivary amylase)、溶菌酶、免疫球蛋白、尿素、尿酸和氨基酸等,无机物有 Na^+、K^+、Ca^{2+}、Cl^-、HCO_3^-,以及 NH_3 等一些气体分子。

(二)唾液的作用

唾液具有如下作用:① 润湿口腔,利于吞咽和说话。② 溶解食物,产生味觉。③ 保护口腔,冲洗和清除食物残渣,避免细菌和病毒繁殖。唾液中的溶菌酶和免疫球蛋白具有杀灭细菌和病毒的功能。④ 消化作用,唾液淀粉酶可把食物中的淀粉分解为麦芽糖。唾液淀粉酶的最适 pH 为中性,pH 低于 4.5 时将完全失活,因此随食物入胃后,不久便失去活性。⑤ 排泄功能,进入体内的某些异物可随唾液排出,如铅等。此外,某些药物也可随唾液排出。

(三)唾液分泌的调节

安静环境下,唾液腺不断分泌少量唾液,分泌量约为 0.5 mL/min,以润湿口腔,这称为基础分泌(basic secretion)。进食时,唾液的分泌完全是神经反射性的,包括非条件反射性的和条件反射性的。

进食活动中,食物的形状、颜色及进食的环境,乃至语言文字的描述,都能形成条件反射,引起唾液分泌,称为条件反射性分泌,这是在大脑皮层的参与下实现的;进食时,食物对口腔黏膜机械的、化学的和温度的刺激所引起的唾液分泌,称为非条件反射性分泌,这些刺激使口腔黏膜和舌的感受器兴奋(传入神经在第 Ⅴ、Ⅶ、Ⅸ、Ⅹ 对脑神经中,唾液分泌的初级中枢在延髓,高级中枢在下丘脑和大脑皮层),然后通过副交感神经和交感神经的传出纤维到达唾液腺,引起唾液分泌。在睡眠、疲劳、失水、恐惧等情况下,可通过抑制延髓唾液分泌中枢的活动使唾液分泌减少。

笔记

　　支配唾液腺的传出神经有副交感神经和交感神经,以副交感神经为主(图3-4)。刺激副交感神经,其末梢释放 ACh,与腺体膜上的 M 受体结合,引起细胞内 IP_3 生成,触发细胞内铅库释放 Ca^{2+},最终引起唾液大量分泌;此外,副交感神经兴奋时,还可引起其肽能神经末梢释放血管活性肠肽,使腺体血管扩张,增加腺体的血流量,进一步促进唾液分泌。因此,在临床上使用乙醚麻醉时,需预先注射 M 受体阻断剂阿托品,以减少唾液分泌,防止唾液流入气管造成窒息。交感神经兴奋时,其节后纤维释放去甲肾上腺素,作用于唾液腺的 β 受体,引起含酶及黏液较多的唾液分泌。

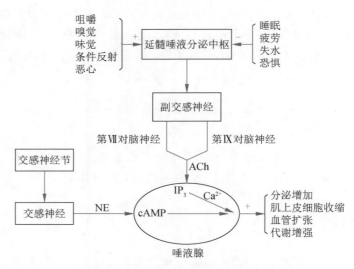

图 3-4　唾液分泌的神经调节

二、咀嚼和吞咽

(一)咀嚼

　　咀嚼(mastication)是通过咀嚼肌群的顺序收缩和舒张来完成的。咀嚼的作用如下:① 切碎、研磨、搅拌食物,使食物与唾液混合形成食团,便于吞咽;② 使食物与唾液淀粉酶充分接触而产生化学性消化作用;③ 咀嚼动作能反射性地引起胃、肠等消化器官的活动,有利于后续消化过程的进行。咀嚼受意识控制,是随意运动,但是大部分动作是反射性的。

(二)吞咽

　　吞咽(deglutition)是指口腔内容物通过咽部和食管进入胃内的过程,它是口腔及咽、喉各部分密切配合的复杂而有顺序的反射活动。吞咽动作可分为 3 期。

　　第 1 期:由口腔到咽,是随意动作。通过舌的运动,将食团挤向软腭后方至咽部。

　　第 2 期:由咽到食管上端。食团刺激软腭和咽部的感受器,引起一系列快速的反射动作,包括软腭上升,咽后壁向前突出,从而封闭鼻咽通路;声带内收,喉头升高并向前紧贴会厌,从而封闭咽与气管的通路;呼吸暂停,食管上括约肌舒张,食团就被挤入食管。

　　第 3 期:沿食管下行至胃,由食管的蠕动完成。蠕动(peristalsis)是胃肠的基本运动形式。蠕动是由胃肠平滑肌顺序舒缩引起,并将其中内容物不断向前推进的波形运动,是一种反射活动。

　　正常情况下,完成吞咽过程所需时间很短,与食物的性状及人体的体位有关。液态食物需时短,而固态食物需时较长。吞咽的基本中枢位于延髓,在食管和胃连接处的上方并不存在括约肌,但研究确实证明在这一区域有一段长 3~5 cm 的高压区,其内压比胃内压高 5~10 mmHg,成为阻止胃内容物反流入食管的一道屏障,起到类似括约肌的作用,故称其为食管下括约肌

(lower esophageal sphincter, LES)。食物经过食管时,刺激食管壁上的机械感受器,通过迷走神经的抑制性纤维释放 VIP 或 NO,使 LES 舒张,便于食物顺利入胃;食物入胃后引起促胃液素和胃动素释放,可加强 LES 的收缩,防止胃内容物反流入食管。LES 张力减弱,造成胃内容物反流入食管,损伤食管黏膜;LES 舒张障碍,则会引起吞咽困难。

第三节　胃内消化

胃(stomach)是消化道中最膨大的部分,具有暂时贮存食物和消化食物的功能。进食时,成人胃的容量为 1~2 L。食物进入胃后,经胃壁肌肉运动的机械性消化和胃液中酶的化学性消化,同胃液充分混合而形成食糜(chyme),并且食物中的蛋白质被初步分解,此后,食糜逐次少量地通过幽门排入十二指肠。

一、胃液及其分泌

胃黏膜是一个复杂的分泌器官,含有 3 种管状外分泌腺和多种内分泌细胞。

胃的外分泌腺主要有 3 种:① 分布在胃与食管连接处的宽为 1~4 cm 的环状区内的贲门腺,属黏液腺,分泌黏液。② 分布在胃底和胃体部的胃底腺(fundic gland),曾称泌酸腺,约占全胃黏膜的 2/3。胃底腺由壁细胞、主细胞和黏液细胞组成,它们分别分泌盐酸(hydrochloric acid, HCl)、胃蛋白酶原(pepsinogen)和黏液(mucus)。③ 分布在幽门部的幽门腺(pyloric gland),分泌碱性黏液。胃液就是由这 3 种腺体的分泌物和胃黏膜上皮细胞的分泌物构成的。

胃黏膜内含有多种内分泌细胞,如 G 细胞分泌促胃液素(gastrin)、δ 细胞分泌生长抑素(somatostatin, SST)、肠嗜铬样细胞分泌组胺(histamine)等。

(一)胃液的性质、成分和作用

纯净的胃液是无色的酸性液体,pH 值为 0.9~1.5。正常人每日分泌胃液的量为 1.5~2.5 L。胃液的成分除水外,主要有盐酸、钠和钾的氯化物等无机物,以及胃蛋白酶原、黏蛋白、内因子等有机物。

1. 盐酸

胃液中的盐酸(HCl)也称胃酸(gastric acid),是由壁细胞(parietal cell)分泌的。盐酸包括游离酸和与蛋白质结合的结合酸,二者在胃液中的总浓度称为胃液的总酸度。正常人空腹 6 h 后,盐酸排出量为 0~5 mmol/h,称基础酸排出量。在食物或药物的刺激下,盐酸排出量增加,其最大排出量可达 20~25 mmol/h。盐酸的排出量主要取决于壁细胞的数目及其功能状态。

(1)盐酸的分泌　据测定,胃液中 H^+ 的最大浓度为 150~170 mmol/L,约为壁细胞胞质中 H^+ 浓度的 300 万倍;胃液中 Cl^- 的浓度为 170 mmol/L,为血浆中 Cl^- 浓度的 1.7 倍。这表明胃液中的 H^+ 和 Cl^- 不可能是由血浆被动扩散而来的。

现已证明,壁细胞分泌盐酸的过程是逆浓度梯度的主动转运过程,需要消耗大量的能量。H^+ 的主动分泌是依靠壁细胞顶端分泌小管膜上的质子泵(proton pump)来实现的。质子泵即 H^+-K^+-ATP 酶,兼有转运 H^+、K^+ 和催化 ATP 水解的功能(图 3-5)。

壁细胞内水可以解离成 H^+ 和 OH^-,在碳酸酐酶(carbonic anhydrase, CA)的作用下,可使细胞代谢产生的和从血液进入细胞的 CO_2 与 H_2O 结合,形成 H_2CO_3,并迅速解离为 H^+ 和 HCO_3^-。细胞内的 H^+ 在质子泵的作用下,逆浓度梯度主动转运到分泌小管内,再进入腺泡腔,K^+ 则进入细胞内;HCO_3^- 在基底膜上通过 $Cl^--HCO_3^-$ 逆向转运体与 Cl^- 交换,进入血液,而 Cl^- 进入细胞内,通过分泌小管上特异的 Cl^- 通道进入小管腔和腺泡腔,与 H^+ 形成 HCl。有需要时,HCl 由壁

细胞分泌入胃腔。(图3-5)

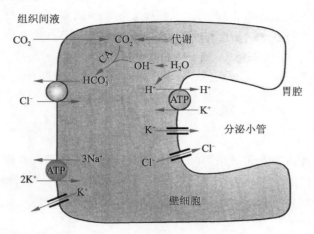

水在细胞内分解成OH^-和H^+，H^+通过H^+-K^+-ATP酶主动转运至分泌小管腔内；CA为碳酸酐酶。

图3-5　胃黏膜壁细胞分泌盐酸的基本过程模式图

质子泵每分解一分子ATP所获得的能量，可把1个H^+从细胞内主动转运到分泌小管腔内，再进入腺泡腔，同时1个K^+从分泌小管腔转入细胞内，并通过分泌小管及基底膜上的K^+通道扩散出细胞。此时，在壁细胞基底膜上的钠泵可通过将细胞外的K^+与细胞内的Na^+交换的方式，把细胞外的K^+再转运到细胞内。

在消化期，由于胃酸大量分泌，同时有大量HCO_3^-进入血液，因而形成了所谓餐后碱潮（postprandial alkaline tide）。壁细胞分泌小管上的质子泵可被选择性抑制剂〔如奥美拉唑（Omeprazole）〕所阻断。目前，该药已被临床用来抑制胃酸分泌。

（2）胃酸的作用　① 激活胃蛋白酶原，使之转变成有活性的胃蛋白酶，并为其提供适宜的酸性环境；② 促使食物中的蛋白质变性；③ 杀灭随食物进入的细菌；④ 使钙、铁维持在离子状态，形成可溶性盐，促进它们的吸收；⑤ 胃酸进入十二指肠可促进胰液和胆汁的分泌及促胰液素、缩胆囊素的释放。

胃酸分泌过多，对胃、十二指肠的黏膜有侵蚀作用，是消化性溃疡发病的诱因之一；盐酸分泌过少，可产生腹胀、腹泻等消化不良的症状。

2. 胃蛋白酶原

胃蛋白酶原（pepsinogen）主要由胃底腺的主细胞和黏液细胞分泌，有Ⅰ型和Ⅱ型两种，其功能相同，无活性，并以酶原形式贮存在细胞内。安静情况下，主细胞可分泌少量的胃蛋白酶原。迷走神经兴奋、进餐及给予其他刺激，可引起胃蛋白酶原释放增多。

胃蛋白酶原进入胃腔后，在胃酸作用下，从酶原分子中脱去1个小分子肽段，变为有活性的胃蛋白酶（pepsin）。已被激活的胃蛋白酶对胃蛋白酶原也有激活作用，即自身催化。胃蛋白酶为内切酶，只有在较强的酸性环境中才能发挥作用，最适pH值为1.8～3.5，当pH >5.0时便失活。胃蛋白酶的功能是水解蛋白质，生成胨、腖、少量多肽和游离氨基酸。

3. 内因子

内因子（intrinsic factor, IF）是壁细胞分泌的一种糖蛋白。它有两个活性部位：一个部位与进入胃内的维生素B_{12}结合，形成内因子-维生素B_{12}复合物，以避免维生素B_{12}被小肠内的水解酶破坏；另一个部位与远侧回肠黏膜上的受体结合，促进维生素B_{12}的吸收。内因子缺乏可引起维生素B_{12}缺乏症，影响红细胞生成，从而导致恶性贫血。

4. 黏液和碳酸氢盐

胃的黏液（mucus）是由胃表面上皮细胞、胃底腺、贲门腺和幽门腺中的黏液细胞共同分泌的，主要成分是糖蛋白，具有较高的黏滞性和形成凝胶的特性。它在正常人的胃黏膜表面形成厚约 0.5 mm 的凝胶保护层。黏液对胃黏膜具有润滑作用,有利于食糜在胃内往返移动,保护胃黏膜免受坚硬食物的损害。黏液呈中性或弱碱性,可降低胃液的酸度。由于黏液具有较高的黏滞性,因而在胃黏膜表面形成的黏液层能减慢胃腔中 H^+ 向胃壁扩散的速度,而胃内 HCO_3^- 主要是由胃黏膜内的非泌酸细胞分泌的,仅有少量 HCO_3^- 是从组织间液渗入胃内的。

　　研究发现,单独的黏液或碳酸氢盐的分泌都不能有效地保护胃黏膜免受胃腔内盐酸和胃蛋白酶的损害,但两者联合作用则可形成厚 0.5 mm 的凝胶层,称黏液-碳酸氢盐屏障（mucus-bicarbonate barrier）,有效地阻挡 H^+ 逆向扩散,从而保护胃黏膜免受 H^+ 的侵蚀。因为当 H^+ 从黏膜表面向深层扩散,与胃黏膜上皮细胞分泌的 HCO_3^- 相遇而发生中和时,靠近胃腔一侧的 pH 值较低,靠近上皮细胞侧的黏液层则呈中性或偏碱性,从而有效地防止胃酸和胃蛋白酶对胃黏膜的侵蚀作用,这也是胃黏膜处于高酸和胃蛋白酶的环境中不被消化的原因之一。（图 3-6）

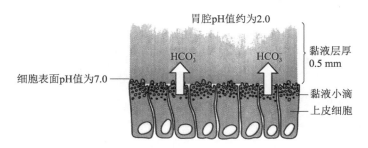

图 3-6　胃黏液-碳酸氢盐屏障模式图

　　除黏液-碳酸氢盐屏障外,胃上皮细胞的顶端膜和相邻细胞之间存在的紧密连接（tight junction）也起重要作用,它们可防止胃腔内的 H^+ 向黏膜内扩散。紧密连接与黏液-碳酸氢盐屏障共同构成胃黏膜屏障（gastric mucosal barrier）。同时,胃黏膜还能合成和释放前列腺素（prostaglandin, PG）,其可抑制胃酸和胃蛋白酶原的分泌,促进黏液和碳酸氢盐的分泌,使胃黏膜微血管扩张,增加黏膜血流量,有助于胃黏膜的修复并保持完整。

（二）胃液分泌的调节

　　空腹时胃液不分泌或很少分泌。进食是胃分泌的自然刺激,它通过神经和体液因素调节胃液的分泌。

1. 消化期胃液分泌及调节

　　进食后,可按感受食物刺激的部位,将消化期胃液分泌及调节分成头期、胃期和肠期 3 个时期,实际上这 3 个时期几乎是同时开始、互相重叠的。（图 3-7）

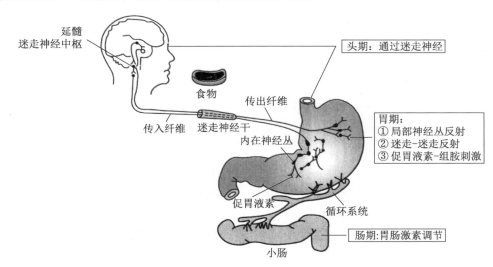

图 3-7　消化期胃液分泌的时相及其调节

（1）头期胃液分泌及调节　头期（cephalic phase）胃液分泌是指食物入胃前,位于头部的感受器（眼、耳、鼻、口腔、咽、食管）受到刺激,反射性引起胃液分泌的增加。研究者曾用假饲（sham feeding）的方法研究头期胃液分泌,即事先给狗做手术,造一个食管瘘和一个胃瘘,食物经口进入食管后,随即从食管瘘开口处流出,不进入胃。食物虽未入胃,却引起了大量的胃液分泌。

头期胃液分泌包括条件反射性和非条件反射性两种分泌。前者是由食物的颜色、形状、气味、声音等刺激视、嗅、听觉感受器而引起的;后者则是因咀嚼和吞咽时,食物刺激口腔、舌和咽等部位的化学和机械感受器而引起的。反射中枢包括延髓、下丘脑、边缘叶和大脑皮层等。迷走神经是这些反射共同的传出神经,当切断支配胃的迷走神经后,假饲就不再引起胃液分泌。这说明迷走神经是引起头期胃液分泌的唯一的传出神经。迷走神经除了直接作用于壁细胞,刺激壁细胞分泌外,还可作用于胃窦部内的 G 细胞,使其释放促胃液素,从而间接地刺激胃液分泌。

头期胃液分泌的特点:分泌可持续 2~4 h,胃液分泌量占整个消化期分泌量的 30%,胃液的酸度和胃蛋白酶的含量都很高,消化能力强,但受食欲和情绪因素的影响。

（2）胃期胃液分泌及调节　胃期（gastric phase）胃液分泌的主要作用途径:① 食物直接扩张胃,刺激胃底、胃体的感受器,经迷走神经的传入纤维传至中枢,再通过迷走神经的传出纤维引起胃液分泌,这一反射称为迷走-迷走反射（vago-vagal reflex）;食物扩张胃也能引起胃壁的内在神经丛短反射,直接或间接通过促胃液素引起胃液分泌。② 扩张刺激幽门部的感受器,通过胃壁的内在神经丛作用于 G 细胞,引起促胃液素的释放。③ 食物的化学成分主要是蛋白质的消化产物——肽和氨基酸,可直接作用于 G 细胞,引起促胃液素的分泌。不同氨基酸对胃酸分泌的刺激强度不同。在人体内,苯丙氨酸和色氨酸的作用最强,而糖和脂肪本身并不直接引起促胃液素分泌。其他化学物质,如咖啡、茶、牛奶、乙醇、Ca^{2+} 等也能引起胃液大量分泌。

胃期胃液分泌的特点:分泌量大,胃液分泌量占整个消化期分泌量的 60%,胃液的酸度亦很高,但胃蛋白酶的含量比头期少。

（3）肠期胃液分泌及调节　肠期（intestinal phase）胃液分泌是指食糜进入十二指肠后,继续引起胃液分泌的轻度增加。实验表明,将食糜、肉的提取液、蛋白胨液等由瘘管直接注入十二指肠内,也可引起胃液分泌的轻度增加,说明食物离开胃进入小肠后,仍继续引起胃液分泌。与胃期相似,肠期食物也是通过机械性扩张和化学性刺激两方面引起胃液分泌的。切断支配胃的外来神经后,食物对小肠的作用仍可引起胃液分泌,提示肠期胃液分泌主要是通过体液调节机制实现的。有研究者认为,在食糜的作用下,小肠能释放一种肠泌酸素（entero-oxyntin）,引起胃酸分泌,但至今未能实现提纯。促胃液素也可能是体液调节的因素之一。

肠期分泌的特点:胃液的分泌量少（占胃液分泌总量的 10%）,总酸度和胃蛋白酶的含量均较低。

2. 促进胃液分泌的主要因素

（1）迷走神经　迷走神经中有传出纤维直接支配胃黏膜壁细胞,通过末梢释放 ACh 而引起胃酸分泌;也有纤维支配肠嗜铬样（ECL）细胞和幽门部的 G 细胞,使它们分别释放组胺和促胃液素,间接引起壁细胞分泌胃酸。其中,支配 ECL 细胞的纤维末梢释放 ACh,而支配 G 细胞的纤维末梢释放促胃液素释放肽[gastrin-releasing peptide,GRP（又称铃蟾素,bombesin）]。另外,迷走神经中还有传出纤维支配胃和小肠黏膜中的 δ 细胞,释放的递质也是 ACh,其作用是抑制 δ 细胞释放生长抑素（somatostatin）,消除或减弱它对 G 细胞释放促胃液素的抑制作用,实质上起增强促胃液素释放的作用（图3-8）。上述由 ACh 对靶细胞的作用均可被阿托品阻断,说明这些作用是通过激活靶细胞的 M（M_3）受体产生的,而通过 GRP 对 G 细胞的作用则由铃蟾素受体所介导。

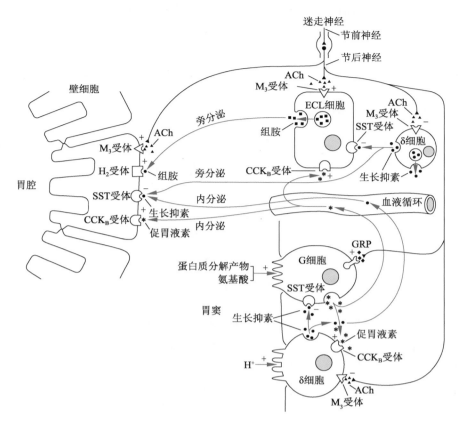

图 3-8 刺激和抑制胃酸分泌的内源性物质相互作用示意图

（2）组胺 组胺（histamine）具有极强的促胃酸分泌作用。它由 ECL 细胞分泌，以旁分泌的方式作用于壁细胞的 H_2 受体，促使壁细胞分泌胃酸。组胺与 H_2 受体结合后，通过受体-G_s-AC-PKA 信号通路，使有关蛋白磷酸化而生效。西咪替丁（cimetidine）及其类似物可阻断组胺与 H_2 受体结合而抑制胃酸分泌，有利于消化性溃疡的愈合，该类物质也是临床上常用的抑酸药物。ECL 细胞膜上还存在促胃液素/缩胆囊素（CCK_B）受体和 M_3 受体，可分别与促胃液素和 ACh 结合而促使组胺释放，间接调节胃液的分泌，因此抑制 H_2 受体也能部分抑制促胃液素和 ACh 的促胃酸分泌作用。ECL 细胞膜上还有生长抑素受体，δ 细胞释放的生长抑素可通过激活此受体而抑制组胺的释放，间接抑制胃液的分泌（图 3-9）。

（3）促胃液素 促胃液素（gastrin）是由胃窦及十二指肠和空肠上段黏膜中 G 细胞分泌的一种胃肠激素，迷走神经兴奋时释放 GRP，促进促胃液素的分泌。促胃液素可通过血液循环发挥广泛作用。促胃液素可通过 CCK_B 受体-G_q-PLC-IP_3-Ca^{2+} 和 DG-PKC 信号通路强烈刺激壁细胞分泌胃酸，这一效应与 ACh 对壁细胞的效应相同，只是受体不同（图 3-9）。促胃液素也能作用于 ECL 细胞上的 CCK_B 受体，使其分泌组胺，组胺刺激壁细胞分泌胃酸。促胃液素的这种作用可能比它直接刺激壁细胞分泌胃酸的作用更为重要。促胃液素的分泌及其作用也受其他胃肠激素的影响，如生长抑素可抑制 G 细胞分泌促胃液素（图 3-9），还能抑制促胃液素基因的表达。促胰液素、胰高血糖素、抑胃肽和血管活性肠肽对促胃液素的分泌都有抑制作用。胃酸对促胃液素的分泌具有负反馈调节作用。

引起壁细胞分泌胃酸的大多数刺激物均能促使主细胞分泌胃蛋白酶原、黏液细胞分泌黏液。ACh 是主细胞分泌胃蛋白酶原的强刺激物；促胃液素也可直接作用于主细胞促进胃蛋白酶原的分泌；在十二指肠黏膜中分泌的促胰液素和缩胆囊素也能刺激胃蛋白酶原的分泌。

此外，Ca^{2+}、低血糖、咖啡因和乙醇等也可刺激胃酸分泌。

笔 记

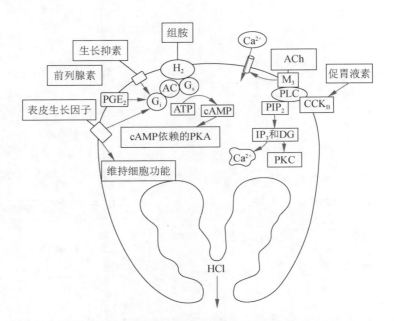

图3-9　乙酰胆碱、组胺、促胃液素等刺激壁细胞分泌胃酸的细胞机制示意图

3. 抑制胃液分泌的因素

在正常消化期,胃液的分泌是兴奋性和抑制性因素共同作用的结果。抑制胃液分泌的因素除精神、情绪因素外,主要还有盐酸、脂肪和高张溶液。

(1)盐酸　胃内HCl分泌过多,当胃窦部pH值降到1.2~1.5或十二指肠pH值降到2.5时,对胃液的分泌具有抑制作用。这是一种典型的负反馈调节。其可能的机制如下:① 胃窦部pH值降低直接抑制δ细胞释放促胃液素;② HCl刺激胃窦部δ细胞释放生长抑素,间接地抑制G细胞释放促胃液素;③HCl作用于十二指肠黏膜,促使促胰液素和球抑胃素释放,其均可抑制胃液的分泌。

(2)脂肪　脂肪及其消化产物的抑酸作用发生在食糜进入十二指肠以后,可刺激小肠黏膜产生多种胃肠激素,进而抑制胃液的分泌,使消化能力降低。早在20世纪30年代,我国生理学家林可胜等就发现,对小肠黏膜提取物行静脉注射后,胃液分泌量、酸度和消化能力均降低,胃运动也被抑制,起抑制作用的这种物质被称为肠抑胃素(enterogastrone)。近年来,研究者认为这种肠抑胃素可能不是一种独立的激素,而是若干此类激素的总称,如促胰液素、缩胆囊素(cholecystokinin,CCK)、抑胃肽(gastric inhibitory peptide,GIP)、神经降压素(neurotensin,NT)、胰高血糖素(glucagon)等。

(3)高张溶液　十二指肠内的高张溶液对胃液分泌的抑制作用可能通过以下两个途径来实现:① 激活小肠内的渗透压感受器,通过肠-胃反射(enterogastric reflex)抑制胃液分泌;② 通过刺激小肠黏膜释放一种或多种胃肠激素,抑制胃液分泌。

4. 影响胃液分泌的其他因素

(1)缩胆囊素(CCK)　是由小肠黏膜I细胞分泌的一种胃肠激素。已被鉴定的CCK受体有CCK$_A$和CCK$_B$两种。CCK$_B$受体对促胃液素和对CCK具有同等的亲和力,而CCK$_A$受体对CCK的亲和力约为对促胃液素的亲和力的3倍。因此,促胃液素和缩胆囊素的作用时而相同,时而相反,且两者都在竞争CCK$_B$受体。在体实验中,CCK既可刺激禁食动物的胃酸分泌(即基础胃酸分泌),又可抑制促胃液素诱导的胃酸分泌。在整体情况下,CCK还可通过与δ细胞的CCK$_A$受体结合,引起δ细胞释放生长抑素而抑制胃酸分泌。所以,CCK对胃酸分泌主要表现为抑制效应。

(2)血管活性肠肽(VIP)　可抑制食物、组胺和促胃液素等刺激胃酸分泌的作用,并刺激δ

细胞分泌生长抑素;同时,VIP 还能刺激壁细胞,促进胃酸分泌。因此,VIP 对胃酸分泌具有双重作用。

(3)铃蟾素 即促胃液素释放肽。G 细胞膜上存在铃蟾素受体,故铃蟾素直接作用于 G 细胞而使促胃液素释放增加,进而促使胃液大量分泌。

(4)Valosin 是从猪小肠分离出来的一种胃肠肽,对基础胃酸分泌有刺激作用,该作用不依赖于促胃液素的分泌。

(5)生长抑素 是由胃肠黏膜 δ 细胞分泌的一种胃肠激素,分泌后以旁分泌的方式作用于壁细胞、ECL 细胞和 G 细胞,对胃液分泌和胃运动都有很强的抑制作用。生长抑素通过活化生长抑素 2 型受体(SSTR$_2$),经受体-G$_i$-AC 通路抑制细胞内 cAMP 的生成,调节胃酸分泌。它不仅抑制 G 细胞分泌颗粒中促胃液素的释放,还抑制促胃液素基因的表达和转录。生长抑素还能抑制组胺、ACh、铃蟾素等对胃酸分泌的刺激效应。此外,胃酸作用于胃黏膜 δ 细胞,促进生长抑素的分泌,负反馈抑制胃酸分泌,该效应不受神经因素的影响。

(6)表皮生长因子 在胃上皮受损时,表皮生长因子(epidermal growth factor, EGF)抑制细胞内 cAMP 生成,抑制胃酸分泌,故它有利于胃黏膜的修复。

(7)抑胃肽 可由生长抑素介导,抑制组胺和胰岛素性低血糖所引起的胃酸分泌。大剂量抑胃肽还能抑制胃蛋白酶原的释放。

(三)胃黏膜的细胞保护作用

人的上消化道经常受到各种理化因素的刺激,包括高渗和低渗液体,各种不同温度、pH 值的食物和药物。

食物中含有各种刺激性的物质,食物的温度、酸碱度变化也很大;胃液中的 HCl 和胃蛋白酶的浓度很高,它们对胃黏膜具有很强的腐蚀性;此外,从十二指肠中倒流入胃的胆汁对胃黏膜屏障也有一定的破坏作用。这些表明胃黏膜经常受到损害。但在正常人体内,胃黏膜层并未经常受损以致糜烂、溃疡、出血。

近年来,研究人员发现胃和十二指肠黏膜上皮细胞具有强烈的细胞保护作用(cytoprotection),如胃和十二指肠黏膜上皮细胞中的高浓度的前列腺素(PG)和表皮生长因子(EGF)。它们能抑制胃酸和胃蛋白酶原的分泌,引起黏液和碳酸氢盐的分泌,使胃黏膜微血管扩张,增加黏膜血流量,有助于黏膜抵抗各种理化因素的损伤,促进黏膜修复。胃溃疡患者用 PGE$_2$,可加速溃疡的愈合,也表明 PG 对胃黏膜细胞有保护作用。此外,某些胃肠激素(如铃蟾素、神经降压素、生长抑素、降钙素基因相关肽)对胃黏膜也有一定的细胞保护作用。研究者还注意到,经常存在的弱刺激,可以有效地减轻相继而来的强刺激对胃黏膜的损害。这些情况被称为胃的适应性细胞保护作用(adaptive cytoprotection)。

二、胃的运动

根据胃壁肌层的结构和功能特点,人们已经知道胃底和胃体上 1/3 的主要功能是暂时贮存食物;胃体其余 2/3 和胃窦的主要功能是磨碎食物,使食物与胃液充分混合,形成食糜,并向幽门方向推进,逐步排至十二指肠。

(一)胃的运动形式

1. 容受性舒张

咀嚼和吞咽食物时,进食动作和食物对口、咽和食管等处感受器的刺激,可反射性地引起胃底和胃体平滑肌的舒张,使胃容积扩大,这种舒张称为容受性舒张(receptive relaxation)。其生理意义是使胃容纳和贮存较多的食物,同时使胃内压基本保持不变,从而防止食糜过早地排入小肠,有利于食物在胃内充分消化。这一反射活动的传出神经纤维是迷走神经中的抑制性纤

笔记

维,其末梢释放的递质可能是肽类(如血管活性肠肽)或 NO。

2. 紧张性收缩

胃壁平滑肌经常保持一定程度的缓慢而持续的收缩状态,称为紧张性收缩(tonic contraction),这是消化道平滑肌共有的运动形式。这种运动形式使胃腔内产生一定的压力,有助于胃液渗入食物内部,促进化学性消化;协助推动食糜移向十二指肠;还可以使胃保持一定的形态和位置,不致出现胃下垂。

3. 蠕动

蠕动是胃肠运动的重要形式(图 3-10)。食物入胃后约 5 min,胃即开始蠕动。蠕动波起于胃的中部,逐步向幽门方向推进。在人体内,胃蠕动波的频率为 3 次/min,约需 1 min 到达幽门,通常是一波未平、一波又起。蠕动在开始时较弱,在向幽门推进的过程中逐渐加强,接近幽门时明显增强,每次可使少量食糜(1~2 mL)推入十二指肠,当幽门括约肌收缩时,食糜将被反向退回。这种后退运动有利于食物和消化液的混合,以及食物的充分碾磨。

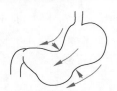 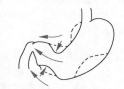 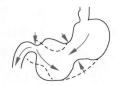

(a) 胃蠕动始于胃的中部,　(b) 胃蠕动可将食糜推入十二指肠　(c) 强有力的蠕动波可将部分食糜反向
　　向幽门方向推进　　　　　　　　　　　　　　　　　　　　退回到近侧胃窦或胃体,使食糜在
　　　　　　　　　　　　　　　　　　　　　　　　　　　　　胃内进一步被磨碎

图 3-10　胃蠕动示意图

胃的蠕动是受胃平滑肌的慢波控制的,慢波能触发动作电位,进而引起蠕动。胃蠕动的生理意义:使食物和胃液充分混合,以利于胃液发挥消化作用;有利于块状食物进一步被磨碎和粉碎,并推进胃内容物通过幽门排入十二指肠。

4. 消化间期的胃运动

空腹时,胃运动呈现为以间歇性强力收缩伴有较长时间的静息期为特征的周期性运动,并向肠道方向扩布。

胃肠道在消化间期的这种运动称为消化间期移行性复合运动(migrating motor complex,MMC)。MMC 的周期为 90~120 min,可分为 4 个时相:① Ⅰ 相(静息期),只能记录到慢波电位,不出现胃肠收缩,持续 45~60 min;② Ⅱ 相,出现不规则的锋电位,胃肠开始出现不规则的蠕动,持续 30~45 min;③ Ⅲ 相,每个慢波电位上均叠加成簇的锋电位,胃肠出现规则的高振幅收缩,持续 5~10 min;④ Ⅳ 相,从Ⅲ相转至下一周期Ⅰ相的短暂过渡期,持续约 5 min。(图 3-11)

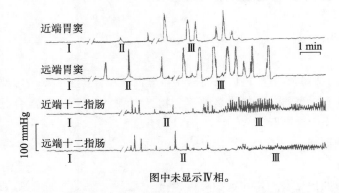

图中未显示Ⅳ相。

图 3-11　从胃窦和十二指肠记录到的消化间期移行性复合运动的时相变化

MMC 使整个胃肠在消化间期仍有断断续续的运动,特别是Ⅲ相的强力收缩通过胃肠时,可将胃内容物(包括上次进食后遗留的残渣、脱落的细胞碎片和细菌等)清除干净,因而起"清道

夫"的作用。消化间期的胃肠运动如发生减退,可引起功能性消化不良及肠道内细菌过度繁殖等。

(二)胃排空及其控制

1. 胃排空

食物由胃排入十二指肠的过程称为胃排空(gastric emptying)。一般在食物入胃后 5 min 即有部分食糜被排入十二指肠。食糜的理化性质和化学组成不同,胃排空的速度也不同。在 3 种主要营养物质中,糖类排空最快,蛋白质次之,脂肪最慢;通常稀的流体食物比稠的固体食物排空快;碎的、颗粒小的食物比大块食物排空快;等渗溶液比非等渗溶液排空快。混合性食物通过胃完全排空的时间通常为 4~6 h。

胃排空的动力是胃运动及其产生的胃内压。当胃内压超过十二指肠内压,并足以克服幽门部阻力时,胃排空才能进行。因此,凡能增强胃运动的因素都能促进胃排空;反之,则延缓胃排空。

2. 影响胃排空的因素

胃排空的特点:逐次而间断地进行。影响胃排空的因素有以下几种。

(1)胃内促进胃排空的因素 食物对胃壁的机械性刺激,通过迷走-迷走反射和胃壁的内在神经丛局部反射引起胃运动的加强,促进胃排空。食物的机械性扩张刺激或化学性刺激(主要是蛋白质消化产物),可引起胃窦部 G 细胞释放促胃液素,使胃运动加强,从而加速胃排空。

(2)十二指肠内抑制胃排空的因素

① 肠-胃反射作用:进入小肠内的含酸、脂肪、脂肪酸、高渗溶液等的食糜,可刺激十二指肠壁上的化学和机械感受器,反射性地抑制胃运动,使胃排空减慢,称肠-胃反射(enterogastric reflex)。

② 胃肠激素的调节:当大量食糜,特别是酸或脂肪进入十二指肠后,可引起小肠黏膜释放促胰液素、抑胃肽等,抑制胃运动,延缓胃排空。

胃排空的直接动力是胃与十二指肠的压力差,原动力是胃平滑肌的收缩。

当进入十二指肠的酸性食糜被中和、食物的消化产物被吸收后,抑制胃运动的因素逐渐减少,促进胃运动的因素又占优势,使胃运动逐渐增强,因而胃排空又开始进行。如此反复,直至食糜从胃全部排入十二指肠为止。由此可见,胃排空的间断性是与十二指肠内的消化和吸收相适应的。

(三)呕吐

呕吐(vomiting)是通过一系列复杂的反射活动将胃或肠内容物从口腔强力驱出的过程。呕吐前常出现恶心、流涎、呼吸急速和心率加快等自主神经兴奋的症状。呕吐剧烈时,十二指肠和空肠上段的运动变得强烈,蠕动加快,并转为痉挛。由于胃舒张、十二指肠收缩使十二指肠内容物倒流入胃,因此呕吐物中常混有胆汁和小肠液。

呕吐的原因很多,如发生胃肠道炎症、胆绞痛、肾绞痛、盆腔炎、晕车、晕船、颅内压增高、颅脑损伤、脑膜炎等时,会使各自的感受器兴奋,通过相应的传入神经,兴奋会直接刺激位于延髓的呕吐中枢,引起呕吐。由于呕吐中枢与呼吸中枢、心血管中枢均有密切联系,因而呕吐中枢兴奋时,常能影响这些邻近中枢的活动,产生呼吸和心血管方面的反应。

呕吐是一种具有保护意义的反射。临床上遇到食物中毒的患者,可借助呕吐将进入其胃内的有毒物质在未被吸收前排出体外。但剧烈频繁的呕吐会影响进食和正常的消化活动,使大量消化液丢失,导致水盐代谢紊乱和酸碱平衡失调。

笔记

第四节 小肠内消化

食糜由胃进入小肠即开始小肠内的消化过程,小肠是食物消化和吸收的最重要部位。在小肠内,食物受到胰液、胆汁和小肠液的化学性消化与小肠运动的机械性消化作用,基本完成消化,并且许多物质都在这里被吸收,余下的食物残渣则进入大肠。食物在小肠内所经历的时间,随其不同的性质而有差异,一般混合性食物在小肠内停留的时间为 3~8 h。

一、胰液的分泌

胰腺兼有外分泌和内分泌双重功能。胰液(pancreatic juice)由胰腺的腺泡细胞和小导管的管壁上皮细胞所分泌,最后排放到十二指肠。胰液具有很强的消化能力,是人体内最重要的消化液。

(一)胰液的性质、成分和作用

胰液是无色、无臭的碱性液体,pH 值为 7.8~8.4,渗透压与血浆渗透压相等。正常人每日的胰液分泌量为 1~2 L。胰液的成分包括水、无机物和有机物。无机物主要是碳酸氢盐,还有 Na^+、K^+、Cl^-,它们由胰腺小导管细胞分泌;有机物主要是各种消化酶,它们由胰腺的腺泡细胞分泌。

1. 碳酸氢盐

胰液中 HCO_3^- 的主要作用是中和进入十二指肠的胃酸,保护肠黏膜免受强酸的侵蚀;此外,HCO_3^- 可营造弱碱性的环境,为小肠内多种消化酶的活动提供适宜的碱性环境。

2. 胰酶

胰液中含有分解三大营养物质的多种酶,如糖类水解酶、蛋白质水解酶、脂类水解酶等。

(1)**糖类水解酶** 主要是胰淀粉酶(pancreatic amylase),无须激活就具有活性,其最适 pH 值为 6.7~7.0,可将淀粉、糖原等大多数糖类水解为糊精、麦芽糖,但不能水解纤维素。

(2)**蛋白质水解酶** 胰液中的蛋白质水解酶主要有胰蛋白酶(trypsin)、糜蛋白酶(chymotrypsin)等。它们刚分泌出来时,均以无活性的酶原形式存在于胰液中,所以不会消化胰腺组织本身。进入小肠后,在肠液中肠激酶的作用下,胰蛋白酶原(trypsinogen)被激活为有活性的胰蛋白酶。此外,盐酸、组织液和胰蛋白酶本身也能激活无活性的胰蛋白酶原。随后,胰蛋白酶又可激活糜蛋白酶原(chymotrypsinogen),使之成为糜蛋白酶。两者的作用相似,都能将蛋白质分解为胨和胨,当两者一同作用于蛋白质时,可使蛋白质进一步分解成小分子的多肽和氨基酸。

此外,胰腺腺泡细胞还能分泌少量胰蛋白酶抑制因子(trypsin inhibitor),它能与胰蛋白酶和糜蛋白酶结合,抑制酶的活性,从而防止胰腺自身被消化。由于胰蛋白酶抑制因子在胰液中的含量远低于胰蛋白酶原,因此,一旦暴饮暴食且造成大量胰蛋白酶原渗入间质而被组织液激活,就将出现胰腺组织的自身消化,发生急性胰腺炎。

(3)**脂类水解酶** 胰脂肪酶(pancreatic lipase)是消化脂肪的主要消化酶,最适 pH 值为 7.5~8.5,能在胆盐和辅脂酶(colipase,也由胰腺所分泌)的协同下,将中性脂肪分解为脂肪酸、一酰甘油及甘油。辅脂酶可把脂肪酶紧密地附着于油-水界面,因而有助于脂肪酶分解脂肪。此外,胰液中还有一定量的胆固醇酯水解酶和磷脂酶 A_2,分别水解胆固醇酯和磷脂。

(4)**其他酶类** 胰液中还有核糖核酸酶、脱氧核糖核酸酶、羧基肽酶等,前两者分别水解核糖核酸和脱氧核糖核酸为单核苷酸,后者水解多肽为氨基酸。

由于胰液中含有消化 3 种主要营养物质的消化酶,因而胰液是所有消化液中消化的食物最广泛、消化能力最强、最重要的一种消化液。当胰液分泌缺乏时,即使其他消化液的分泌都很正常,食物中的脂肪和蛋白质也不能完全被消化和吸收。大量的蛋白质和脂肪不能被消化、吸收而随粪便排出,可引起脂肪泻;同时,脂肪吸收障碍,脂溶性维生素 A、D、E、K 等的吸收受到影响,导致相应的维生素缺乏症;但对糖的消化和吸收影响不大。

（二）胰液分泌的调节

在非消化期,胰液几乎不分泌或很少分泌。进食开始后,胰液开始分泌或分泌增加。因此,食物是刺激胰液分泌的自然因素。进食时,胰液分泌受神经和体液因素双重控制,但以体液调节为主。（图 3-12）

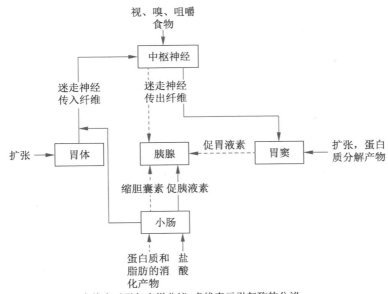

实线表示引起水样分泌;虚线表示引起酶的分泌。

图 3-12　胰液分泌的神经和体液调节示意图

1. 神经调节

食物的形象、气味及食物对口腔、咽、食管、胃和小肠的刺激,都可通过神经反射(包括条件反射和非条件反射)引起胰液分泌。反射的传出神经主要是迷走神经。切断迷走神经或注射阿托品,都可显著减少胰液的分泌量。迷走神经的作用包括:① 通过其末梢释放 ACh 直接作用于胰腺;② 通过引起胃窦和小肠释放促胃液素,经血液循环作用于胰腺的腺泡细胞,引起胰液分泌,但对小导管上皮细胞的作用较弱。

迷走神经兴奋引起胰液分泌的特点:水分和碳酸氢盐的含量很少,而酶的含量却很丰富。交感神经对胰液分泌的影响不明显。

2. 体液调节

调节胰液分泌的体液因素主要有促胰液素和缩胆囊素等。

（1）促胰液素　是由小肠上段黏膜内的 S 细胞分泌的、由 27 个氨基酸组成的直链多肽,它只有在保持完整分子的情况下才能表现出最强的作用。

促胰液素的作用特点:主要作用于胰腺小导管的上皮细胞,促进其分泌大量水分和丰富的碳酸氢盐,而酶的含量不高;引起促胰液素释放的最强的刺激因素是 HCl,其次是蛋白质的分解产物和脂肪酸,糖类几乎无刺激作用。

（2）缩胆囊素（CCK）　又称促胰酶素,是由小肠黏膜 I 细胞释放的、由 33 个氨基酸组成的多肽。引起 CCK 释放的因素,按由强到弱的顺序,依次为蛋白质分解产物、脂酸钠、HCl、脂肪;糖类对其释放无作用。

CCK 的作用特点:① CCK 主要是通过腺泡细胞上的 CCK 受体发挥作用的,促使胰腺的腺泡

笔记

细胞分泌多种消化酶；也可作用于迷走神经传入纤维,通过迷走-迷走反射刺激胰酶的分泌。② 促进胆囊平滑肌强烈收缩,排出胆汁。③ 对胰腺组织具有营养作用,促进胰腺组织蛋白质和核糖核酸的合成。

促胰液素和缩胆囊素对胰液分泌活动的调节具有协同作用,即一种激素可以加强另一种激素的作用,但其作用机制不同,前者以 cAMP 为第二信使,后者则通过磷脂酰肌醇系统在 Ca^{2+} 的介导下起作用。

（3）其他体液因素　促胃液素和血管活性肠肽等,它们在作用上分别与缩胆囊素和促胰液素相似。

二、胆汁的分泌和排出

胆汁(bile)由肝细胞不断生成,由肝管流出,经胆总管排入十二指肠或由肝管转入胆囊管而贮存于胆囊,参与消化时再由胆囊排至十二指肠。

（一）胆汁的性质、成分

胆汁系一种味苦的有色液体,由肝细胞直接分泌的胆汁(肝胆汁)呈金黄色或橘棕色,pH 值约为 7.4;在胆囊中贮存过的胆汁(胆囊胆汁)因被浓缩而颜色变深,并因碳酸氢盐被胆囊吸收而呈弱酸性(pH 6.8)。成年人每日分泌的胆汁为 800~1000 mL。

胆汁的成分很复杂,除水、碳酸氢盐及 Na^+、K^+、Cl^-、Ca^{2+} 等无机成分外,还含有胆盐、胆色素、胆固醇和卵磷脂等有机成分。胆汁中不含消化酶。

1. 胆盐

胆盐(bile salt)是由肝细胞分泌的胆汁酸与甘氨酸或牛磺酸结合形成的钠盐或钾盐。它是胆汁参与脂肪消化和吸收的主要成分。胆盐随胆汁排至小肠后,约有 95% 在回肠末端被吸收入血,经门静脉进入肝,再合成胆汁,排入肠内。这个过程称为胆盐的肠肝循环(enterohepatic circulation of bile salt),见图 3-13。胆盐每循环 1 次约损失 5%,每次餐后可进行 2~3 次肠肝循环。胆盐是有效的利胆剂之一。

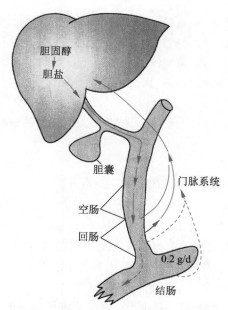

实线表示来自肝脏的胆盐；虚线表示由细菌作用产生的胆盐,合成胆盐的正常速率为0.2 g/d左右。

图 3-13　胆盐的肠肝循环示意图

笔记

2. 胆固醇

胆固醇(cholesterol)是体内脂肪代谢的产物,占胆汁固体成分的4%。正常情况下,胆汁中的胆盐(或胆汁酸)、胆固醇和卵磷脂之间有适当的比例,这是维持胆固醇呈溶解状态的必要条件。当胆固醇分泌过多或胆盐减少时,胆固醇可以沉积下来,这是形成胆结石的一种原因。

3. 胆色素

胆色素(bile pigment)占胆汁固体成分的2%,是血红蛋白的分解产物。

(二)胆汁的作用

胆汁主要是通过胆盐起作用,它对脂肪的消化和吸收产生重要影响。

1. 乳化脂肪

胆汁中的胆盐、胆固醇和卵磷脂可作为乳化剂,降低脂肪的表面张力,使脂肪乳化成脂肪微滴,分散在肠腔内,从而增加与胰脂肪酶的接触面积,有利于脂肪的消化分解。

2. 促进脂肪的吸收

胆汁中的胆盐达到一定浓度后,可聚合成微胶粒(micelle),而肠腔中的脂肪分解产物(如脂肪酸、一酰甘油及胆固醇等)可渗入微胶粒中,形成水溶性复合物(混合微胶粒)。这样,胆盐作为运载工具,能够将不溶于水的脂肪分解产物运送到肠黏膜表面,从而促进脂肪的吸收。

3. 促进脂溶性维生素的吸收

由于胆汁能促进脂肪的消化、吸收,因而对脂溶性维生素A、D、E、K的吸收有促进作用。

4. 其他作用

胆汁在十二指肠内可中和胃酸;通过肠肝循环而被重吸收的胆盐,可直接刺激肝细胞合成和分泌胆汁。

(三)胆汁的分泌、排放及其调节

1. 胆汁的分泌和排放

肝细胞不断分泌胆汁,但在非消化期,分泌的胆汁主要贮存在胆囊内。胆囊可以吸收胆汁中的水分和无机盐,使胆汁浓缩4~10倍。在消化期,胆汁可由胆囊经胆总管大量排至十二指肠,这一过程称为胆汁的排放。因此,进食或消化道内的食物是引起胆汁分泌和排放的自然刺激。高蛋白食物(蛋黄、肉类)引起胆汁排放的作用最大,高脂肪或混合性食物次之,糖类食物的作用最小。在消化间期,Oddi括约肌收缩,胆汁不能流入肠腔,胆囊便舒张而容纳胆汁,使胆管内压力不至过高;进食后,胆囊收缩,Oddi括约肌舒张,胆汁被排至十二指肠。因此,胆囊在贮存、浓缩及排放胆汁中起重要作用。

2. 胆汁分泌与排放的调节

胆汁分泌与排放受神经和体液因素的调节,但以体液调节为主。

(1)**神经调节** 进食动作或食物对胃和小肠的刺激都可通过神经反射引起肝胆汁分泌量增多,胆囊收缩也轻微加强。其传出神经也是迷走神经,切断迷走神经或应用胆碱能受体阻断剂后,上述反应消失;同时,迷走神经还可促进促胃液素释放,从而间接引起肝胆汁分泌和胆囊收缩。

(2)**体液调节**

① 促胃液素:促胃液素的调节途径有两条,一是通过血液循环直接作用于肝细胞引起肝胆汁分泌;二是引起胃酸分泌,胃酸作用于十二指肠黏膜,引起促胰液素的释放,进而刺激胆汁的分泌。

② 促胰液素:促胰液素的主要作用是刺激胰液分泌,同时刺激肝胆汁分泌,使胆汁的分泌量和碳酸氢盐含量增加,但其对胆盐分泌无明显影响。

③ 缩胆囊素:缩胆囊素可通过血液循环兴奋胆囊平滑肌,引起胆囊强烈收缩和Oddi括约肌舒张,促进胆汁的排放。

④ 胆盐:胆盐通过肠肝循环可促使肝细胞自身分泌肝胆汁。

笔记

三、小肠液的分泌

（一）小肠液的性质和成分

小肠液是由小肠腺（又称利伯屈恩隐窝，crypt of Lieberkühn，曾称李氏隐窝）和十二指肠腺（又称布伦纳腺，Brunner's gland）分泌的一种弱碱性等渗液体，pH 值为 7.6。小肠液分泌量范围较大，成人每日分泌量为 1~3 L。

小肠液中除含大量水外，尚含有一些无机离子（如 Na^+、K^+、Ca^{2+}、Cl^- 等）和一些有机物（黏蛋白和多种酶）。从小肠腺分泌入肠腔的消化酶可能只有肠激酶一种。但在小肠上皮细胞的刷状缘和上皮细胞内，却存在多种消化酶，如分解多肽的肽酶，分解双糖的蔗糖酶、麦芽糖酶和乳糖酶等。当营养物质被吸收进入小肠上皮细胞后，这些酶可以在细胞内继续分解消化不完全的产物。这些酶可随脱落的上皮细胞进入肠腔内，但是在小肠液中不发挥消化食物的作用。

（二）小肠液的作用

1. 稀释作用

大量的小肠液稀释消化产物，降低其渗透压，从而有利于小肠内的水分及营养物质的吸收。

2. 保护作用

十二指肠腺分泌碱性黏液，保护十二指肠黏膜不受胃酸侵蚀。

3. 消化作用

小肠液的消化作用是在小肠上皮细胞的刷状缘和上皮细胞内进行的。小肠上皮细胞内含有的肽酶、多种双糖酶等，在完成对某些营养物质的最后消化中起重要作用。此外，小肠分泌的肠激酶能激活胰蛋白酶原变成胰蛋白酶而水解蛋白质，促进蛋白质的消化。

综上所述，在胃肠道内的消化液中，唾液含有淀粉酶，胃液含有胃蛋白酶，故淀粉的水解从口腔开始，蛋白质的水解从胃内开始；只有胰液中含有脂肪酶，脂肪只有到小肠内才能被水解；胆汁中虽无消化酶，但对脂肪的消化和吸收具有重要作用；胰液中含有几乎能消化全部食物成分的消化酶，消化能力最强。小肠液对食物的消化作用很小，进一步的消化主要在小肠上皮细胞的刷状缘和上皮细胞内进行。食物的消化进行到小肠阶段已基本结束。

（三）小肠液分泌的调节

小肠液的分泌受以下几种因素影响：

1. 局部因素

食物及其消化产物对肠黏膜局部的机械性和化学性刺激敏感，尤其对扩张性刺激最为敏感，通过肠壁内神经丛的局部反射，引起小肠液分泌。

2. 神经因素

刺激迷走神经引起十二指肠腺的分泌，但其他部位的肠腺作用不明显。人在应激状态下，交感神经活动增强可抑制小肠腺分泌。

3. 体液因素

胃肠激素（如促胃液素、促胰液素、缩胆囊素、血管活性肠肽等）有刺激小肠液分泌的作用。

四、小肠的运动

小肠的运动是靠其肠壁内外两层平滑肌的舒缩运动来完成的。外层是较薄的纵行肌，内层是较厚的环形肌。空腹时，小肠运动很弱，进食后才逐渐增强，与胰液、胆汁和小肠液的化学性消化协同进行。

（一）消化间期小肠的运动

与胃相似,小肠在消化间期也存在移行性复合运动(migrating motor complex,MMC)。小肠的 MMC 起源于胃或小肠上段,90~120 min 后到达回肠末端。

MMC 的生理功能:① 清除作用,即 MMC 能够将肠内容物(包括前次进食后残留的食物残渣、脱落的上皮细胞及细菌等)清除干净;② 阻止结肠内的细菌向末端回肠迁移。MMC 减弱或缺乏者,细菌易在回肠内过度生长。

（二）消化期小肠的运动形式

1. 紧张性收缩

小肠平滑肌的紧张性收缩(tonic contraction)是小肠其他运动形式有效进行的基础。当小肠紧张性增高时,食糜在小肠内混合和转运的速度就加快;当小肠紧张性降低时,肠腔易于扩张,肠内容物的混合和转运速度就减慢。

2. 分节运动

一定间距的环形肌同时收缩,把食糜分割成许多节段,数秒钟后,原收缩处舒张,原舒张处收缩,使原来的节段分成两半,相邻的两半合拢,形成一个新节段,如此反复交替进行,食糜不断分开又不断混合,这种运动形式即为分节运动(segmental motility)。分节运动是一种以环形肌为主的节律性收缩和舒张运动,在小肠各个部位均可发生。(图 3-14)

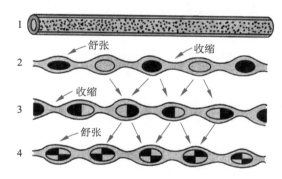

1—肠管表面观; 2,3,4—肠管纵切面观,表示不同阶段的食糜节段分割与合拢的情况。

图 3-14 小肠分节运动示意图

空腹时分节运动几乎不存在,进食后逐渐加强,常在一段小肠内反复进行,很少向前推进。小肠各段分节运动的频率不同,上部频率较高,下部较低,如在人的十二指肠内频率为 11 次/min,回肠末段为 8 次/min。这种活动梯度有助于食糜由小肠上段向下推进。

分节运动的作用:① 使食糜与消化液充分混合,有利于化学性消化的进行;② 增强食糜与小肠黏膜的接触,有利于营养物质的吸收;③ 挤压肠壁,有助于血液和淋巴液的回流。

3. 蠕动

小肠的蠕动与食管和胃相似,其蠕动速度慢,为 0.5~2.0 cm/s,每个蠕动波只把食糜推进一小段(数厘米)后即消失。在小肠任何部位均可发生蠕动,进食后,蠕动大大增强。蠕动的作用是使经过分节运动的食糜向前推进,到达新的肠段,再开始分节运动。在小肠常可看到一种行进速度很快(2~25 cm/s)、传播距离较远的蠕动,称蠕动冲(peristaltic rush)。它可将食糜从小肠的始端推送到末端或直达大肠。蠕动冲可由进食时的吞咽动作或食糜刺激十二指肠而引起。当小肠受到强烈的刺激时,如服用泻剂时,也能引起蠕动冲。在十二指肠和回肠末段可出现逆蠕动(antiperistalsis),这是与蠕动方向相反的运动。食糜可在此两段肠管内来回运动,其作用是防止食糜过早地通过回盲瓣(ileocecal valve)进入大肠,有利于食物的充分消化和吸收。

（三）回盲括约肌的活动

回肠末端与盲肠交界处的环形肌显著加厚,与括约肌的作用相同,称为回盲括约肌(ileocecal sphincter）。由于回肠末端突入盲肠中形似瓣膜，因而又称回盲瓣。静息时，回盲瓣是关闭的，瓣内有一长约 4 cm 的高压区，其内压比结肠内压高 15~20 mmHg。进食后，食物入胃，引起胃-回肠反射，使回肠蠕动加强，当蠕动波到达回肠末端时，回盲括约肌舒张，回肠内容物进入结肠；当结肠及盲肠和阑尾充满时，回盲括约肌收缩和回肠运动减弱，可延缓回肠内容物通过。因此，回盲括约肌的作用是阻止盲肠内容物倒流入回肠，也可防止小肠内容物过快地进入大肠，以便小肠内容物充分消化和吸收。

（四）小肠运动的调节

1. 内在神经丛的作用

肌间神经丛对小肠运动起重要的调节作用。食糜对肠管的机械性和化学性刺激，均可通过局部神经丛反射引起小肠蠕动来加强。

2. 自主神经的作用

副交感神经的兴奋能加强小肠的收缩运动，交感神经兴奋则可抑制小肠运动。但上述作用又依赖于小肠平滑肌所处的状态。同时，小肠的运动还受神经系统高级中枢的影响，如情绪波动可改变肠的运动功能。

3. 体液因素的作用

乙酰胆碱、5-羟色胺、P 物质、促胃液素、CCK 和前列腺素（PGE、PGF）等都有促进小肠运动的作用。抑制小肠运动的物质有肾上腺素、促胰液素、生长抑素和胰高血糖素等。

第五节　大肠的功能

人类的大肠内没有重要的消化活动。大肠的主要功能如下：①吸收水分和无机盐，参与机体对水、电解质平衡的调节；②吸收由结肠内微生物产生的维生素 B、K；③完成对食物残渣的加工，形成粪便并暂时贮存。

一、大肠液的分泌及大肠内细菌的活动

（一）大肠液的分泌

大肠液是由大肠黏膜表面的柱状上皮细胞及杯状细胞分泌的。大肠的分泌物富含黏液和碳酸氢盐，其 pH 值为 8.3~8.4。大肠液中可能含有少量二肽酶和淀粉酶，但它们对物质的分解作用不大。大肠液中起主要作用的是黏液蛋白，它能保护肠黏膜和润滑粪便。

大肠液的分泌主要是由食物残渣对肠壁的机械性刺激引起的。副交感神经可促进大肠液的分泌，交感神经则抑制其分泌。迄今尚未发现重要的体液调节因素。

（二）大肠内细菌的活动

大肠内有许多细菌，主要是大肠埃希菌、葡萄球菌等。它们主要来源于空气和食物，大肠内的酸碱度和温度适于一般细菌的活动和繁殖；细菌内含有能分解食物残渣的酶。细菌对糖和脂肪的分解称为发酵（fermentation），发酵能产生乳酸、醋酸、CO_2 和沼气等。细菌对蛋白质的分解称为腐败（putrefaction），其结果是产生氨、硫化氢、组胺、吲哚等，其中有的成分由肠壁吸收后转移到肝中解毒。

大肠内的细菌能利用肠内较为简单的物质合成 B 族维生素和维生素 K。它们在肠内吸收，为人体提供营养。

据估计，粪便中活的细菌占粪便固体重量的 20%~30%。

二、大肠的运动和排便

大肠的运动少而缓慢,对刺激的反应也较迟缓,这些特点有利于粪便在大肠内暂时贮存。

(一)大肠运动的形式

1. 袋状往返运动

大肠袋状往返运动是空腹时最常见的一种运动形式,由环形肌不规则地收缩而引起。它使结肠袋中的内容物向前、后两个方向做短距离移位,缓慢搓揉内容物,但并不向前推进,可促进水分的吸收。

2. 分节或多袋推进运动

大肠分节或多袋推进运动是人在饭后最常见的运动形式。一个结肠袋的内容物被推移到邻近肠段而不返回原处的推移运动,称为分节推进运动;在一段较长的结肠壁上同时发生许多袋状收缩,并使内容物向下推移的运动,称为多袋推进运动。

3. 蠕动

大肠的蠕动也是由一些稳定向前的收缩波和舒张波组成的,收缩波前方的肌肉舒张,往往充有气体,后方的肌肉则保持收缩,使这段肠管闭合并排空。

4. 集团蠕动

集团蠕动(mass peristalsis)是一种行进速度快而行程远的蠕动。通常开始于横结肠,可将大肠内一部分内容物推送到乙状结肠和降结肠。这种蠕动每日发生三四次,常于餐后出现。这种餐后结肠运动的增强称为胃-结肠反射(gastro-colic reflex)。

(二)排便

正常人的直肠内通常是没有粪便的。肠蠕动将粪便推入直肠,刺激直肠壁内的感受器,传入冲动经盆神经和腹下神经传至脊髓腰骶段的初级排便中枢,同时上传到大脑皮层,引起便意。条件许可时,即可发生排便反射(defecation reflex)。此时,传出冲动通过盆神经,使降结肠、乙状结肠和直肠收缩,肛门内括约肌舒张。同时,阴部神经的冲动减少,肛门外括约肌舒张,粪便排出体外;同时,支配膈肌和腹肌的神经兴奋,膈肌和腹肌收缩,腹内压升高,促进粪便排出。

直肠对粪便的压力刺激有一定阈值,进入直肠的粪便刺激达到此阈值时,即产生便意。排便反射受大脑皮层的控制,意识可促进或抑制排便。若条件不许可,则便意受大脑皮层抑制。如果对便意经常予以抑制,那么直肠对粪便压力刺激的敏感性会逐渐降低,便意的刺激阈就会提高。粪便在大肠内滞留过久,会因水分吸收过多而干硬,引起排便困难和排便次数减少,称为便秘(constipation),因此必须养成定时排便的习惯。直肠黏膜因炎症而敏感性提高,即使肠内只有少量粪便和黏液等,也可引起便意及排便反射,使人在便后有排便未尽的感觉,临床上称之为"里急后重",常见于痢疾或肠炎。

第六节　消化道的吸收

一、消化道吸收过程概述

(一)消化道吸收的部位

消化道内的吸收(absorption)是指食物经消化后,一些营养物质、水、无机盐等通过消化道上皮细胞进入血液和淋巴液的过程。由于吸收为机体提供了营养物质,因而具有重要的生理意义。

笔记

消化道不同部位对各种物质的吸收能力和速度是不同的,这主要取决于消化道各部位的组织结构和食物在各部位被消化的程度及停留的时间(图3-15)。食物在口腔和食管内一般是不被吸收的,只有某些脂溶性药物(如硝酸甘油)能够通过口腔黏膜进入血液;在胃内,食物也很少被吸收,仅乙醇和少量水分可被吸收;小肠是食物被吸收的主要部位,通常认为,糖类、蛋白质和脂肪的消化产物是在十二指肠和空肠被吸收的,回肠能主动吸收胆盐和维生素 B_{12},大部分营养成分到达回肠时,已被吸收完毕;大肠主要吸收水分和盐类,一般认为,大肠可吸收大肠内容物中80%的水和90%的 Na^+ 和 Cl^-。

小肠作为重要的吸收部位具备一些有利的条件:① 吸收面积大。人体内的小肠长 4~5 m,其黏膜上有许多环状皱褶,皱褶上有大量的绒毛(villi),在绒毛的柱状上皮细胞的顶端又有微绒毛(microvilli),在每个柱状上皮细胞的顶端约有 1700 条微绒毛。环状皱褶、绒毛和微绒毛的存在,使小肠黏膜的表面积增加了 600 倍,总面积可达到 200~250 m^2,形成了很大的吸收面积。② 小肠内的糖类、蛋白质和脂类已被消化为结构简单的可吸收的物质。③ 小肠绒毛结构特殊。小肠绒毛内部含有毛细血管、毛细淋巴管、平滑肌纤维及神经纤维网等结构,小肠绒毛产生节律性的伸缩和摆动,可促进绒毛中血液和淋巴液的流动,有利于物质的吸收。④ 食物在小肠内的停留时间较长,一般为 3~8 h。(图3-16)

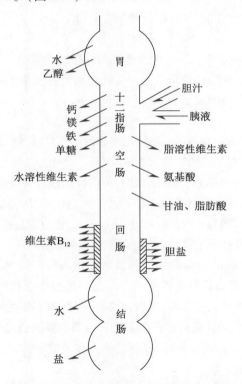

图 3-15　各种物质在小肠的吸收部位示意图

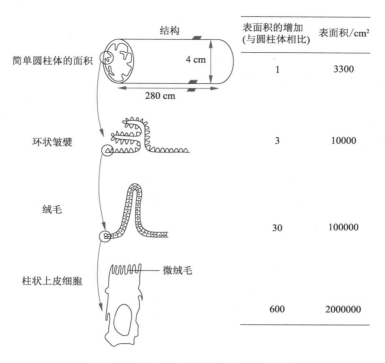

图 3-16 增加小肠表面积的机制示意图

（二）消化道吸收的途径和机制

1. 消化道吸收的途径

小肠内的吸收主要通过跨细胞和细胞旁两种途径进行（图 3-17）。

（1）跨细胞途径 肠腔内的营养物质和水等通过小肠绒毛上皮细胞的顶端膜进入细胞内，再通过基底膜进入细胞外间隙，最后进入血液或淋巴液。

（2）细胞旁途径 肠腔内的营养物质通过细胞间的紧密连接，进入细胞间隙，再转入血液和淋巴液。

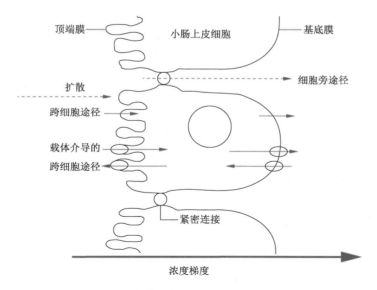

图 3-17 小肠黏膜吸收水和小的溶质的途径示意图

2. 消化道吸收的机制

吸收的机制有以下 3 种：

① 被动转运：包括单纯扩散、易化扩散和渗透。

② 主动转运：包括原发性主动转运和继发性主动转运。

③ 胞饮和胞吐。

二、小肠对各种主要物质的吸收

被小肠吸收的物质不仅包括由口腔摄入的物质，还有各种体内消化腺分泌的大部分水分、无机盐和某些有机成分。

（一）水分的吸收

成人每日摄入的水为 1~2 L，由消化腺分泌的液体可达 6~8 L，随粪便排出的水仅为 0.1~0.2 L，所以每日由胃肠吸收的液体量约为 8 L。水的吸收都是被动的，各种溶质（尤其是 NaCl）的主动重吸收所产生的渗透压梯度是水吸收的动力。

在十二指肠和空肠上部，水的吸收量很大，消化液的分泌量也很大，因此，肠腔内容物的液体量减少得不多。而在回肠，离开肠腔的液体比进入的多，因此，肠内容物量减少较为明显。

（二）无机盐的吸收

小肠对单价碱性盐类（如钠、钾、铵盐）的吸收很快，对多价碱性盐类的吸收则很慢；与钙结合形成沉淀的盐类不能被小肠吸收。

1. 钠的吸收

成人每日摄入的钠为 5~8 g，分泌入消化液中的钠为 20~30 g，小肠吸收的钠为 25~35 g，这表明肠内容物中 95%~99% 的钠都被吸收到了血液中。

小肠和结肠均可吸收钠，它们对钠的吸收是主动的。肠上皮细胞基底膜上的钠泵将细胞内的 Na^+ 主动运送入血，导致细胞内 Na^+ 浓度降低，肠腔内 Na^+ 借助刷状缘上的载体，以易化扩散的形式进入细胞内。由于这类载体往往和单糖或氨基酸共用载体，因此钠的主动吸收为单糖和氨基酸的吸收提供了动力；反之，单糖和氨基酸的存在也促进了钠的吸收。

2. 铁的吸收

人每日吸收的铁量约为 1 mg，仅占每日膳食中铁含量的 10%。铁的吸收量与机体对铁的需要量有关。体内铁过多，可抑制其吸收，缺铁患者吸收的铁量比正常人高 2~5 倍。

铁的吸收与铁存在的形式有密切关系。食物中的铁绝大部分是三价的高铁，不易被吸收，必须将其还原为亚铁后方可被吸收。同样剂量的二价铁，其吸收速度比高铁快 2~15 倍。维生素 C 能将高铁还原为二价铁，从而促进铁的吸收；胃酸可使铁溶解并将其维持在可被吸收的离子状态，故胃酸有促进铁吸收的作用。胃大部切除或胃酸分泌减少的患者，由于铁的吸收受到影响，因而会导致缺铁性贫血。

铁的吸收部位主要在十二指肠和空肠上段。这些部位的肠上皮细胞释放转铁蛋白（transferrin）进入肠腔，与铁离子结合为复合物，进而通过受体介导的入胞作用进入细胞内；进入细胞内的铁，一部分从细胞的基底膜以主动转运的形式进入血液，其余则与胞内的铁蛋白（ferritin）结合，留在细胞内不被吸收，防止铁被过量吸收。

3. 钙的吸收

食物中的钙仅有一小部分被吸收，大部分随粪便排出。食物中的结合钙必须变成离子状态才能被吸收。

小肠的各部位都有吸收钙的能力，但主要在十二指肠。钙的吸收是主动转运过程。由肠黏膜上皮细胞刷状缘膜上的 Ca^{2+} 通道进入细胞内的钙，通过位于基底膜上的钙泵转运入血中；另有一小部分钙在细胞的基底膜上通过 Ca^{2+}-Na^+ 交换的方式入血。

影响钙吸收的主要因素是维生素 D 和机体对钙的需求量：① 1,25-二羟维生素 D_3 有促进小肠黏膜上皮细胞对钙吸收的作用，又能协助钙从肠黏膜细胞进入血液；② 肠腔内的酸度对钙

笔记

的吸收有重要影响,pH 值为 3.0 时,钙呈离子化状态,最易被吸收;肠腔中磷酸盐过多时,会与钙形成不溶解的磷酸钙,而钙盐只有在水溶液状态(如氯化钙、葡萄糖酸钙溶液等)下才能被吸收;③ 胆盐可阻止钙形成不溶性的钙盐,故其对钙吸收有促进作用,若胆盐缺乏,则钙的吸收降低,可导致骨软化;④ 儿童和哺乳期妇女对钙的需要量增加,吸收增强。

4. 负离子的吸收

在小肠内被吸收的负离子主要是 Cl^- 和 HCO_3^-。肠腔内 Na^+ 吸收造成的电位变化可能促进负离子向细胞内移动。但也有证据表明,负离子可独立转运。

(三)糖类的吸收

摄入的糖类只有经消化分解为单糖后才能被小肠上皮细胞几乎完全吸收。各种单糖的吸收速率有很大差别,半乳糖和葡萄糖的吸收速率最快,果糖次之,甘露糖最慢。

葡萄糖的吸收是逆浓度差进行的主动转运过程,其能量来自钠泵,属继发性主动转运。在肠黏膜上皮细胞的刷状缘上存在一种转运体蛋白,称钠依赖性载体(sodium-dependent carrier)。转运体能选择性地把葡萄糖和半乳糖从刷状缘的肠腔面转运入细胞内,然后扩散入血。转运体对单糖的转运依赖于对 Na^+ 的转运,转运体每次可将 2 个 Na^+ 和 1 分子单糖同时转运到细胞内。细胞基底膜上的钠泵将细胞内的 Na^+ 主动转运出细胞,以维持细胞内较低的 Na^+ 浓度,从而保证转运体不断转运 Na^+ 进入细胞内,同时也为单糖的转运提供动力,使之能够逆浓度差转运到细胞内。进入细胞内的葡萄糖以易化扩散的方式通过基底膜入血。各种单糖与转运体的亲和力不同,因此吸收的速率也不同。

(四)蛋白质的吸收

蛋白质的消化产物主要以氨基酸的形式被吸收。其被吸收的部位主要在小肠上段,在十二指肠和空肠吸收较快,在回肠较慢;吸收的途径是血液循环。

氨基酸的吸收过程与葡萄糖的吸收过程相似,也是以继发性主动转运方式进入肠上皮细胞。也存在非钠依赖性的氨基酸转运。

曾经有学者认为,蛋白质只有水解为氨基酸后才能被吸收。现有研究表明,在小肠黏膜上皮细胞的刷状缘膜上存在二肽和三肽转运系统,而且二肽和三肽的转运效率高于氨基酸的转运效率。这类转运也是继发性主动转运。进入细胞内的二肽和三肽可先被细胞内的二肽酶和三肽酶分解为氨基酸,再进入血液循环。

(五)脂类的吸收

在小肠内,脂类的消化产物(脂肪酸、一酰甘油、胆固醇等)很快与胆汁中的胆盐结合形成水溶性混合微胶粒,然后透过小肠黏膜上皮细胞表面的静水层到达细胞的微绒毛(图 3-18)。在这里,一酰甘油、脂肪酸和胆固醇等又逐渐从混合微胶粒中释出,并通过微绒毛的细胞膜进入黏膜细胞,而胆盐则被留在肠腔内继续发挥作用。

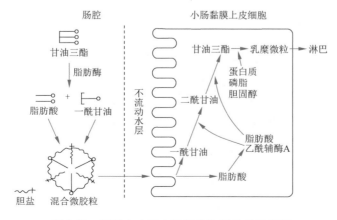

图 3-18　脂类在小肠内被消化和吸收的示意图

长链脂肪酸及一酰甘油进入小肠黏膜上皮细胞后，在其内质网中大部分被重新合成甘油三酯，并与细胞中生成的载脂蛋白合成乳糜微粒（chylomicron），然后以出胞的方式进入细胞间隙，再扩散至淋巴循环。

中、短链甘油三酯水解产生的脂肪酸和一酰甘油都是水溶性的，可以直接进入血液循环而不进入淋巴循环。由于饮食中的动、植物油中含有 15 个以上碳原子的长链脂肪酸很多，所以脂肪的吸收途径仍以淋巴循环为主。

（六）胆固醇的吸收

胆固醇主要来自食物和肝分泌的胆汁，每天产生的总量为 1~2 g。来自胆汁的胆固醇是游离的。食物中胆固醇部分是酯化的，酯化的胆固醇必须在肠腔中经胆固醇酯酶水解为游离胆固醇才能被吸收。游离胆固醇通过形成混合微胶粒，在小肠上部被吸收。吸收后的胆固醇大部分在小肠黏膜细胞中被重新酯化，生成胆固醇酯，最后与载脂蛋白一起组成乳糜微粒，由淋巴进入血液循环。

（七）维生素的吸收

大部分维生素在小肠上段被吸收，只有维生素 B_{12} 是在回肠被吸收的。大多数水溶性维生素（如维生素 B_1、B_2、B_6、PP）是通过依赖于 Na^+ 的同向转运体被吸收的。维生素 B_{12} 需先与内因子结合成复合物，再到回肠被主动吸收。脂溶性维生素 A、D、E、K 的吸收与脂类消化产物相同。

第七节　营养素和合理营养

一、营养素

食物中具有营养功能的物质即营养素（nutrient），亦即通过食物获取并能在人体内被利用，具有供给能量、构成组织及调节生理功能的物质，包括蛋白质、脂类、碳水化合物、无机盐、维生素和水六大类。营养素的主要功能表现在以下三个方面：① 供给机体基础代谢活动和劳动所需的热能；② 构成机体组织成分；③ 调节生理功能。

（一）营养素生理需要量

营养素生理需要量是指能保持人体健康，达到应有的发育水平和能充分发挥效能地完成各项体力和脑力活动的、人体所需要的热能和各种营养素的必需量。营养素生理需要量可根据长期的膳食调查、生理与生化实验，结合机体的不同生理情况和劳动条件制定。

（二）营养素供给量

营养素供给量是指为满足健康人群中几乎所有人的需要，每日需由膳食提供各种营养素的量，即我国所称的每日膳食营养素供给量，也有人称其为营养素供给量标准。它是在生理需要量的基础上考虑了人群的安全率而制定的适宜数值。所谓安全率，是在包括人群中个体差异、应急等特殊情况下需要量的波动，同时考虑食物消化率、烹调损失及各种食物因素与营养素间的相互影响等，还兼顾社会与经济条件等实际问题而提出的。因此，一般是需要量平均值加两个标准差即能满足大多数人（97%~98%）的需要，但不包括热能，热能的营养素供给量等于营养素生理需要量。

制定膳食营养素供给量（recommended dietary allowance，RDA）的目的是预防营养缺乏病。随着居民生活水平的提高，膳食结构发生变化，与膳食有关的慢性病成为主要死因，因此，制定新的膳食营养素供给量势在必行。我国于 2000 年 10 月提出了更完善、更接近新时代中国人需要的膳食营养素参考摄入量（dietary reference intake，DRI），并于 2013 年进行了修订，为指导我国居民合理摄入营养素、预防营养缺乏和过量提供了重要的参考标准。

膳食营养素参考摄入量是在 RDA 的基础上发展起来的一组每日平均膳食营养素摄入量的参考值,包括以下 7 类营养素摄入量指标。

1. 估计平均需要量

估计平均需要量(estimated average requirement,EAR)系可以满足某一特定年龄、性别及不同生理状况群体中 50% 个体需要量的估计摄入水平。它是根据个体需要量的研究资料制定的,这一摄入水平不能满足群体中另外 50% 个体对该营养素的需要。EAR 是制定推荐摄入量的基础。

2. 推荐摄入量

推荐摄入量(recommended nutrient intake,RNI)系可以满足某一特定年龄、性别及不同生理状况群体中绝大多数(97%~98%)个体需要量的摄入水平,相当于传统使用的每日膳食营养素供给量。长期摄入 RNI 水平的营养素,可以满足机体对该营养素的需要,保持健康并使组织中保持适当的储备量。RNI 的主要用途是作为个体每日摄入该营养素的目标值。RNI 是以 EAR 为基础制定的。如果已知 EAR 的标准差,则 RNI 定为 EAR 加两个标准差,即 RNI=EAR+2 个标准差。如果关于需要量变异的资料不够充分,不能计算标准差时,一般设 EAR 的变异系数为 10%,这时 RNI=1.2×EAR。

3. 适宜摄入量

适宜摄入量(adequate intake,AI)是基于对健康人群营养素大致摄入量的观察或实验研究而确定的推荐每日摄入量。在个体需要量的研究资料不足而不能计算 EAR,因而不能求得 RNI 时,可通过设定 AI 来确定 RNI。例如,纯母乳喂养的足月产健康婴儿,从出生到 4~6 个月,他们的营养素全部来自母乳,母乳中供给的营养素量就是他们的适宜摄入量。AI 与 RNI 的相似之处在于它们都能满足目标人群中几乎所有个体的需要;与 RNI 的区别则是 AI 的准确性不如 RNI,量值可能大于 RNI。制定适宜摄入量不仅考虑了预防营养素缺乏的需要,还纳入了减少慢性病风险的功能。根据营养"适宜"的某些指标制定的 AI 一般都超过 EAR。

4. 可耐受最高摄入量

可耐受最高摄入量(tolerable upper intake level,UL)是平均每日摄入营养素的最高量,这个摄入量对一般人群中几乎所有个体不致引起有害的健康效应,当摄入量超过可耐受最高摄入量而进一步增加时,损害健康的危险性随之增大。"可耐受"指这一剂量在生物学上大体是可以耐受的,但并不表示它可能是有益的。鉴于营养素强化食物和膳食补充剂的日渐发展,需要制定可耐受最高摄入量来指导安全消费。如果某营养素的有害效应与摄入总量有关,那么该营养素的可耐受最高摄入量应依据食物、水及补充剂供给的总量而定;如果有害效应仅与强化食物和补充剂有关,那么可耐受最高摄入量应依据其来源而不是总摄入量制定。对许多营养素来说,还没有足够的资料可用于制定其可耐受最高摄入量,所以某些营养素未确定可耐受最高摄入量并不意味着过多摄入就没有潜在危害。

5. 宏量营养素可接受范围

宏观营养素可接受范围(acceptable macronutrient distribution range,AMDR)是指脂肪、蛋白质和碳水化合物理想的摄入量范围。该范围可以提供人体对这些必需营养素的需要,并且有利于降低慢性病的发生危险,常用占能量摄入量的百分比表示。

6. 预防非传染性慢性疾病的建议摄入量

预防非传染性慢性疾病的建议摄入量(proposed intakes for preventing non-communicable chronic disease,PI-NCD),简称建议摄入量(PI),是以非传染性慢性疾病(NCD)的一级预防为目标提出的必需营养素的每日摄入量。当 NCD 易感人群某些营养素的摄入量接近或达到 PI 时,可以降低他们发生 NCD 的风险。

笔记

7. 特定建议值

特定建议值(specific proposed level,SPL)是指某些疾病易感人群膳食中营养素的摄入量达到或接近建议水平时,有利于维护人体健康。

(三)营养素的摄入量-反应关系

营养素的摄入量-反应关系曲线往往呈现为"U"形。若某人群摄入某种营养素不足,摄入量长期低于估计平均需要量,则该人群可能存在发生该营养素缺乏的危险;当平均摄入水平达到估计平均需要量时,人群中有50%个体的需要可以得到满足;当摄入量达到推荐摄入量时,人群中几乎全部个体(97%~98%)的需要得到满足,亦即人群中绝大多数个体不会发生营养素缺乏症。摄入量增加至推荐摄入量与可耐受最高摄入量之间可促进健康、预防疾病(包括预防慢性病),也不会出现有害健康效应,因此,这是一个适宜摄入量范围。当摄入量超过可耐受最高摄入量时,就可能出现有害健康效应。

二、蛋白质

蛋白质(protein)是构成人体组织、调节各种生理功能不可缺少的物质,可促进机体生长发育,参与许多重要物质的转运,并供给热能。蛋白质缺乏时可致生长发育迟缓、易疲劳、贫血、易感染、病后恢复缓慢等;严重缺乏时可致营养不良性水肿。蛋白质过多则可增加肾脏负担。

正常成人体重的16%~19%是蛋白质,人体内蛋白质始终处于不断分解又不断合成的动态平衡之中,借此可达到组织蛋白不断更新和修复的目的。氮平衡是反映机体蛋白质营养状态的重要指标。

$$氮平衡=摄入氮-(尿氮+粪氮+经皮肤排出的氮)$$

正常成年人体内蛋白质的含量稳定,每天有3%左右的蛋白质更新,其中大部分重新合成新的蛋白质分子,有一小部分分解为尿素及其他代谢产物,其丢失部分必须每天通过膳食蛋白质得到补充而保持平衡,即机体摄入氮的量与排出氮的量相等,称零氮平衡,也称氮平衡。正处于生长发育阶段的婴幼儿和青少年或处于疾病康复阶段的成年人,出于新增或修复组织的需要,有一部分氮将在体内潴留,即摄入氮应大于排出氮,称正氮平衡。反之,当膳食中蛋白质长期不足或患消耗性疾病时,组织氮损耗或大量组织细胞分解,机体的排出氮将超过摄入氮,称负氮平衡。为安全起见,应使摄入氮较排出氮高5%才能确保机体处于平衡状态。

(一)食物蛋白质营养学评价

对于食物蛋白质的营养价值,主要从食物的蛋白质含量、被消化吸收的程度和被人体利用的程度三方面来评价。

1. 蛋白质含量

蛋白质含量是评价食物蛋白质营养价值的基础。一般以凯氏定氮法测定出食物中的含氮量,再乘以6.25即可得出食物粗蛋白含量,其中,6.25是蛋白质的换算系数(氮占蛋白质的百分比约为16%,取其倒数即为6.25)。食物中粗蛋白的含量以大豆最高,为30%~40%;鲜肉类为10%~20%;粮谷类为10%左右。

2. 蛋白质消化率

蛋白质消化率是指蛋白质可被消化酶分解的程度。消化率高一般表明该蛋白质被吸收利用的程度高。蛋白质消化率可分为真消化率(true digestibility)和表观消化率(apparent digestibility)。

$$蛋白质真消化率=\frac{摄入氮-(粪氮-粪代谢氮)}{摄入氮}\times100\%$$

$$蛋白质表观消化率=\frac{摄入氮-粪氮}{摄入氮}\times100\%$$

笔记

动物蛋白质的消化率一般高于植物蛋白质的消化率,因为植物性食物的蛋白质被纤维所包围,不易与消化酶接触。若将食物加工烹调软化或去除纤维,亦可提高食物中蛋白质的消化率。如乳类为97%~98%、肉类为92%~94%、蛋类为98%、馒头为79%、米饭为82%、马铃薯为74%、玉米窝窝头为66%、大豆为60%、豆腐为90%。

3. 蛋白质利用率

衡量蛋白质利用率的指标有很多,最常用的是生物学价值(biological value,BV),又称生物价。生物学价值是指蛋白质经消化吸收后,进入机体可以潴留和利用的部分,可用氮潴留法测得:

$$蛋白质的生物学价值=\frac{潴留氮}{吸收氮}\times100\%$$

$$吸收氮=摄入氮-(粪氮-粪内源氮)$$

$$潴留氮=吸收氮-(尿氮-尿内源氮)$$

各种食物蛋白质的生物学价值均不一致,常用食物蛋白质的生物学价值见表3-1。一般动物性食物蛋白质的生物学价值比植物性食物蛋白质的生物学价值高。

表3-1　常用食物蛋白质的生物学价值

食物名称	生物学价值	食物名称	生物学价值	食物名称	生物学价值
鸡蛋黄	96	牛肉	76	玉米	60
全鸡蛋	94	白菜	76	花生	59
牛奶	90	猪肉	74	绿豆	58
鸡蛋白	83	小麦	67	小米	57
鱼	83	豆腐	65	生黄豆	57
大米	77	熟黄豆	64	高粱	56

4. 必需氨基酸的需要量与模式

蛋白质生物学价值的高低主要取决于必需氨基酸的含量和比值。必需氨基酸(essential amino acid)是指人体内不能合成或合成数量不足,必须每日由膳食供给才能满足机体生理需要的氨基酸。成人体内共有8种必需氨基酸,即缬氨酸、亮氨酸、异亮氨酸、苏氨酸、苯丙氨酸、色氨酸、蛋氨酸、赖氨酸。对婴幼儿而言,组氨酸亦为必需氨基酸。此外,酪氨酸与半胱氨酸虽属非必需氨基酸,但分别有节省苯丙氨酸和蛋氨酸的作用,故与苯丙氨酸或蛋氨酸合并计算。人体每日必需氨基酸的需要量见表3-2。

表3-2　人体每日必需氨基酸的需要量及比值

不同人群	缬氨酸	亮氨酸	异亮氨酸	苏氨酸	苯丙氨酸+酪氨酸	色氨酸	蛋氨酸+半胱氨酸	赖氨酸	组氨酸
成人需要量/ $(mg \cdot kg^{-1})$	10.0	14.0	10.0	7.0	14.0	4.0	13.0	12.0	—
比值	2.8	4.0	2.8	2.0	4.0	1.0	3.7	3.4	
儿童需要量/ $(mg \cdot kg^{-1})$	33.0	45.0	30.0	35.0	27.0	4.0	27.0	60.0	—
比值	8.3	11.3	7.5	8.8	6.8	1.0	6.8	15.0	
婴幼儿需要量/ $(mg \cdot kg^{-1})$	93.0	161.0	70.0	87.0	125.0	17.0	58.0	103.0	28.0
比值	5.5	9.5	4.1	5.1	7.4	1.0	3.4	6.0	1.6

笔记

　　食物蛋白质在必需氨基酸的种类和含量上存在着差异,食物蛋白质中各种必需氨基酸的比例称为氨基酸模式。当该种食物蛋白质中必需氨基酸的比值与人体必需氨基酸需要量的比值愈接近,说明该种食物蛋白质的生物学价值愈高。在人体合成蛋白质的过程中,各种氨基酸之间要有适宜的比例,如果某一种氨基酸过少,就会影响其他氨基酸的利用率,营养学上称这种氨基酸为限制氨基酸(limiting amino acid)。若两种以上的氨基酸都不足,则按不足程度的高低称之为第一、第二限制氨基酸。由于各种蛋白质中必需氨基酸的含量和比值不同,故可将富含某种必需氨基酸的食物与缺乏该种必需氨基酸的食物搭配起来食用,使混合蛋白质的必需氨基酸成分更接近合适的比值,从而提高蛋白质的生物学价值,称之为蛋白质互补作用(protein complementary action)。例如,谷类缺少赖氨酸、豆类缺少蛋氨酸,谷豆混合食用可互补。

(二)参考摄入量和来源

　　优质蛋白质主要存在于动物性食物、大豆及其制品中,每天摄入的优质蛋白质应占蛋白质推荐摄入量的1/3以上。粮谷类蛋白质的含量较低,为8%~10%;畜禽类和鱼类蛋白质的含量较高,为10%~20%;鲜奶类为1.5%~3.8%;蛋类为11%~20%;大豆类为20%~40%,是植物性食物中蛋白质含量最高的,且含赖氨酸较多,可与粮谷类形成较好的互补作用。

　　理论上,成人每天摄入约30 g蛋白质就可满足零氮平衡,但从安全性和消化吸收等其他因素考虑,成人按0.8 g/(kg·d)摄入蛋白质为宜。由于我国公民以植物性食物为主,所以成人蛋白质推荐摄入量为1.16 g/(kg·d)。按能量计算,成人蛋白质摄入量占膳食总能量的10%~12%。儿童青少年为12%~14%。蛋白质营养正常时,人体内反映蛋白质营养水平的有关指标也应处于正常水平,常用的指标主要为血清白蛋白、血清运铁蛋白等。

三、脂类

　　脂类(lipids)包括脂肪(fat)和类脂(lipoid)。脂肪是由一分子甘油和三分子脂肪酸结合而成的甘油三酯。组成天然脂肪的脂肪酸种类很多,可分为饱和脂肪酸(saturated fatty acid,SFA)、单不饱和脂肪酸(monounsaturated fatty acid,MUFA)和多不饱和脂肪酸(polyunsaturated fatty acid,PUFA)三种。类脂包括磷脂和固醇类,固醇类为一些类固醇维生素和激素的前体,胆固醇是人体中主要的固醇类化合物。

　　脂肪的消化率与其熔点有关。进入十二指肠的脂肪必须呈液体乳糜状才能被吸收,故熔点越高、消化率越低。

(一)脂类的主要生理功能

　　① 供能与储能。1 g脂肪在体内彻底氧化可产生大约37.7 kJ(9 kcal)热能。成年人体内脂肪占体重的14%~20%,肥胖者可达30%~60%,绝大部分以甘油三酯的形式储存于脂肪组织内。据研究发现,安静状态下空腹的成年人,维持其所需要的能量,大约25%来自游离脂肪酸,15%来自葡萄糖的代谢,而其余则由内源性脂肪提供,可见储存脂肪在供能中所占比例较大。

　　② 提供脂溶性维生素并促进其消化吸收。

　　③ 增加食物美味,促进食欲,增强饱腹感,延缓胃排空。

　　④ 供给必需脂肪酸。必需脂肪酸(essential fatty acid,EFA)是指人体不能合成而又不可缺少,必须通过食物供给的脂肪酸。严格来说,必需脂肪酸是指ω-6系的亚油酸(linoleic acid,LA,$C_{18:2}$,n-6)与ω-3系的α-亚麻酸(linolenic acid,ALA,$C_{18:3}$,n-3)。亚油酸作为其他ω-6系脂肪酸的前体可在体内转变生成γ-亚麻酸、花生四烯酸(arachidonic acid,AA或ARA,$C_{20:4}$)等ω-6系脂肪酸;α-亚麻酸则作为ω-3系脂肪酸的前体,可转变生成二十碳五烯酸(eicosapentaenoic acid,EPA)与二十二碳六烯酸(docosahexaenoic acid,DHA)等ω-3系脂肪酸。它们的主要功能如下:

a. 合成前列腺素(PG)、血栓素(TXA)、白三烯(LT)等体内活性物质的原料。这些活性物质参与炎症发生、平滑肌收缩、血小板凝聚、免疫反应等多种过程。近年来,研究者认为EPA有使血栓形成和血小板凝聚减少的趋势,这可能与其作为前列腺素及凝血素的前体有关。EFA缺乏可致皮肤湿疹样病变、脱发、婴儿生长发育迟缓等。

b. 合成磷脂与胆固醇酯化的必需原料,有利于脂质的利用和代谢。

c. 参与构成生物膜,是膜磷脂具有流动性特性的物质基础,对膜的生物学功能有重要意义。

⑤ 胆固醇与磷脂都是脂蛋白与细胞膜的组成成分。脂蛋白是与脂类包括部分脂溶性维生素的吸收、运输、代谢及利用密切相关的物质。胆固醇是增强生物膜坚韧性的有关成分,磷脂则是与膜的流动性相关的成分,且与信息传递功能有关。胆固醇是体内合成类固醇激素与内源性维生素D的原料。胆固醇的代谢产物胆酸能乳化脂类,促进膳食脂类被吸收。此外,还有脑苷脂、神经节苷脂(属糖脂)及神经鞘磷脂等神经组织,与神经功能密切相关。

(二)参考摄入量和来源

一般来说,动物脂肪含40%~60%的饱和脂肪酸、30%~50%的单不饱和脂肪酸和极少量的多不饱和脂肪酸。相反,植物油含10%~20%的饱和脂肪酸和80%~90%的不饱和脂肪酸,多数含多不饱和脂肪酸,也有不少植物油中单不饱和脂肪酸的含量较高,如茶油和橄榄油中油酸的含量约为80%,花生油、芝麻油等含有40%以上的单不饱和脂肪酸。有报道称,淡水鱼富含十八碳的多不饱和脂肪酸,海水鱼富含二十碳、二十二碳的多不饱和脂肪酸,是EPA和DHA的良好来源。ω-3系的α-亚麻酸在豆油、麻油、亚麻子油、苏子油及绿叶蔬菜的叶绿体中含量较高。一般而言,植物油中的必需脂肪酸主要是亚油酸(椰子油除外),动物油所含必需脂肪酸较少(鱼油例外)。含必需脂肪酸较多的植物油中,其含量从高到低依次为葵花籽油、豆油、玉米油、花生油、菜籽油。常用的食用油脂中主要脂肪酸组成如表3-3所示。

表3-3　常用的食用油脂中主要脂肪酸组成　　　　%

食用油脂	饱和脂肪酸	不饱和脂肪酸			其他脂肪酸
		油酸($C_{18:1}$)	亚油酸($C_{18:2}$)	亚麻酸($C_{18:3}$)	
橄榄油	10	83	7	—	—
花生油	19	41	38	0.4	1.6
豆油	16	22	52	7	3
葵花籽油	14	19	63	4	—
玉米油	15	27	56	0.6	1.4
棕榈油	43	44	12	—	1
猪油	43	44	9	—	4

食入高胆固醇后,肝内胆固醇含量升高,可反馈性抑制关键性酶使在肝脏内合成的胆固醇减少,但不能减少肝外组织的合成,因此,大量进食仍可增高血浆胆固醇水平。要防治高脂血症与动脉粥样硬化,仍须控制胆固醇的摄入量,不宜过多进食富含胆固醇的食物,如动物内脏、蛋黄等。植物性食物含有谷固醇、麦角固醇及豆固醇等,能干扰食物胆固醇的吸收。膳食纤维能吸附胆汁酸,从而促进肝中胆固醇代谢为胆汁酸排出,所以有降低血胆固醇的作用。卵磷脂、胆碱、蛋氨酸因参与磷脂或脂蛋白的合成,与脂肪转运有关,所以被称为抗脂肪肝因子。

大豆蛋白属优质蛋白,同时大豆中含有丰富的磷脂与赖氨酸,还含有豆固醇与多不饱和脂肪酸,因此,大豆也是良好的脂类营养食物。大豆还富含铁、钙和B族维生素。

反式脂肪酸(trans-fatty acid)是食物中常见的顺式脂肪酸的异构体,通常是在植物油氢化过程中,双键结构由顺式变成反式形成的。反式脂肪酸的主要来源是人造奶油、蛋糕、饼干、油炸

笔记

食物、乳酪产品、花生酱等食物。反式脂肪酸摄入量多时可使血浆低密度脂蛋白胆固醇水平升高,高密度脂蛋白胆固醇水平降低,患动脉粥样硬化和冠心病的概率增大。美国心脏协会公布的饮食指导标准规定,从食物中摄入的反式脂肪酸含量必须低于总热量的1%。

中国营养学会制定的《中国居民膳食营养素参考摄入量》中关于脂肪的推荐量见表3-4。

表3-4　中国居民膳食脂肪和脂肪酸参考摄入量

年龄/岁	总脂肪 AMDR/%E	SFA U-AMDR/%E	n-6PUFA			n-3PUFA			
			LA AI/%E	AMDR/%E	ALA AI/%E	AMDR/%E	EPA+DHA		
								AI/mg	AMDR/g
0~	48(AI)	—	7.3 (ARA 150 mg)	—	0.87	—	100(DHA)		—
0.5~	40(AI)	—	6.0	—	0.66	—	100(DHA)		—
1~	35(AI)	—	4.0	—	0.60	—	100(DHA)		—
4~	20~30	<8	4.0	—	0.60	—	—		—
7~	20~30	<8	4.0	—	0.60	—	—		—
18~	20~30	<10	4.0	2.5~9.0	0.60	0.5~2.0	—		0.25~2.0
60~	20~30	<10	4.0	2.5~9.0	0.60	0.5~2.0	—		0.25~2.0
孕妇和乳母	20~30	<10	4.0	2.5~9.0	0.60	0.5~2.0	250 (DHA 200)		—

注:%E 为占能量的百分比;AMDR 为宏量营养素可接受范围;SFA 为饱和脂肪酸;n-6PUFA 为 n-6 多不饱和脂肪酸;LA 为亚油酸;AI 为适宜摄入量,ALA 为 α-亚麻酸,n-3PUFA 为 n-3 多不饱和脂肪酸;EPA 为二十碳五烯酸;DHA 为二十二碳六烯酸。

四、碳水化合物

碳水化合物也称为糖类,是由碳、氢、氧三种元素组成的一类化合物,一般分为单糖、双糖、寡糖和多糖。单糖是不能被水解的最简单的糖类,食物中的单糖主要是葡萄糖、果糖和半乳糖,糖醇是单糖还原后的产物;双糖是由两分子单糖缩合而成,常见的有蔗糖、乳糖和麦芽糖;寡糖是指由 3~10 个单糖分子通过糖苷键构成的聚合物,又称低聚糖,如低聚异麦芽糖、低聚果糖、大豆低聚糖等。多糖为带有 10 个以上糖单位的聚合物,由许多单糖分子通过糖苷键结合的方式构成。

多糖分为淀粉和非淀粉多糖两类。前一类是可以被人体消化吸收与利用的多糖;后一类是人体不能消化吸收,但对人体有益的膳食纤维,如纤维素、半纤维素、果胶、藻类多糖和芳香族的木质素等。前者是人体的必需营养素,后者是人体的膳食必需成分,它们对人体健康都具有重要意义。

淀粉经淀粉酶作用后的消化吸收率为 97%~99%,人体可分解淀粉,为葡萄糖供机体利用。葡萄糖可迅速被肠黏膜吸收;果糖在肠道被吸收的速度较缓慢,但它是形成糖原的主要原料,可利用程度大于葡萄糖;乳糖是婴幼儿生长所必需的,由葡萄糖和半乳糖结合而成,主要存在于奶及奶制品中。糖原是存在于肝脏和肌肉中的动物淀粉,成人体内储存的糖原约 370 g,其中,肌肉 245 g（17 g/kg 肌肉）、肝脏 108 g,血液及细胞外液 17 g(0.8 g/kg)。

(一)碳水化合物的生理功能

1. 供给热能

碳水化合物是人体主要的供能营养素,1 g 碳水化合物彻底氧化可供热能 16.8 kJ(4 kcal)。大脑、血细胞、皮肤、睾丸等组织都以葡萄糖为能源。大脑活动需有相对恒定的血糖供能,若摄入不足,则须由氨基酸进行糖异生,故供糖充足可节约蛋白质;若摄入过多,则可致肥胖和高甘油三酯血症;膳食中糖类摄入过少,会使脂肪氧化不全而产生过多的酮体;充足的糖类供给则可减少酮体生成,因此,糖类具有抗生酮作用。

2. 为其他有机物代谢提供条件

三羧酸循环不仅是糖彻底氧化的途径,也是脂肪酸、甘油、氨基酸等有机物氧化的途径。机体利用脂肪供能需要糖的支持,如脂肪酸在肝脏中氧化分解(β-氧化)时,会产生中间产物酮体,它们要在外周组织经三羧酸循环彻底氧化,此过程需糖代谢支持。

3. 参与构成重要的生命物质

RNA 中的核糖、DNA 中的脱氧核糖、多种酶、多种血清蛋白等属糖蛋白,滑液、玻璃体、结缔组织、皮肤组织、血管组织等中有非常丰富的蛋白多糖,脑苷脂是一类存在于神经组织中的糖脂。此外,碳水化合物还可参与构成受体结构、细胞间信息的传递、解毒反应等。

(二)膳食纤维的分类、来源及其生理作用

膳食纤维是指不能被人体消化道分泌的消化酶消化,也不能被吸收利用的非淀粉多糖和木质素。

1. 常见的膳食纤维及其来源

(1)纤维素 是植物细胞壁的主要成分,由许多葡萄糖以 β-1,4-糖苷键线性聚合而成的,在燕麦、全豆中含量多。纤维素因具有吸水性且不溶于水而可以增大肠内容物的体积。

(2)半纤维素 是由许多戊糖和己糖聚合而成的杂多糖。谷类中可溶的半纤维素被称为戊聚糖,其可形成黏稠的水溶液,具有降低血清胆固醇的作用。

(3)木质素 是酚核结构物质的高分子聚合物,是植物细胞壁的成分,草食动物也不能将其消化。

(4)果胶与藻胶 果胶主要是由半乳糖醛酸经 α-1,4-糖苷键聚合而成的多糖,在水果和某些蔬菜中含量较高。藻胶是几种多糖的混合物,主要由半乳糖通过 α-1,3-和 α-1,4-糖苷键聚合而成,在海带等水生植物中含量较高。

(5)抗性淀粉 是指健康人小肠不吸收的淀粉及其降解产物,包括改性淀粉(根据需要对原淀粉进行变性处理所得到的淀粉)和经过加热与冷却处理的淀粉。抗性淀粉可用作葡萄糖的缓释剂,用于降低餐后血糖及促进益生菌生长。

2. 膳食纤维的分类

根据目前的分析方法测出的膳食纤维的组分大致分为以下几类:

(1)总膳食纤维(total dietary fiber,TDF) 包括所有组分的膳食纤维,如非淀粉多糖、木质素、抗性淀粉及美拉德反应的产物(食物中的杂环香味化合物)等。

(2)可溶性膳食纤维(soluble dietary fiber,SDF) 主要是植物细胞壁内的储存物质和分泌物、部分半纤维素、部分微生物多糖和合成类多糖,如果胶、魔芋多糖、瓜尔胶、阿拉伯胶等。

(3)不溶性膳食纤维(insoluble dietary fiber,IDF) 包括纤维素、不溶性半纤维素和木质素,还包括抗性淀粉,一些不可消化的寡糖,美拉德反应的产物,虾、蟹等甲壳类动物表皮中所含的甲壳素,植物细胞壁的蜡质与角质,以及不被消化的细胞壁蛋白。

3. 膳食纤维的主要生理作用

(1)通便防癌 膳食纤维对肠壁有刺激作用,能促进肠蠕动,还具有很强的吸水性以增大粪便的体积,从而利于排便。膳食纤维能吸附由细菌分解胆酸等生成的致癌、促癌物质。植酸可结合过多的 Fe^{2+},防止羟自由基的生成,避免氧自由基对黏膜的损害。此外,实验发现肠道中的膳食纤维被微生物降解产生的短链脂肪酸(如丁酸),有防止大肠黏膜细胞癌变的作用。增加膳食纤维的摄入量可减轻憩室病患者的症状,对防治痔及肛门疾病也有效。

(2)降低血清胆固醇 膳食纤维可吸附胆酸,减少胆酸的重吸收,从而促进肝内胆固醇代谢转变为胆酸排出。果胶、燕麦、豆类、水果、蔬菜有降低胆固醇的作用,对心脑血管疾病与胆石症的防治均有帮助。

(3)降低餐后血糖,辅助防治糖尿病 膳食纤维可增加食糜的黏度,使胃排空速度减慢,并减少消化酶与食糜的接触,从而使餐后血糖较平稳。临床研究资料显示,含有可溶性膳食纤维22.8%的麸皮面包可使Ⅱ型糖尿病患者的餐后血糖降低。

（4）吸附化学物质　膳食纤维能吸附某些食品添加剂、农药、洗涤剂等化学物质,对健康有益。

目前尚未制定膳食纤维的膳食参考摄入量,成人以 15～35 g/d 为宜。膳食纤维摄入过多会影响食物消化吸收率以及其他营养素如钙、锌、铁等元素的吸收。

（三）参考摄入量和来源

碳水化合物主要来源于粮谷类。粮谷类中碳水化合物的含量达 70%～80%,根茎类食物中碳水化合物的含量也较高,叶菜类和动物性食物中碳水化合物的含量很少。蔬菜和水果是膳食纤维的主要来源。人体每天碳水化合物摄入量占能量百分比的可接受范围为 50%～65%。

摄入不同种类的碳水化合物食物后,血葡萄糖升高的水平亦不同,血糖生成指数（glycemic index,GI）可以作为衡量碳水化合物食物升高血糖的速度和能力的指标。血糖生成指数是指不同种类食物的碳水化合物与参比食物比较,升高血糖能力的大小。它是一个生理指标,它的值是通过人体实验获得的:受试者食用含 50 g 碳水化合物实验食物后 2 h,血糖曲线下面积与等量碳水化合物参比食物的血糖曲线下总面积之比,乘以 100 所得的值,即该实验食物的血糖生成指数。

$$血糖生成指数（GI）=\frac{食用含有 50 g 碳水化合物食物后 2 h 血糖曲线下面积}{食用等量葡萄糖（或白面包）后 2 h 血糖曲线下总面积}×100$$

葡萄糖的血糖生成指数为 100。根据血糖生成指数可将食物分为高、中和低血糖生成指数食物,其血糖生成指数分别为大于 75、55～75 及小于 55。常见食物的血糖生成指数见表3-5。由于低血糖生成指数的食物在胃肠道的停留时间长,葡萄糖释放缓慢,因此葡萄糖进入血液后峰值较低,下降速度较慢,即餐后血糖的波动较小,需要的胰岛素也较少;而高血糖生成指数的食物消化快,吸收率高,葡萄糖迅速进入血液,峰值较高,但下降速度也快,因此餐后血糖波动较大。血糖生成指数的概念和数值不仅可用于糖尿病患者的膳食指导,还可用于控制体重和指导运动员补糖。

表 3-5　常见食物的血糖生成指数（GI）

食物名称	GI	食物名称	GI	食物名称	GI
馒头	88	甘薯（山芋）	54	香蕉	52
大米饭	83	扁豆	38	葡萄	43
米饼	82	绿豆	27	柑	43
小麦面条	81	四季豆	27	苹果	36
玉米片	79	大豆	18	梨	36
油条	74	黄豆	15	李子	24
玉米粉	68	胡萝卜	71	酸奶	48
小米粥	62	山药	51	牛奶	28
荞麦	54	芋芳	48	白面包	88
通心面	45	西瓜	72	华夫饼干	76
甘薯（红,煮）	77	菠萝	66	苏打饼干	72
马铃薯	62	猕猴桃	52	全麦粉面包	69

五、能量

笔记

蛋白质、脂肪、糖类在体内氧化后可产生能量,以满足生命活动对能量的需要。1 g 糖类可产生 16.8 kJ（4 kcal）能量,1 g 脂肪可产生 37.8 kJ（9 kcal）热能,1 g 蛋白质可产生 16.8 kJ

（4 kcal）能量。

（一）人体对能量的需要

人体对能量的需要与其消耗是一致的。能量消耗包括基础代谢、体力活动需要及食物特殊动力作用三方面。此外，生长期生长发育还需消耗能量。

1. 基础代谢消耗

基础代谢消耗是指维持人体最基本生命活动所必需的能量消耗，即在空腹 12~14 h、睡醒静卧、室温保持 20~25 ℃、无任何体力活动和紧张的思维活动、全身肌肉松弛、消化系统处于静止状态下，机体维持体温、心跳、呼吸、各器官组织和细胞基本功能等最基本的生命活动的能量消耗。基础代谢的水平用基础代谢率（basal metabolic rate，BMR）来表示，指单位时间内人体基础代谢所消耗的能量。BMR 的单位有 kJ/（m^2·h）、kJ/（kg·h）、MJ/d。

影响基础代谢率的因素：① 体型和机体构成。体型影响体表面积，体表面积越大，机体向外界环境散热越多，基础代谢也越高。体内的瘦体重（lean body mass，或称去脂体重、瘦体组织）是代谢的活性组织，其能量消耗明显大于脂肪组织。瘦高的人基础代谢率高于矮胖的人。② 年龄。随着年龄的增长，基础代谢率逐渐降低。③ 性别。女性瘦体质所占比例低于男性，脂肪的比例高于男性，故其基础代谢率比男性低。妇女孕期或哺乳期因需要合成新组织，基础代谢率增加。④ 内外分泌。许多激素对细胞代谢起调节作用，当腺体（如甲状腺、肾上腺等）外泌异常时，可影响基础代谢率。⑤ 应激状态。一切应激状态，如发热、创伤、心理应激等均可使基础代谢率升高。此外，气候、种族、睡眠、情绪等因素都可能影响基础代谢率。

2. 体力活动需要消耗

除基础代谢外，体力活动消耗的能量是构成人体总能量消耗的重要部分。每日从事各种活动消耗的能量，主要取决于体力活动的强度和持续时间。体力活动一般分为职业活动、社会活动、家务活动和休闲活动等，其中以职业活动消耗的能量差别最大。每个人的能量需要量不同主要是由体力活动的差别引起的。中国成人体力活动水平（physical activity level，PAL）分级见表 3-6。

表 3-6　中国成人体力活动水平分级

体力活动水平	职业工作时间分配	工作内容举例	体力活动水平	
			男	女
轻	75% 的时间坐或站立，25%的时间站着活动	办公室工作、修理电器钟表、销售、酒店服务工作、化学实验操作、讲课等	1.55	1.56
中	25% 的时间坐或站立，75%的时间从事特殊职业活动	学生的日常活动、机动车驾驶、电工安装、车床操作、金工切割等	1.78	1.64
重	40% 的时间坐或站立，60%的时间从事特殊职业活动	非机械化的农业劳动、炼钢、舞蹈、体育运动、装卸、采矿等	2.10	1.82

3. 食物特殊动力作用消耗

食物特殊动力作用消耗也称食物热效应（thermic effect of food，TEF），是指人体摄食过程中引起的额外的能量消耗。这是摄食后一系列消化、吸收、合成活动，以及营养素及营养素代谢产物之间相互转化过程中所消耗的能量。摄入不同的食物增加的能量消耗不同，其中蛋白质的食物特殊动力作用消耗最大，相当于增加其能量的30%，碳水化合物为5%~6%，脂肪为4%~5%。一般成人摄入混合膳食，每日因食物特殊动力作用而额外增加的能量消耗相当于基础代谢的10%。

4. 生长发育消耗

婴幼儿、儿童、青少年生长发育时需要能量，主要包括机体生长发育中形成新的组织所需要的能量,以及对新生成的组织进行新陈代谢所需要的能量。婴儿每增加 1 g 体重约需 20.9 kJ (5 kcal)能量。孕妇的子宫、乳房、胎盘、胎儿的生长发育及体脂储备均需要能量,乳母合成和分泌乳汁也需要额外补充能量。

(二)参考摄入量和来源

健康成人摄入的能量应与消耗的能量保持平衡,能量摄入过少可导致体重减轻;摄入过多可引起体重重或肥胖。中国营养学会推荐膳食能量摄入量见表3-7。

能量供给按营养素来源有适当的比例,碳水化合物占 50%～65%,脂肪占 20%～30%,蛋白质占 10%～14%。根据我国的饮食习惯及生产情况,能量的主要来源是粮食,约占 60%,其余来自食用油脂、动物性食物及蔬菜。各种食物可供给能量的多少,主要取决于其中蛋白质、脂肪和碳水化合物含量的多少。

表 3-7　中国居民膳食能量和蛋白质的推荐摄入量(RNI)及脂肪供能比

年龄/岁	能量#RNI/kcal		蛋白质 RNI/(g·d⁻¹)		脂肪占能量 百分比/ %E	碳水化合物 EAR/(g·d⁻¹)	碳水化合物 占能量百分 比/%E
	男	女	男	女			
0～	90 kcal/(kg·d)*		9(AI)		48(AI)	60(AI)	—
0.5～	80 kcal/(kg·d)*		20	20	40(AI)	85(Al)	—
1～	900	800	25	25	35(AI)	120	50～65
2～	1100	1000	25	25	35(AI)	120	50～65
3～	1250	1200	30	30	35(AI)	120	50～65
4～	1300	1250	30	30	20～30	120	50～65
5～	1400	1300	30	30	20～30	120	50～65
6～	1600	1450	35	35	20～30	120	50～65
7～	1700	1550	40	40	20～30	120	50～65
8～	1850	1700	40	40	20～30	120	50～65
9～	2000	1800	45	45	20～30	120	50～65
10～	2050	1900	50	50	20～30	120	50～65
11～	2350	2050	60	55	20～30	150	50～65
14～	2850	2300	75	60	20～30	150	50～65
18～			65	55	20～30	120	50～65
轻体力活动	2250	1800			20～30		50～65
中体力活动	2600	2100			20～30		50～65
重体力活动	3000	2400			20～30		50～65
孕早期	+0	+0	20～30	130	50～65		
孕中期	+300	+15			50～65		
孕晚期	+450	+30			50～65		
乳母	+500	+25	20～30	160	50～65		
50～			65	55	20～30	120	50～65
轻体力活动	2100	1750			20～30		50～65
中体力活动	2450	2050			20～30		50～65
重体力活动	2800	2350			20～30		50～65
65～			65	55	20～30	—	50～65
轻体力活动	2050	1700			20～30		50～65
中体力活动	2350	1950			20～30		50～65
80～			65	55	20～30	—	50～65
轻体力活动	1900	1500			20～30		50～65
中体力活动	2200	1750			20～30		50～65

注:#表示各年龄组的能量的 RNI 与其 EAR 相同。*为 AI,非母乳喂养应增加 20%。表中数字缺如之处表示未制定该参考值。

笔记
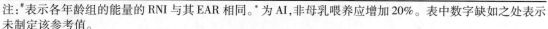

六、无机盐和微量元素

体内各种元素,除碳、氢、氧、氮主要以有机化合物的形式存在外,其余元素无论含量多少,统称矿物质(minerals),亦称无机盐或灰分。无机盐占人体重量的 4%~5%,其中含量较高的有钙、镁、钾、钠、磷、硫和氯等,占无机盐总量的 99.9%,称常量元素,又称宏量元素。此外,还有很多种含量极低的微量元素,但这其中有部分为必需微量元素(essential trace element)。新陈代谢使机体每天都有一定量的无机盐通过各种途径排出体外,故需通过膳食补充无机盐。

(一)钙

成人体内含钙(calcium)量占体重的 1.5%~2.0%,其中约 99% 集中在骨骼和牙齿中,是构成骨骼和牙齿的主要成分;1% 的钙是维持正常生理状态所必需的。例如,心脏搏动、神经和肌肉兴奋性的正常传导和正常感应性的维持,都必须有一定的钙存在。血清钙降低,可使神经、肌肉兴奋性增强,引起抽搐;反之,血清钙过高会抑制神经、肌肉的兴奋性。钙参与凝血过程,使凝血酶原变成凝血酶;钙参与维持体内酸碱平衡及毛细血管渗透压;此外,钙还是各种生物膜的组成成分,对维持生物膜的通透性有重要作用。

1. 钙的吸收与利用

钙的吸收率随着年龄的增长而降低。儿童骨骼中钙代谢极为活跃,母乳喂养婴儿的钙吸收率可达 60%~70%,成年人则只有 25% 左右,一般 40 岁以后,钙吸收率逐渐降低。户外活动可促进钙的吸收。

钙在消化道的吸收受很多因素影响:钙离子与草酸、植酸、脂肪酸、过量的磷酸盐均可形成不溶性钙盐而影响钙的吸收;一些碱性药物如抗酸药、肝素等可使胃肠道 pH 升高、钙的吸收率降低;蛋白质摄入过多或不足均可妨碍钙的吸收。维生素 D、乳糖、某些氨基酸(赖氨酸、色氨酸、精氨酸等)则有利于钙的吸收与利用。

2. 缺乏与过量

钙缺乏主要影响骨骼的发育和结构,表现为婴幼儿佝偻病、成人骨质软化及老年人骨质疏松症。钙过量会增加患肾结石的危险性,发生乳碱综合征(长期进食大量奶、钙与碱而引起的高钙血症、碱中毒和肾功能障碍等临床综合征),以及干扰其他矿物质的吸收与利用。

3. 来源和参考摄入量

我国食物中钙的良好来源是奶和奶制品,某些蔬菜、海带、虾皮、芝麻酱中含钙量亦很高,儿童可食用骨粉或鱼粉补充钙,成年人(不分性别)每天钙的适宜摄入量为 800 mg,孕妇、乳母及儿童对钙的需要量增加。

(二)铁

成人体内有 3~5 g 铁(iron),其中 60%~70% 存在于血红蛋白中。铁在人体内主要参与氧的运输,组织呼吸,促进生物氧化还原反应。其余 26%~30% 的铁为储备铁。

膳食铁以血红素铁和非血红素铁两种形式存在。血红素铁主要来自肉、禽、鱼的血红蛋白和肌红蛋白,其吸收受膳食成分和胃肠道分泌物的影响很小,摄入量仅占膳食铁的 5%~10%,但吸收可达 25%。非血红素铁占膳食铁的 85% 以上,吸收率仅 5%。非血红素铁必须在十二指肠和空肠上段才能被吸收。高价铁不能被吸收,必须还原成二价铁后才能被吸收。

1. 铁的吸收与利用

影响非血红素铁吸收的膳食因素有食物中的还原性物质,如维生素 C(抗坏血酸)及含巯基蛋白质等可帮助铁吸收。人奶含铁量低,但母乳中的乳清蛋白占总蛋白的比例要比牛奶中的大得多,乳清蛋白有促进铁吸收的作用。胃内酸度也可提高铁的溶解性,促进食物中铁的吸收。

植酸过多可妨碍铁吸收,因植酸能螯合铁,从而降低铁的吸收率。植酸主要存在于小麦、大

笔记

米、玉米、核桃、花生的糠皮和植物木质素中,含少量(5～10 mg)植酸的面包能使非血红素铁的吸收率降低50%。锌和铁盐同时服用也能降低机体对铁的吸收率。植酸、磷酸和单宁酸可与铁结合而抑制其吸收,足量的钙则可去除这三种酸。促进小肠蠕动,减少食糜与肠道的接触时间,并使食糜从小肠最高酸度区域迅速移走,可以减少铁吸收。脂肪消化不良可导致脂肪痢,也会减少铁吸收。

铁吸收还受人体需要的控制。生理状态如妊娠和生长可促进铁吸收;机体缺铁时铁吸收增加,如正常成人食物中的铁仅5%～15%被吸收,而缺铁者的吸收率可高达50%。胃酸缺乏可影响铁吸收。铁从体内丢失主要通过出血排出,经粪便、汗液及正常毛发、皮肤脱落所排出的量则非常少。

2. 缺乏与过量

铁缺乏可导致缺铁性贫血,世界各地缺铁性贫血的发病率都较高,尤其是早产儿、儿童、女青少年及孕妇。缺铁性贫血主要是由体内需要量增加而摄入量不足或慢性失血及铁吸收障碍造成的。缺铁时,首先体内铁储备减少(铁储存减少期),血清铁蛋白含量降低;继之,体内循环铁减少(红细胞生成缺铁期),即血清铁含量降低,运铁蛋白含量降低,红细胞原卟啉增加;最后,血红蛋白生成障碍而出现小细胞低色素性贫血(缺铁性贫血期)。患者早期表现为疲倦、乏力、头晕、记忆力减退、注意力不集中,轻度活动后即有呼吸急促现象。中度贫血患者可出现缺氧代偿性改变,如心跳加快、心脏搏动增强、收缩期杂音,可见心电图改变。

长期高水平地摄入铁或经常输血会引起肝中铁异常蓄积。含铁血黄素沉着症是一种铁储存过多的状况,它发生在异常摄取大量铁的人或有基因缺陷者身上。若含铁血黄素沉着症伴有组织损伤,则称之为血色素沉着症。

3. 来源和参考摄入量

膳食中铁的良好来源为动物肝脏、全血和肉类,海带、木耳中铁的含量亦高,绿色蔬菜含铁量亦较高。蛋黄含铁量较高,但吸收率低。一般动物性食物的铁利用率高于植物性食物。

酱油、谷物、面粉和面包的铁强化,可使铁的摄入量增加。在婴幼儿的辅食中,谷类强化食物是铁的良好来源。中国营养学会建议铁的每日适宜摄入量如下:成年男子15 mg、成年女子20 mg、孕妇和乳母25～35 mg(表3-8)。

(三)碘

食物中的碘(iodine)经肠上皮细胞吸收进入血浆后,一部分被甲状腺摄取以合成甲状腺激素,一部分经肾脏排出。在机体稳定的状态下,人体的排出碘等于摄入碘。碘主要随尿液排出,尿碘来自血中的无机碘,其排出量多在80%以上。

1. 生理功能

碘是合成甲状腺激素的主要原料。其主要作用是维持机体的正常代谢,促进生长发育,促进三羧酸循环中的生物氧化过程,维持脑正常发育、骨骼生长,影响各种营养素的代谢。

2. 缺乏与过量

碘缺乏可导致碘缺乏症,地方性甲状腺肿和地方性克汀病是其严重病症。环境缺碘是导致生活在相应地区人群碘缺乏的主要原因。碘过量主要见于高水碘地区及过量补充碘制剂后,碘过多可使促甲状腺激素水平升高,从而导致亚临床性甲状腺功能减退症。

3. 来源和参考摄入量

碘的主要食物来源为海产品,如海带、紫菜、海鱼等。我国通过食用加碘食盐补充碘。碘的推荐每日摄入量如下:成年人120 μg,婴幼儿、儿童按不同年龄为85～120 μg。

表3-8 中国居民常量和微量元素的膳食参考摄入量

	钙 RNI/mg	磷 RNI/mg	钾 AI/mg	钠 AI/mg	镁 RNI/mg	铁 RNI/mg	碘 RNI/μg	锌 RNI/mg	硒 RNI/μg	铜 AI/mg	氟 AI/mg	铬 AI/μg	锰 AI/mg	钼 AI/mg
0岁~	200(AI)	100(AI)	350	170	20	0.3(AI)	85(AI)	2.0(AI)	15(AI)	0.3(AI)	0.01	0.2	0.01	2
0.5岁~	250(AI)	180(AI)	550	350	65	10	115(AI)	3.5	20(AI)	0.3(AI)	0.23	4.0	0.7	15
1岁~	600	300	900	700	140	9	90	4.0	25	0.3	0.6	15	1.5	40
4岁~	800	350	1200	900	160	10	90	5.5	30	0.4	0.7	20	2.0	50
7岁~	1000	470	1500	1200	220	13	90	7.0	40	0.5	1.0	25	3.0	65
11岁~	1200	640	1900	1400	300	15(男) 18(女)	110	10.0(男) 9.0(女)	55	0.7	1.3	30	4.0	90
14岁~	1000	710	2200	1600	320	16(男) 18(女)	120	11.5(男) 8.5(女)	60	0.8	1.5	35	4.5	100
18岁~	800	720	2000	1500	330	12(男) 20(女)	120	12.5(男) 7.5(女)	60	0.8	1.5	30	4.5	100
50岁~	1000	720	2000	1400	330	12	120	12.5(男) 7.5(女)	60	0.8	1.5	30	4.5	100
65岁~	1000	700	2000	1400	320	12	120	12.5(男) 7.5(女)	60	0.8	1.5	30	4.5	100
80岁~	1000	670	2000	1300	310	12	120	12.5(男) 7.5(女)	60	0.8	1.5	30	4.5	100
孕妇														
早期	800	720	2000	1500	370	+0	+110	+2.0	+5	+0.1	+0	+1.0	+0.4	+10
中期	1000	720	2000	1500	370	+4	+110	+2.0	+5	+0.1	+0	+4.0	+0.4	+10
晚期	1000	720	2000	1500	370	+9	+110	+2.0	+5	+0.1	+0	+6.0	+0.4	+10
乳母	1000	720	2400	1500	330	+4	+120	+4.5	+18	+0.6	+0	+7.0	+0.3	+3

注:表中数字缺如之处表示未制定参考值。

笔记

(四) 锌

锌(zinc)主要存在于肌肉、骨骼、皮肤、头发、视网膜、前列腺、精子等组织器官中。血液红细胞中的锌主要以含锌金属酶的形式存在,而血浆中的锌则主要与白蛋白及 α-球蛋白结合。锌的吸收部位主要在小肠,随粪便、尿液、汗液排出,也可通过头发排泄。

影响膳食锌吸收的因素:植酸、半纤维素、木质素影响锌的吸收;亚铁、铜、钙、镉抑制锌的吸收;蛋白质、组氨酸、半胱氨酸、柠檬酸盐、还原性谷胱甘肽、维生素 D_3 促进锌的吸收。某些药物如青霉胺可干扰锌的吸收。一般食物中锌的吸收率为 20%~30%。

1. 生理功能

锌是许多金属酶的结构成分或激活剂,蛋白质、核酸的合成和代谢,骨骼的正常骨化,以及生殖器官的发育和功能发挥都需要锌。锌能维持正常的味觉功能和皮肤的健康,对视觉、听觉、嗅觉功能的发挥也是必需的。

2. 缺乏与过量

缺锌的临床表现:食欲减退,生长发育停滞,性发育迟缓,味、嗅觉下降,伤口愈合不良等。孕妇缺锌,胎儿可发生中枢神经系统先天性畸形。

锌缺乏的原因:食物缺乏锌、偏食、酗酒、早产儿、严重肝病、肾脏疾病、脂肪痢、烧伤、糖尿病等。急性锌过量可引起胃部不适、眩晕和恶心;慢性锌过量可损害免疫器官和免疫功能,并影响体内铜、铁的代谢。

3. 来源和参考摄入量

动物性食物是锌的主要来源。牡蛎、鱼贝类、肝脏、肉、蛋等含锌量高;干豆、粮食亦含有大量的锌,但吸收率较低。

锌的生物利用率:动物性食物大于植物性食物,前者为 35%~40%,后者为 1%~20%。

锌的推荐每日摄入量:成年男性 12.5 mg,成年女性 7.5 mg。全胃肠外营养患者应注意补充锌。

(五) 铜

人体含铜(copper)100~150 mg,其中,50%~70%在肌肉和骨骼中,20%在肝脏中,5%~10%在血液中。以肝脏、肾脏、心脏、头发和脑中含量最高。铜主要以金属-蛋白质复合物的形式贮存于肝脏。铜的吸收主要在胃和小肠上部,吸收率约为 40%。铜经胆道排泄,少量随尿液及汗液排出。

1. 生理功能

铜参与铁的代谢。铜是体内氧化还原体系中的催化剂。铜具有维持神经系统完整性的重要作用。铜还具有抗生育作用,使精子活力下降。

2. 缺乏与过量

缺铜易引起小细胞低色素性贫血,还会影响胶原的正常结构,导致骨骼生成障碍、骨质疏松、心血管受损等。铜过量可引起急、慢性铜中毒。

3. 来源和参考摄入量

含铜丰富的食物有牡蛎、动物肝脏、肾脏、龙虾、坚果类、谷类胚芽和豆类等。我国成人每日摄入量以 0.8 mg 为宜。

(六) 硒

成人体内含硒(selenium) 14~20 mg,其含量在肝脏、肾脏中最高,肌肉、骨骼和血液中次之,脂肪组织中最低。血硒水平与膳食中硒的摄入量相关。硒主要在十二指肠被吸收,被吸收后的硒与蛋白质结合并在血液中运输到组织,以硒半胱氨酸和硒蛋氨酸的形式结合到组织蛋白中。硒主要随尿液和粪便排出,少量随汗液或肺部呼气排出。

1. 生理功能

硒是谷胱甘肽过氧化物酶的重要组分,具有清除自由基和过氧化氧的作用,与维生素 E 具

笔记

有抗氧化协同作用。硒参与辅酶 A 和辅酶 Q 的合成,在机体代谢、电子传递中起重要作用。硒还与非特异性免疫、体液免疫及细胞免疫有关。

2. 缺乏与过量

缺硒时各种免疫功能下降。我国科学家证实,缺硒是发生克山病的重要原因。另外,大骨节病、儿童恶性营养不良等也与缺硒有关。癌症死亡率与血硒水平、特定地区饮食硒水平呈负相关。心血管疾病发病可能与低硒有关。补硒对肝癌有预防作用,但硒过量可抑制免疫功能,也可引起中毒,其症状为头发与指甲脱落、皮肤损伤及神经系统异常。

3. 来源和参考摄入量

硒的主要来源为动物肝脏、肾脏、海产品、大蒜及肉类等。食物中硒的营养价值不仅与食物中硒的含量有关,还与其生物利用度有关。不同食物中硒的生物利用度也有很大的差别,主要取决于食物中硒的化学形式及影响其被吸收利用的各种因素。蛋氨酸、维生素 A、维生素 E、维生素 C 和维生素 B_2 可增加硒的利用率,汞、铅、锌、铜、镉、砷、铁等可干扰硒的吸收利用。一般来说,植物中硒的生物利用度高于动物性食物。影响植物性食物中硒含量的主要因素是栽种土壤中的硒含量和可被吸收利用的量。人类不存在限制硒吸收的平衡机制,对于膳食硒,推荐成人每日摄入量为 60 μg,可耐受最高摄入量为 400 μg。硒的日需要量和中毒量间的安全范围比较小,膳食补充或临床应用时应慎重。

七、维生素

维生素(vitamin)是人体必需的一类微量的低分子有机化合物,以本体或可被人体利用的前体形式存在于天然食物中。人体内,维生素既不供给热能,也不构成人体组织。人体每日对维生素的需要量很少,但体内不能合成或合成量不能满足生理需要的维生素必须由食物供给。

维生素参与机体重要的生理过程,是生命活动不可缺少的物质,许多维生素是辅酶的组成成分或酶的前身。膳食中长期缺乏某种维生素时,机体首先消耗组织储备,进而出现生化或生理功能改变,最后出现营养缺乏病的症状和体征。维生素缺乏病有原发性和继发性两种,前者由摄入不足引起,后者由吸收障碍或需要量增加引起。按维生素缺乏的程度,维生素缺乏病可分为临床缺乏和亚临床缺乏:前者指出现临床症状的维生素缺乏;后者又称边缘缺乏,指长期轻度缺乏导致体内维生素水平及其有关生理功能处于低下状态,使得机体工作效率和生活质量降低,可出现不适的症状,但不明显,也不特异。

维生素的种类很多,自然界存在的常见的重要维生素大约有十几种。这些维生素的物理、化学性质差别较大,故很难按它们的特征来分类,目前仍然根据其溶解性分为脂溶性维生素和水溶性维生素两大类。脂溶性维生素有维生素 A、D、E 和 K 四种。这些维生素因存在结构差异而各自有两种或数种同类物质,如维生素 A 有视黄醇(维生素 A_1)和 3-脱氢视黄醇(曾称维生素 A_2)两种;维生素 D 有 D_2、D_3、D_4、D_5 四种;维生素 E,又名生育酚,有 α、β、γ、δ 等数种;维生素 K 有 K_1 和 K_2 两种。

水溶性维生素有 B 族维生素和维生素 C 两大类。硫胺素(维生素 B_1)、核黄素(维生素 B_2)、尼克酸(烟酸、维生素 PP,曾称维生素 B_3)、吡哆素(维生素 B_6)、钴胺素(维生素 B_{12})、叶酸、泛酸(曾称维生素 B_5)和生物素(维生素 H)都属于 B 族维生素。

尽管维生素的种类繁多,且都有各自独特的功能,但脂溶性和水溶性两大组维生素有相似的特性,也有一些不同的特性,见表 3-9。

表 3-9　脂溶性和水溶性维生素的特性比较

特性	脂溶性维生素	水溶性维生素
化学结构	分子中含碳、氢、氧三种元素,均为异戊二烯衍生物	含碳、氢、氧,有时还含有钴、硫等其他元素
溶解性	溶于脂肪和脂溶剂,疏水	溶于水,亲水
是否有前体	有前体	一般无前体
吸收难易程度	需脂性环境和胆盐帮助才易吸收	易吸收
吸收途径	吸收入淋巴系统	吸收入血液
是否引起积蓄中毒	体内可大量储存,过量积蓄可引起中毒	体内有一定周转存留量,但不储存,多余的量随尿液排出,一般不会积蓄中毒
是否需每日供给	不需要每日供给	宜每日供给
症状进展情况	缺乏时症状发展缓慢	缺乏时症状发展较明显

(一) 维生素 A 及胡萝卜素

维生素 A 包括视黄醇、视黄醛、视黄酸等物质,存在于动物体内。植物中不含已形成的维生素 A,但含有类胡萝卜素,其中可在体内转变成维生素 A 的类胡萝卜素称为维生素 A 原,如 α-胡萝卜素、β-胡萝卜素、γ-胡萝卜素等。

维生素 A 参与视网膜内视紫质的合成与再生以维持正常的视力,维持上皮细胞的正常发育与分化,促进生长发育并维持正常的生殖能力,调节机体免疫功能。

缺乏维生素 A 可致暗适应能力降低,甚至导致夜盲;结膜干燥,出现比托斑(Bitot's spot),进而角膜软化穿孔而失明;毛囊角化、皮肤干燥如鱼鳞;儿童发育迟缓,易患呼吸道感染。由于维生素 A 排泄率较低,因此,长期过量摄取可引起维生素 A 过多症,多见于儿童过量补充维生素 A,主要表现为厌食、恶心呕吐、过度激动、毛发稀少、肝大等症,停止补充可逐渐恢复。

血浆中视黄酸结合蛋白的含量可反映机体维生素 A 的营养水平。可直接测定血浆中维生素 A 的含量;暗适应能力降低及生理视野盲点扩大亦可作为维生素 A 缺乏的早期诊断指标。

膳食或食物中维生素 A 及维生素 A 原(类胡萝卜素)的量用视黄醇当量(retinol equivalent,RE)表示。考虑到使用 RE 可能会高估膳食维生素 A 原类胡萝卜素的维生素 A 贡献,提出了用视黄醇活性当量(retinol activity equivalent,RAE)来代替 RE 评价膳食维生素 A 的活性。

动物性食物维生素 A 的活性来自全反式视黄醇,1 国际单位(IU)维生素 A 的活性=0.3 μg 全反式视黄醇=0.3 μg RAE。植物性食物维生素 A 的活性来自类胡萝卜素,1 IU 维生素 A 的活性=0.6 μg 膳食全反式 β-胡萝卜素=1.2 × 其他膳食维生素 A 原类胡萝卜素的活性。

维生素 A 的推荐摄入量(RNI)如表 3-10 所示。维生素 A 的主要来源为肝脏、鸡蛋、鱼肝油、牛奶;胡萝卜素的主要来源为胡萝卜、红薯及雪里蕻、菠菜等深绿色或红黄色蔬菜及水果。

(二) 维生素 D

维生素 D 包括维生素 D_2[又称麦角钙化醇(ergocalciferol)]与维生素 D_3[又称胆钙化醇(cholecalciferol)],分别由麦角固醇和 7-脱氢胆固醇经紫外线照射转变而成。维生素 D 在肝中被氧化为 25-羟基胆钙醇($25-OH-D_3$),再于肾脏转化为 1,25-二羟基胆钙醇[$1,25-(OH)_2-D_3$]才有生理活性。其主要生理功能是促进钙、磷吸收,调节钙、磷代谢和促使骨骼及牙齿硬化。缺乏维生素 D 影响牙齿钙化,延缓牙齿萌出。维生素 D 严重缺乏时儿童可患佝偻病;成人可患骨质软化,加剧骨质疏松症,增加骨折的危险。近年发现,结肠癌、前列腺癌、乳腺癌等癌症危险度增高可能与维生素 D 严重缺乏有关。

笔记

表 3-10　中国居民维生素的膳食参考摄入量

	维生素 A RNI/μg RAE	维生素 D RNI/μg	维生素 E AI/mg α-TE	维生素 B₁ RNI/mg	维生素 B₂ RNI/mg	维生素 B₆ AI/mg	维生素 B₁₂ AI/μg	维生素 C RNI/mg	泛酸 AI/mg	叶酸 RNI/mg DFE	烟酸 RNI/mg NE	胆碱 AI/mg	生物素 AI/μg
0 岁 ~	300	10(AI)	3	0.1(AI)	0.4(AI)	0.2(AI)	0.3(AI)	40	1.7	65(AI)	2(AI)	120	5
0.5 岁 ~	350(AI)	10(AI)	4	0.3(AI)	0.5(AI)	0.4(AI)	0.6(AI)	40	1.9	100(AI)	3(AI)	150	9
1 岁 ~	310(AI)	10	6	0.6	0.6	0.6	1.0	40	2.1	160	6	200	17
4 岁 ~	360	10	7	0.8	0.7	0.7	1.2	50	2.5	190	8	250	20
7 岁 ~	500	10	9	1.0	1.0	1.0	1.6	65	3.5	250	11　10	300	16
11 岁 ~	670(男) 630(女)	10	13	1.3(男) 1.1(女)	1.3(男) 1.1(女)	1.3	2.1	90	4.5	350	14(男) 12(女)	400(男) 400(女)	25
14 岁 ~	820(男) 630(女)	10	14	1.6(男) 1.3(女)	1.5(男) 1.2(女)	1.4	2.4	100	5.0	400	16(男) 13(女)	500(男) 400(女)	35
18 岁 ~	800(男) 700(女)	10	14	1.4(男) 1.2(女)	1.4(男) 1.2(女)	1.4	2.4	100	5.0	400	15(男) 12(女)	500(男) 400(女)	40
50 岁 ~	800(男) 700(女)	10	14	1.4(男) 1.2(女)	1.4(男) 1.2(女)	1.6	2.4	100	5.0	400	14(男) 12(女)	500(男) 400(女)	40
65 岁 ~	800(男) 700(女)	15	14	1.4(男) 1.2(女)	1.4(男) 1.2(女)	1.6	2.4	100	5.0	400	14(男) 11(女)	500(男) 400(女)	40
80 岁 ~	800(男) 700(女)	15	14	1.4(男) 1.2(女)	1.4(男) 1.2(女)	1.6	2.4	100	5.0	400	13(男) 10(女)	500(男) 400(女)	40
孕妇													
早期	+0	+0	+0	+0	+0	+0.8	+0.5	+0	+1.0	+200	+0	+20	+0
中期	+70	+0	+0	+0.2	+0.2	+0.8	+0.5	+15	+1.0	+200	+0	+20	+0
晚期	+70	+0	+0	+0.3	+0.3	+0.8	+0.5	+15	+1.0	+200	+0	+20	+0
乳母	+600	+0	+3	+0.3	+0.3	+0.3	+0.8	+50	+2.0	+150	+3	+120	+10

注:RAE 为视黄醇活性当量;α-TE 为 α-生育酚当量;DFE 为膳食叶酸当量;NE 为烟酸当量。表中数字缺如之处表示未制定该参考值。

笔记

可测血清中 25-OH-D$_3$ 的浓度来评价维生素 D 的营养水平。一般认为，血清 25-OH-D$_3$ 低于 20 ng/mL，即可认为维生素 D 缺乏。过量摄取维生素 D 可在体内蓄积，引起维生素 D 过多症。儿童每天摄入 1 mg、成人每天摄入 2.5 mg，长期可致中毒，表现为食欲不振，无力，恶心呕吐，腹泻，多尿，血清钙、磷增高，广泛性的软组织钙化和不同程度的肾功能损伤，停服维生素 D 可恢复。

维生素 D 推荐每日摄入量（RNI）：儿童及成人 10 μg，老年人 15 μg。

鱼肝油中维生素 D 的含量最高，其次是蛋黄、肝脏、鱼等。

（三）硫胺素

硫胺素（thiamine），即维生素 B$_1$，为白色晶体，溶于水，易因受热和氧化而遭到破坏，尤其在碱性环境中更是如此，在酸性环境中比较稳定，由十二指肠吸收。其主要作用于糖代谢，在体内经磷酸化形成硫胺素焦磷酸（TPP）才能发挥其活性。其主要功能为构成脱羧辅酶，参与糖类代谢；促进乙酰胆碱合成和维持神经、消化、肌肉、循环的正常功能。

硫胺素缺乏时易发生脚气病。干性脚气病有多发性神经炎症状；湿性脚气病因血管通透性增加而有水肿；急性暴发性脚气病以心血管系统症状为主。硫胺素缺乏的原因包括：长期摄入碾磨过分的精白米和面粉、缺乏其他杂粮和多种副食的补充、吸收障碍及需要量增加等。

最常用的营养状况评价方法：尿负荷试验，即口服一定量的维生素后，收集一定时间内的尿液，测定该维生素的排出量，根据排出量的多少判定机体中该维生素的营养状况。也可以通过红细胞中转酮醇酶活性（E-TKA）、空腹尿中硫胺素和肌酐含量的比值来评价硫胺素的营养状况。

硫胺素的需要量与糖类代谢有关，一般认为 0.5 mg 的硫胺素即能满足 4.2 MJ（1000 kcal）能量的需要。

硫胺素的推荐每日摄入量（RNI）：成年男性 1.4 mg，成年女性 1.2 mg。

硫胺素的主要来源是谷类、豆类、干果、酵母、绿色蔬菜、动物内脏及瘦肉。硫胺素含量较高的食物有动物内脏，如肝脏、肾脏、脑等，在肉类中，猪肉中硫胺素的含量比较高。此外，蛋类中硫胺素的含量亦较高。

（四）核黄素

核黄素（riboflavin），即维生素 B$_2$。核黄素的性质比较稳定，耐酸、不易氧化，但在碱性和光中不稳定。核黄素主要通过胃肠道吸收，在体内经磷酸化后形成黄素单核苷酸（FMN）及黄素腺嘌呤二核苷酸（FAD），它们均为黄素酶的辅酶，参与机体组织呼吸及氧化还原过程，并与视网膜感光作用、生长发育有关。

核黄素缺乏时会引起代谢障碍和皮肤炎症，包括口腔和生殖器部位的炎症。常见的临床表现有口角炎、唇炎、舌炎、脂溢性皮炎、阴囊炎及眼部症状；也可引起生长受阻、生殖能力降低。受孕早期缺乏核黄素，可能出现唇裂、白内障等先天畸形现象。

最常用的核黄素营养状况评价方法为尿负荷试验：成人口服 5 mg 核黄素后，测定 4 h 内尿中核黄素的量，排出量在 400 μg 以下为不足；也可以测定红细胞谷胱甘肽还原酶活性、红细胞中核黄素量、空腹尿核黄素肌酐比评价核黄素的营养状况。

核黄素的需要量与能量代谢密切相关。成人每 4.2 MJ（1000 kcal）能量需核黄素 0.5 mg。

核黄素推荐每日摄入量（RNI）：成年男性 1.4 mg，成年女性 1.2 mg，见表 3-10。

动物性食物一般含核黄素较多，尤其以肝脏、肾脏和心脏为最多；奶类及蛋类所含核黄素也较多。食物在阳光下晒 2 h 可损失 50% 的核黄素。蔬菜经炒煮后，能保持 60%~90% 的核黄素；碾磨后的谷物可损失 60% 的核黄素。

（五）烟酸

笔记

烟酸（niacin），即维生素 PP，是指具有尼克酸（nicotinic acid，吡啶-3-羧酸）及烟酰胺生物活性的一类物质。在体内以烟酰胺形式参与辅酶 I 及辅酶 II 的构成,为组织呼吸所必需,并与脂肪代谢和糖类代谢有关。烟酸缺乏时可发生癞皮病(又称烟酸缺乏症),表现为腹泻、皮肤炎和神经性痴呆。人体自身可利用色氨酸合成烟酸,60 mg 色氨酸相当于 1 mg 烟酸。摄入量和需要量一般以烟酸当量(niacin equivalent,NE)表示,即

$$烟酸当量(mg) = 烟酸(mg) + 色氨酸(mg) \times \frac{1}{60}$$

玉米中缺乏色氨酸,且烟酸为结合型,不易释放,故以玉米为主食的地区易发生烟酸缺乏症。N'-甲基烟酰胺(N'-MN)是烟酸在尿中的代谢产物,以空腹尿中 N'-MN 排出量、N'-MN 肌酐比及尿负荷试验来评价烟酸的营养状况。

烟酸的推荐每日摄入量(RNI):成人按每 4.2 MJ(1000 kcal)热能需 5 mg 计算,约为 14 mg。

烟酸在食物中分布较广泛,豆类、全谷类、肝脏、肾脏、瘦肉、鱼、酵母中含量较高。在发生癞皮病的地区可推广种植含色氨酸多的新品种玉米,或在玉米面中加碱使其中的结合型烟酸释放出来以利于吸收。

(六)抗坏血酸

抗坏血酸(ascorbic acid),即维生素 C,为无色无味的片状结晶,具有酸味,溶于水,稍溶于丙酮与低级醇类。结晶的维生素 C 稳定,其水溶液易被大气中的 O_2 破坏。微量重金属离子可加速维生素 C 的氧化。维生素 C 通过扩散或靠钠的主动转运机制由肠道吸收,并在血液中循环,主要随尿液排出,少量的维生素 C 也能随粪便及汗液排出,随尿液排出的维生素 C 大多变成了其他代谢产物,如草酸、苏氨酸等。

维生素 C 参与体内羟化反应,为形成骨骼、牙齿、结缔组织及一切非上皮组织细胞间黏结物所必需,可维持牙齿、骨骼、血管的正常功能,增强对疾病的抵抗力,促进外伤的愈合;可与金属离子络合而减少机体对铅、汞、镉、砷等毒物的吸收;促进食物中 Fe^{3+} 还原为 Fe^{2+},有利于铁的吸收。维生素 C 具有较强的还原性,在体内起抗氧化作用,可阻断亚硝胺在体内合成。

营养状况评价采用测定白细胞中抗坏血酸的含量或抗坏血酸尿负荷试验。

人体缺乏维生素 C 可引起坏血病,主要临床表现是毛细血管脆性增强,牙龈肿胀、出血、萎缩,常有鼻出血、月经过多及便血;还可导致骨钙化不正常及伤口愈合缓慢等。这些临床症状都与缺乏抗坏血酸使胶原不能正常形成有关。

维生素 C 的推荐每日摄入量(RNI):成人 100 mg。

维生素 C 的主要来源是新鲜蔬菜和水果,特别是绿色蔬菜。野生植物中维生素 C 的含量很高,我国西南部的刺梨、樱桃(西印度)、枣类中维生素 C 的含量最高,枣类中维生素 C 被人体的利用率也可高达 86%。

(七)其他

其他维生素简介列于表 3-11 中。

表 3-11 其他维生素简介

维生素类型	主要功能	来源
维生素 K	催化凝血酶原合成	苜蓿、菠菜、生菜、白菜、豆油、肠道细菌合成
维生素 B_6	构成辅酶,参与色氨酸代谢,保护神经组织	蛋黄、肉、鱼、豆、蔬菜
钴胺素(维生素 B_{12})	增强叶酸的利用,促进红细胞成熟	肝、肾、瘦肉、鱼

笔 记

续表

维生素类型	主要功能	来源
叶酸(维生素 B_{11})	参与蛋白质、核酸合成,促进红细胞、白细胞成熟	肝、酵母、绿色蔬菜
泛酸	构成辅酶 A,参与机体代谢、能量转化	肝、蛋、花生、酵母、马铃薯
肌醇	防止毛发脱落及肝脂肪变性	肝、酵母、麦胚
胆碱	抗肝脂肪变性	蛋黄、大豆、菠菜、卷心菜
生物素(维生素 H)	是许多羧化酶的辅酶,与脂肪酸合成有关	蛋黄、肝、牛奶、酵母
生物类黄酮(维生素 P)	维持毛细血管壁的正常通透性	柠檬、芸香、橘皮

八、合理营养

合理营养是指全面而平衡的营养,即每日膳食中各种营养素种类齐全、数量充足、比例恰当。各种营养素在机体代谢过程中均有其独特的功能,彼此间密切联系,相辅相成,但一般不能相互取代。只有摄入合理搭配的食物,机体才可获得合理营养。

合理营养应满足以下基本要求:

① 摄取的食物应供给适量的营养素和能量,保证机体维持正常生理功能,促进生长发育和健康,预防疾病,增强体质。

② 摄取的食物应保持各种营养素的平衡,包括各种营养素摄入量和消耗量及各种营养素之间的平衡。某种营养素过多或过少,可影响其他营养素的吸收和利用。

③ 应合理地加工烹调食物,以减少营养素损失、提高消化吸收率,并使食物具有良好的色、香、味,促使食欲增加。

④ 食物应对人体无毒害,不应有致病微生物污染,无腐败变质,无农药或其他化学物质污染,加入的食品添加剂应符合规定要求。

中国营养学会 2022 年修订并通过了《中国居民膳食指南(2022)》。新版中国居民一般人群膳食指南内容包括:① 食物多样,合理搭配;② 吃动平衡,健康体重;③ 多吃蔬菜、奶类、全谷、大豆;④ 适量吃鱼、禽、蛋、瘦肉;⑤ 少盐少油,控糖限酒;⑥ 规律进餐,足量饮水;⑦ 会烹会选,会看标签;⑧ 公筷分餐,杜绝浪费。

根据《中国居民膳食指南(2022)》,结合中国居民的膳食结构特点,以平衡膳食的原则,设计了"中国居民平衡膳食宝塔(2022)"(图 3-19)。平衡膳食是指膳食中所含营养素不仅种类全、数量充足,而且配比适宜,既能满足机体的生理需要,又可避免因膳食构成不当而引起的营养素比例失调。常见营养缺乏病的体征如表 3-12 所示。《中国居民平衡膳食宝塔(2022)》将平衡膳食具体化为各类食物的适宜消耗量,并以重量表示。其以直观的宝塔形式显示,便于居民理解和记忆,有利于在日常生活中实行。

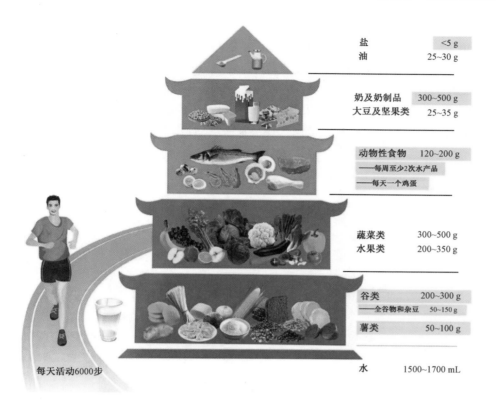

盐	<5 g	
油	25~30 g	
奶及奶制品	300~500 g	
大豆及坚果类	25~35 g	
动物性食物	120~200 g	
——每周至少2次水产品		
——每天一个鸡蛋		
蔬菜类	300~500 g	
水果类	200~350 g	
谷类	200~300 g	
——全谷物和杂豆	50~150 g	
薯类	50~100 g	
水	1500~1700 mL	

每天活动6000步

图 3-19　中国居民平衡膳食宝塔（2022）

表 3-12　常见营养缺乏病的体征

部位	体征	缺乏的营养素
全身	消瘦,皮下脂肪消失或水肿,发育不良	能量、蛋白质、锌
	贫血	蛋白质、铁、叶酸、维生素 B_{12}、维生素 B_6、维生素 B_2、维生素 C
皮肤	干燥,鳞皮,毛囊角化	维生素 A
	毛囊四周出血点,毛囊角化（维生素 A 治疗无效）	维生素 C
	癞皮病,皮炎	烟酸
	阴囊炎,脂溢性皮炎	维生素 B_2
眼睛	比托斑,角膜干燥、软化,夜盲	维生素 A
唇	口角炎,口唇炎	维生素 B_2
口腔	齿龈炎（紫红、肿胀、压痛、出血）	维生素 C
	舌炎（肿胀、紫红、裂纹、乳头肥大或萎缩）	维生素 B_2、烟酸
	地图舌	维生素 B_2、烟酸、锌
指甲	匙状甲	铁
骨骼	前囟大,方颅,鸡胸,肋骨串珠,"X"形腿或"O"形腿	维生素 D
	肋骨串珠,四肢长骨端肿胀	维生素 C
神经	肌肉无力,多发性神经炎（四肢末端蚁行感）,肌肉酸痛（腓肠肌压痛）	维生素 B_1

　　膳食宝塔建议的各类食物摄入量都是指食物可食部分的生重。各类食物的重量不是指某一种具体食物的重量,而是一类食物的重量,因此在选择具体食物时,实际重量可以在食物互换

笔记

表中查询。如建议每天食用 300 g 蔬菜，可以选择 100 g 油菜、50 g 胡萝卜和 150 g 圆白菜，也可以选择 150 g 韭菜和 150 g 黄瓜。因此，在应用平衡膳食宝塔时要注意：① 确定自己的食物需要；② 利用同类互换，调配丰富多彩的膳食；③ 合理分配三餐食量；④ 充分利用当地资源；⑤ 养成习惯，长期坚持。

膳食营养的改进和合理调整，必须根据国情，包括历史经验、现实营养状况、经济水平、消费结构、传统饮食习惯、民族特点和整个国民经济发展规划，并吸取其他国家膳食营养的经验和教训。

第四章

消化系统疾病

第一节 食管炎症、狭窄与扩张

一、胃食管反流病

胃食管反流病(gastroesophageal reflux disease，GERD)是由于胃、十二指肠内容物反流入食管引起烧心、反酸等不适症状，包括反流性食管炎(reflux esophagitis，RE)、非糜烂性反流病(non-erosive reflux disease，NERD)及获得性 Barrett 食管。GERD 是一种常见病、多发病，发病率无性别差异，并且随年龄的增加而升高，多见于 40 岁以上成人。由于不同地区人们的饮食习惯不同，因而各地的发病率即疾病严重程度有所不同，欧美国家的人发病率高达 20%～45%，亚洲人约为 6%。

(一)病因和发病机制

正常生理情况下，抗胃食管反流的机制主要包括抗反流屏障、食管清除作用和食管黏膜屏障三个方面。GERD 是由多因素导致以上防御机制损伤所引起的胃食管动力障碍性疾病，其直接损伤因素是含胃酸、胃蛋白酶和胆汁等的胃十二指肠反流物。

1. 抗反流屏障障碍

食管下括约肌(lower esophageal sphincter，LES)的功能与结构异常是抗反流屏障障碍及 GERD 发病的重要基础。LES 是食管末端长 3～4 cm 的环形肌束，其收缩产生食管胃连接处的压力带(10～30 mmHg)能够防止胃内容物反流至食管。当 LES 的结构与功能异常造成压力小于 6 mmHg 时，即易出现胃食管反流。

(1) LES 的结构异常　贲门失弛症手术后、食管裂孔疝、腹内压增高(如负重、肥胖、妊娠、腹水等)及长期胃内压增高(如胃轻瘫或胃排空延迟等)均可导致 LES 的结构异常。

(2) LES 的功能失调　胰高血糖素、缩胆囊素、血管活性肠肽、高脂饮食、钙通道阻滞剂、地西泮，以及上述引起 LES 结构异常的因素等，均可导致 LES 功能障碍或一过性 LES 松弛(transient lower esophageal sphincter relaxation，TLESR)延长。

2. 食管清除功能降低

正常情况下，若存在胃食管反流，则食管通过 1～2 次自发或继发的蠕动性收缩可将大部分反流物再排入胃内，即食管廓清作用，剩余反流物可由唾液中和并冲洗。因此，能够造成食管蠕动或唾液分泌异常的疾病(如干燥综合征等)可降低食管的清除功能。食管裂孔疝时，部分胃经膈食管裂孔进入胸腔，也可降低食管对反流物的廓清作用并导致 GERD 的发生。

3. 食管黏膜屏障功能降低　食管黏膜屏障是食管抵御反流物损伤作用的重要结构基础，包括食管上皮前(黏液层、静水层和黏膜表面 HCO_3^- 所构成的物理化学屏障)、上皮(紧密排列的复层鳞状上皮及上皮内所含负离子蛋白和 HCO_3^- 可中和阻挡 H^+)及上皮后(黏膜下毛细血管提供 HCO_3^- 中和 H^+)屏障。长期吸烟、饮酒、食用刺激性饮食或药物等可导致食管黏膜屏障功能受损,加重反流物的损害作用并致 GERD。

(二)病理变化

肉眼或胃镜观察大多数反流性食管炎(RE)仅见局部黏膜充血,重度损害时才能观察到明显的充血。早期病变在镜下表现为上皮增生及中性粒细胞和嗜酸性粒细胞浸润,有时伴有局灶上皮坏死。病变可进展为浅表性溃疡;炎症扩散到食管壁可发生环状纤维化伴狭窄形成。RE 的组织病理学改变归纳如下:① 复层鳞状上皮细胞增生;② 黏膜固有层乳头向上皮腔面延长;③ 固有层内中性粒细胞和嗜酸性粒细胞浸润;④ 可伴有局灶性上皮坏死、糜烂及溃疡;⑤ 长期慢性炎症存在可使食管下段鳞状上皮被柱状上皮取代,即形成 Barrett 食管。

Barrett 食管:食管与胃交界的齿状线数厘米以上的黏膜鳞状上皮发生单层柱状上皮化生,主要由胃食管反流病引起。内镜或肉眼观察,Barrett 食管黏膜区可见橘红色、天鹅绒样不规则形病变,在灰白色正常食管黏膜的背景上呈补丁状、岛状或环状。光镜下 Barrett 食管黏膜由类似胃黏膜或小肠黏膜的上皮细胞和腺体构成(图 4-1),该黏膜上皮细胞兼有鳞状上皮和柱状上皮细胞的超微结构和细胞化学特征,组织学上柱状上皮间出现肠杯状细胞即可确诊。Barrett 食管可继发糜烂、溃疡、食管狭窄、裂孔疝或癌变,癌变率可达 10%,多为腺癌。

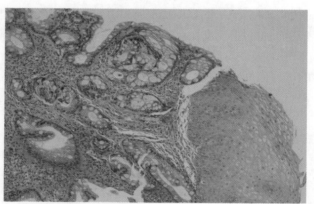

食管黏膜鳞状上皮被黏液柱状上皮取代伴杯状细胞化生。

图 4-1　Barrett 食管

(三)临床诊疗及预后

反流与烧心是 GERD 最常见的典型症状,多在餐后 1 h 出现,腹压增高时可诱发或加重症状。胸痛与吞咽困难是 GERD 常见的食管非典型症状。反流物刺激食管可引起非心源性胸痛,严重时可为剧烈刺痛并伴放射痛;食管痉挛或功能紊乱可致吞咽困难或胸骨后异物感,症状可随疾病进展进行性加重。反流物刺激食管外组织或器官可导致咽喉炎、慢性咳嗽、哮喘、癔球症(咽部异物感或堵塞感,但无吞咽困难)等。GERD 还可伴有上消化道出血(黏膜糜烂及溃疡发生呕血)、食管狭窄(食管炎反复发作导致纤维组织增生,形成瘢痕狭窄)、Barrett 食管等并发症。

内镜活检病理学诊断是 GERD 的"金标准"。出现食管部位的典型症状,内镜下发现食管黏膜破损及过度反酸的客观证据排除其他器质性病变,经病理学观察后可确诊。24 h 食管 pH 监测、食管 X 线钡餐、食管测压、核素检查、食管滴酸试验、24 h 胆汁检测等均可辅助诊断 GERD。GERD 的治疗原则在于控制症状、治愈食管炎并减少复发和防治并发症。药物治疗可用抑酸药、促胃肠动力药、抗酸药;手术治疗有一定的风险,容易导致出血、穿孔等并发症,适用于严格内科治疗无效或不能忍受长期服药的患者;内镜治疗适用于停药后反复发作,药物治疗不理想者。GERD 具有慢性复发倾向,多数患者需长期维持治疗,目前也提倡按需服药,即出现症状后服药,直至症状被控制。Barrett 食管有癌变倾向,注意定期随访。

二、食管狭窄、扩张与贲门弛缓不能

(一)食管狭窄

食管狭窄(esophageal stenosis)可分为先天性狭窄与后天性狭窄两种。在狭窄部位的上方常伴有食管的扩张和肥厚。

后天性狭窄的常见原因:食管黏膜上皮因炎症破坏或化学药品腐蚀,修复后形成瘢痕性狭窄;食管肿瘤(如食管癌)不同程度地阻塞食管管腔;食管周围组织病变(如肺及纵隔肿瘤、动脉瘤、甲状腺肿等)从外部压迫食管。

(二)食管扩张

食管扩张(esophagectasis)可分为原发性扩张和继发性扩张两种。

1. 原发性扩张

根据扩张的范围,原发性扩张又可分为广泛性扩张和局限性扩张。

(1)广泛性扩张 又称巨大食管症(megaesophagus),为先天性扩张,食管神经肌肉功能障碍引起全段食管扩张,发病原因不明。

(2)局限性扩张 又称憩室(diverticulum),常分为真性膨出性憩室和假性牵引性憩室。

① 真性膨出性憩室:多因食管壁平滑肌层先天发育不良,表面的黏膜部分由该处脱出,多发生在咽食管交界处,少数发生在食管下段。憩室多突出于后壁,增大的憩室在脊柱前方下垂,故内存食物常压迫食管形成狭窄。

② 假性牵引性憩室:常因食管周围组织的慢性炎症造成瘢痕性收缩,牵拉食管壁而形成,多发生在食管前壁,呈漏斗状扩张。

2. 继发性扩张

继发性扩张是指发生在食管狭窄部上方的扩张。

(三)贲门弛缓不能

贲门弛缓不能(achalasia)发生在食管的中下段及贲门。当食物通过时,食管壁肌肉失去弛缓性调节而发生吞咽困难(dysphagia)。食管中下段的管壁平滑肌运动功能受 Auerbach 神经丛调节。若该处神经节细胞发生器质性或功能性异常,甚至完全缺损,则发生食管壁肌肉痉挛,从而引起贲门弛缓不能。由于中下段食管痉挛狭窄常伴发食管上段扩张,贲门部也发生痉挛,因此,其肌层亦明显肥厚。

第二节 胃 炎

胃炎(gastritis)是指由各种原因引起的胃黏膜炎症,常伴有上皮损伤和细胞再生。胃炎是最常见的消化道疾病之一。按照临床发病的缓急和病程的长短,一般将胃炎分为急性胃炎和慢性胃炎。

一、急性胃炎

(一)病因和发病机制

1. 应激

休克、严重创伤、大面积烧伤、手术、败血症、强烈精神刺激等应激,可导致胃黏膜屏障损坏(胃黏膜血管痉挛、胃黏膜缺血、黏液与碳酸氢盐减少、前列腺素水平降低、胃黏膜上皮细胞更新减慢)和胃酸分泌增加,造成大量 H^+ 反渗,引起糜烂和出血。

笔记

2. 药物

本病多见于服用阿司匹林、对乙酰氨基酚（扑热息痛）、吲哚美辛、萘普生、双氯芬酸、布洛芬等非甾体抗炎药（non-steroidal anti-inflammatory drugs，NSAIDs）。NSAIDs 主要通过抑制炎症诱导的环氧合酶 2（cyclooxygenase-2，COX-2）的活性来减少炎症介质的产生，从而达到抗炎、镇痛的效果。NSAIDs 对 COX-2 的同工酶 COX-1 也具有相同的抑制作用，会导致 COX-1 下游的前列腺素 E（prostaglandin E，PGE）的合成减少，进而发生胃黏膜修复障碍。此外，抗肿瘤化疗药物对消化道黏膜具有细胞毒作用，口服铁剂、饮酒等也可造成胃黏膜损伤和糜烂。

3. 物理因素

胃管置入、剧烈呕吐、内镜下操作、大剂量放射线照射等可造成胃黏膜损伤、糜烂或溃疡。

4. 十二指肠胃反流

十二指肠内容物、胆汁、胰酶及肠液反流入胃称为十二指肠胃反流（duodenogastric reflux，DGR），可见于幽门括约肌功能不全，十二指肠协调运动障碍，胃大部切除术、胆囊切除术或胆肠吻合术后等。反流物中的胆汁酸、胰液、溶血卵磷脂对胃黏膜具有损伤作用，可引起糜烂和出血。

5. 胃血液循环障碍

胃血液循环障碍见于门静脉高压致胃底静脉曲张、胃动脉治疗性栓塞、全身性疾病（如系统性血管炎）伴胃黏膜血管炎，可造成胃黏膜缺血性损伤、糜烂与出血。

（二）病理类型

临床上常见的急性胃炎有以下 4 种：

1. 急性刺激性胃炎

急性刺激性胃炎（acute irritated gastritis）又称单纯性胃炎，多因暴饮暴食、食用过热或刺激性食物及烈性酒所致。内镜可见黏膜充血水肿，有时可见胃黏膜糜烂。胃黏膜糜烂是指胃黏膜表面上皮坏死脱落，导致黏膜表面缺损，但这种缺损在黏膜肌层以上，因此与胃溃疡不同。急性刺激性胃炎常伴有胃黏膜分泌亢进，故又称急性卡他性胃炎。

2. 急性出血性胃炎

急性出血性胃炎（acute hemorrhagic gastritis）多由服药不当或过度酗酒所致，创伤及手术等引起的应激反应也可诱发该病。病变处可见胃黏膜出血和轻度坏死（糜烂）。此类型在临床上最常见。

3. 急性腐蚀性胃炎

急性腐蚀性胃炎（acute corrosive gastritis）多由吞服腐蚀性化学试剂引起。胃黏膜坏死、溶解，病变多较严重，可累及深层组织，甚至穿孔。

4. 急性感染性胃炎

急性感染性胃炎（acute infective gastritis）较少见，可由金黄色葡萄球菌、链球菌或大肠埃希菌等化脓菌经血道（败血症或脓毒血症）或胃外伤直接感染所致，可引起急性蜂窝织炎性胃炎（acute phlegmonous gastritis）。

（三）临床诊疗及预防

多数患者症状轻微（上腹部不适或隐痛）或无症状。临床最常见的急性出血性胃炎（急性糜烂性出血性胃炎）患者多因突然发生呕血和（或）黑便等上消化道出血症状就诊。确诊有赖于急诊内镜检查，内镜可见弥漫分布的多发性糜烂、出血灶和表浅溃疡为特征的急性胃黏膜病损，一般应激所致的胃黏膜病损以胃体、胃底为主，而 NSAIDs 或酒精所致胃黏膜病损以胃窦为主。内镜检查宜在出血发生后 24~48 h 内进行，因胃黏膜修复较快，病变可在短期内消失，延迟检查可能无法确定出血原因。

对于急性出血性胃炎（急性糜烂性出血性胃炎），应针对原发病和病因采取防治措施，去除

笔记

病因,积极治疗原发病和创伤,纠正其引起的病理生理紊乱,常用 H_2 受体拮抗剂(histamine-2 receptor antagonists, H_2RA)或质子泵抑制剂(proton pump inhibitor, PPI)及胃黏膜保护剂促进胃黏膜修复和止血。

二、慢性胃炎

慢性胃炎(chronic gastritis)是胃黏膜的慢性非特异性炎症,发病率高。

(一)病因和发病机制

慢性胃炎的病因和发病机制尚未完全明了,目前认为与以下因素有关。

1. 幽门螺杆菌(Hp)感染

正常情况下,胃壁完善的自我保护机制(胃酸、蛋白酶的分泌功能,上皮前、上皮细胞、上皮后屏障功能)能抵御经口入胃的各种微生物的侵袭。Hp 是目前已知的唯一能够突破胃黏膜屏障的病原微生物。Hp 可依靠其螺旋形菌体结构和鞭毛穿过黏液层,定植于黏液层与上皮细胞表面,但较少侵入胃腺和固有层,使其既逃避胃酸的杀菌作用,又免受机体免疫机制的清除作用。Hp 导致胃黏膜损伤的机制可能有以下几种:① 产生尿素酶分解尿素,形成的氨既有利于 Hp 生存,又对上皮细胞产生毒性作用;② 产生空泡细胞毒素 A(vacuolating cytotoxin A, VacA)和细胞毒素相关蛋白 A(cytotoxin-associated protein A, CagA)等,损伤胃黏膜上皮细胞;③ 促使上皮细胞和炎症细胞产生各种细胞因子与类症介质;④ Hp 的 Lewis X、Lewis Y 抗原可引发自身免疫反应。

2. 胃黏膜损伤

长期摄入粗糙、过烫、刺激性食物,饮用烈酒、浓茶、浓咖啡,服用 NSAIDs、氯化钾、碘、铁剂等药物,均可引起胃黏膜损伤。慢性右心衰竭、肝硬化、门静脉高压症引起的胃黏膜淤血、缺氧,尿毒症时血尿素氮水平升高,以及上腹部放射治疗均可引起胃黏膜屏障功能降低和修复功能异常,导致胃黏膜损伤。

3. 十二指肠胃反流

胃肠动力异常、消化吸收不良或慢性炎症可造成十二指肠内容物反流入胃,进而导致胃黏膜的慢性损伤和炎症。

4. 自身免疫损伤

胃体壁细胞分泌一种糖蛋白,称内因子,食物中的维生素 B_{12} 必须与内因子结合后才能被末端回肠吸收。当机体因自身免疫性疾病致使循环中出现壁细胞和内因子的自身抗体时,可导致壁细胞损伤、胃体腺萎缩和胃酸分泌减少,抗内因子抗体使肠道维生素 B_{12} 吸收不良,因而出现以巨幼细胞贫血为特点的恶性贫血。

5. 年龄

随着年龄的增长,胃黏膜发生退行性改变,可出现胃黏膜小血管扭曲、小动脉壁玻璃样变和管腔狭窄,造成胃黏膜缺血、分泌功能和屏障功能降低,进而出现胃黏膜肠上皮化生(intestinal metaplasia)和萎缩性改变。

6. 胃黏膜营养缺乏

长期饮食单一、缺乏营养、消化吸收不良可影响胃黏膜的再生与修复功能,造成炎症慢性迁延、上皮增生异常及胃腺萎缩。

(二)病理类型及病理变化

慢性胃炎组织病理学变化主要包括 5 项组织学变化,即 Hp、慢性炎症改变、炎症活动性、萎缩、肠化生。根据病理变化的不同,慢性胃炎可分为以下三类。

笔记

1. 慢性浅表性胃炎

慢性浅表性胃炎(chronic superficial gastritis)即非萎缩性胃炎(non-atrophic gastritis),又称慢性单纯性胃炎,是胃黏膜最常见的病变之一,国内胃镜检出率高达 20%~40%,常见于胃窦部。病变呈多灶性或弥漫性。肉眼观(胃镜检查):病变表现为胃黏膜充血、水肿,呈淡红色,可伴有点状出血和糜烂,表面可有灰黄或灰白色黏液性渗出物覆盖。镜下观:病变主要表现为黏膜浅层固有膜内淋巴细胞、浆细胞等慢性炎症细胞浸润,但腺体保持完整,无萎缩性改变。严重者炎症可累及黏膜深层。

结局:大多经治疗或合理饮食可痊愈,少数转变为慢性萎缩性胃炎。

2. 慢性萎缩性胃炎

慢性萎缩性胃炎(chronic atrophic gastritis)以胃黏膜萎缩变薄,黏膜腺体减少或消失并伴有肠上皮化生,固有层内大量淋巴细胞、浆细胞浸润为特点。本型胃炎的病因较复杂,部分可能与吸烟、酗酒或用药不当有关;部分由非萎缩性胃炎迁延发展而来;还有部分属自身免疫病。患者可出现消化不良、食欲不佳、上腹部不适等症状。

根据发病是否与自身免疫有关及是否伴有恶性贫血,本型胃炎分为 A、B 两型(表 4-1)。我国患者多属于 B 型。两型胃黏膜病变基本类似。肉眼观(胃镜检查):胃黏膜由正常的橘红色变为灰色或灰绿色,黏膜层变薄,皱襞变浅甚至消失,黏膜下血管清晰可见,偶有出血及糜烂。

表 4-1　慢性萎缩性胃炎 A、B 型比较

项目	A 型	B 型
病因与发病机制	自身免疫	Hp 感染(60%~70%)
病变部位	胃体部或胃底部	胃窦部
抗壁细胞和内因子抗体	阳性	阴性
血清胃泌素水平	高	低
胃内 G 细胞的增生	有	无
血清中自身抗体	阳性(>90%)	阴性
胃酸分泌	明显降低	中度降低或正常
血清维生素 B_{12} 水平	降低	正常
恶性贫血	常有	无
伴发消化性溃疡	无	高

镜下观:① 病变区胃黏膜变薄,腺体变小,数目减少,胃小凹变浅,并可有囊性扩张;② 固有层内有大量淋巴细胞、浆细胞浸润,病程长的病例可形成淋巴滤泡;③ 胃黏膜内可见纤维组织增生;④ 常出现肠上皮化生(图 4-2),可表现为肠上皮化生和假幽门腺化生,但肠上皮化生较为常见。在肠上皮化生中,可出现细胞不典型增生。肠上皮化生可分为完全型(也称为小肠型或I型化生)和不完全型(也称为 II 型化生)两类。完全型肠上皮化生时出现杯状细胞、吸收上皮细胞和潘氏细胞,PAS 染色显示吸收上皮细胞刷状缘阳性,免疫组化检测显示胃黏蛋白包括 MUC1、MUC5AC 和 MUC6 表达减少,表达肠型黏蛋白 MUC2。不完全型化生中又可根据其黏液组化反应,分为胃型(也称 II a 型)和结肠型(也称 II b 型)化生。II a 型化生的柱状上皮细胞分泌中性黏液,II b 型化生的柱状上皮细胞分泌硫酸黏液,免疫组化检测显示胃黏蛋白与 MUC2 同时表达。目前,大多数研究者发现结肠型不完全化生与肠型胃癌发生的关系较密切。在慢性萎缩性胃炎中,有时还可见假幽门腺化生。

笔记

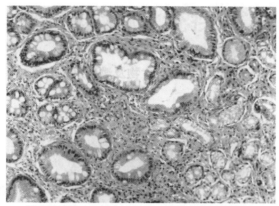

固有腺体减少伴肠上皮化生，慢性炎症细胞浸润。

图 4-2 慢性萎缩性胃炎

3. 特殊类型胃炎

此型胃炎相对少见，主要有以下几种类型：

（1）肥厚性胃炎（hypertrophic gastritis） 常发生在胃底及胃体部。肉眼观：黏膜层明显增厚，黏膜皱襞肥大，加深变宽，似脑回。组织学上其可以分为三种不同的亚型：① Menetrier 病：多见于中年男性，系由转化生长因子-α（TGF-α）过量分泌引起的黏膜黏液细胞过度增生而腺体萎缩所致。因大量黏液分泌而致蛋白丢失，可引起低白蛋白血症，胃腺体萎缩可致低酸或无胃酸。② 肥厚性高分泌性胃病（hypertrophic hypersecretory gastropathy）：以主细胞和壁细胞增生为特征。此类患者可因大量胃酸分泌而继发溃疡形成。③ 继发于促胃液素大量分泌的胃腺体增生（gastric gland hyperplasia secondary to excessive gastrin secretion）：见于促胃液素瘤，即 Zollinger-Ellison 综合征。镜下观：腺体肥大增生，腺管延长，有时增生的腺体可穿过黏膜肌层。黏膜表面黏液分泌细胞数量增多，分泌增加。黏膜固有层炎症细胞浸润不显著。

（2）淋巴细胞性胃炎 以胃黏膜表层上皮和小凹上皮内大量成熟的 T 细胞浸润为特征。

（3）嗜酸细胞性胃炎 以胃窦部全层大量嗜酸性粒细胞浸润为特征，可能与过敏相关，固醇类激素治疗有效。

（4）肉芽肿性胃炎 以胃黏膜内上皮样肉芽肿形成为特征，多见于克罗恩病、结核或组织胞浆菌感染、全身性血管炎或胃黏膜异物等。

（5）疣状胃炎（gastritis verrucosa） 多见于胃窦部，以黏膜表面出现大量痘疹样突起为特征，中央多发性糜烂、凹陷。镜下可见病灶中心凹陷部胃黏膜上皮变性坏死并脱落，伴有急性炎性渗出物覆盖。

多数慢性胃炎患者无明显症状，临床可表现为中上腹不适、饱胀、钝痛、烧灼痛等，也可有食欲不振、反酸、暖气、恶心等消化不良症状，有时上腹轻压痛。恶性贫血者常伴全身乏力，或出现明显的厌食、体重减轻、贫血，而消化道症状一般较少。病理活检是诊断慢性胃炎最可靠的方法。病因诊断除通过了解病史外，还可进行 Hp 检测及血清抗壁细胞抗体、内因子抗体、血清促胃液素、维生素 B$_{12}$ 水平测定，以助于诊断自身免疫性胃炎。

成人胃黏膜常可见非活动性、轻度慢性浅表性胃炎，系生理性黏膜免疫反应，无须药物治疗。如慢性胃炎累及黏膜全层或呈活动性，出现癌前病变（肠上皮化生、假幽门腺化生、萎缩及不典型增生）可予短期或长期间歇治疗。治疗目的是缓解症状和改善胃黏膜炎症反应，治疗应遵循病因治疗、个体化治疗原则。Hp 相关胃炎伴有胃黏膜萎缩、糜烂或消化不良症状者，推荐根除 Hp 治疗。根除 Hp 治疗可使胃黏膜的组织病理学变化得到改善，对预防消化性溃疡及胃癌的意义重大。对以胃黏膜糜烂、反酸和上腹痛等症状为主者，可适当选用 PPI 或 H$_2$RA。有消化不良症状者可选用促胃肠动力药（莫沙必利、盐酸伊托必利等）和消化酶制剂改善症状，还可选用

笔记

胃黏膜保护剂增强胃黏膜屏障功能,减轻黏膜损伤。有明显心理精神因素的患者可选用抗抑郁、焦虑药物辅助治疗。慢性萎缩性胃炎,尤其是伴有中重度化生或上皮内瘤变(细胞异型增生)者,需定期进行内镜检查和组织病理学随访。

第三节　消化性溃疡

消化性溃疡(peptic ulcer)是指胃肠道黏膜被自身消化所形成的溃疡。病变可发生于食管、胃、十二指肠、残胃吻合口等部位,胃及十二指肠球部溃疡最为常见。本病多反复发作,十二指肠溃疡较胃溃疡多见,两者比例约为3∶1,胃和十二指肠并存的复合性溃疡约占5%。十二指肠溃疡多发于中青年,胃溃疡多发于中老年。在全球男性发病率高于女性,男女比例呈缩小趋势,原因可能是女性吸烟人数增加,但在亚洲十二指肠球部溃疡仍以男性为主。

(一)病因和发病机制

消化性溃疡的发病机制是胃酸、胃蛋白酶侵袭作用与黏膜的保护作用之间发生失衡。常见病因包括 *Hp* 感染、药物、胃排空障碍、胃酸分泌异常、遗传和精神因素等。

1. *Hp* 感染

Hp 是消化道溃疡的主要致病因素。十二指肠溃疡(duodenal ulcer, DU)患者的 *Hp* 感染率高达90%,胃溃疡(gastric ulcer, GU)患者的 *Hp* 感染率高达80%。因此,控制 *Hp* 感染能促进溃疡愈合、预防复发及减少并发症。

2. 药物

长期服用 NSAIDs、糖皮质激素、化疗药物、氯吡格雷、西罗莫司等药物可导致胃肠黏膜损伤和消化性溃疡的发生,其中服用 NSAIDs 是引发消化性溃疡的重要因素。

3. 胃排空障碍

胃排空延缓致胃内食糜滞留可持续刺激胃窦 G 细胞分泌促胃液素,继而造成胃酸增多及胃黏膜损伤。十二指肠胃反流也可导致胃黏膜损伤。

4. 其他

紧张、焦虑、抑郁等精神因素可影响胃十二指肠分泌、运动和黏膜血流的调节;长期吸烟可促进壁细胞增生,增加胃酸分泌,抑制黏膜内 PGE 的合成;进食无规律、摄入辛辣饮食、过量引用咖啡等亦可直接破坏黏膜屏障。部分消化性溃疡患者有家族聚集倾向,提示可能存在遗传易感性。

(二)病理变化

肉眼观:胃溃疡多发生于胃小弯侧,愈靠近幽门愈多见,尤其多见于胃窦部。溃疡常为单个,呈圆形或椭圆形,直径多在 2 cm 以内。溃疡边缘整齐,状如刀切,底部平坦、洁净,通常穿越黏膜下层,深达肌层甚至浆膜层。胃的蠕动导致一般溃疡的贲门侧较深、幽门侧较浅。溃疡周围的胃黏膜皱襞因受溃疡底瘢痕组织的牵拉而呈放射状(图4-3)。十二指肠溃疡多发于球部的前壁或后壁,一般较小,直径常在 1 cm 以内,该溃疡较浅且易愈合。

镜下观:溃疡底部由内向外分为四层(图4-4)。① 渗出层,最上层由少量炎性渗出物(白细胞、纤维素等)覆盖。② 坏死层,由坏死细胞、组织碎片和纤维蛋白样物质构成的凝固性坏死。③ 肉芽组织层。④ 瘢痕层,瘢痕底部小动脉因炎症刺激常有增生性动脉内膜炎,使小动脉管壁增厚、管腔狭窄或血栓形成,故可造成局部血供不足,妨碍组织再生,使溃疡不易愈合,同时可防止溃疡血管破裂、出血。溃疡底部的神经节细胞和神经纤维常发生变性、断裂及小球状增生,这是导致疼痛的病理基础。溃疡壁处黏膜肌层与肌层常形成粘连、融合。

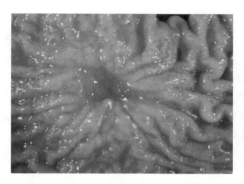
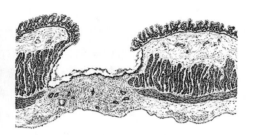

胃小弯近幽门处溃疡，边缘整齐，周围黏膜水肿，黏膜皱襞放射状向溃疡集中。

剖面观（模式图）：溃疡深达浆膜层，黏膜、肌层完全被破坏，溃疡表面为渗出物覆盖，底部大量纤维结缔组织增生（瘢痕）。

图 4-3　胃溃疡

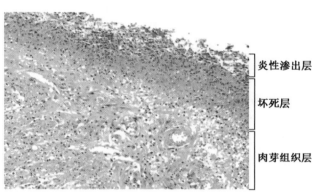

炎性渗出层

坏死层

肉芽组织层

图 4-4　胃溃疡镜下观

（三）结局及并发症

1. 愈合

愈合（healing）是指渗出物及坏死组织逐渐被吸收、排出，已被破坏的肌层不能再生，由肉芽组织增生形成瘢痕组织填充修复，同时周围黏膜上皮再生覆盖溃疡面而愈合。

2. 出血

出血（hemorrhage）是最常见的并发症，发生率为 10%～35%。因溃疡底部毛细血管破裂，故溃疡面有少量出血。此时患者大便潜血试验常呈阳性。若溃疡底部大血管破裂，则患者出现呕血和柏油样大便，严重时出现出血性休克。

3. 穿孔

穿孔（perforation）的发生率约为 5%。十二指肠溃疡因肠壁较薄更易发生穿孔，穿孔后因胃肠内容物漏入腹腔而引起腹膜炎。

4. 幽门狭窄

幽门狭窄（pyloric stenosis）的发生率为 2%～3%。经久的溃疡易形成大量瘢痕，而瘢痕收缩可引起幽门狭窄。

5. 癌变

癌变（carcinogenesis）约占胃溃疡的 1%。十二指肠溃疡几乎不发生癌变。溃疡边缘的黏膜上皮或腺体不断受到破坏及反复再生，在此过程中某些致癌因素作用导致癌变发生。

（四）临床诊疗及预后

上腹痛是消化性溃疡的主要症状，可呈钝痛、灼痛、胀痛、饥饿样疼痛。典型的消化性溃疡有以下临床特点：慢性过程；周期性发作，发作与自行缓解相交替；发作常呈季节性，多在秋冬或

笔 记

冬春之交发病,情绪不良或过劳可诱发;发作时上腹痛呈节律性,腹痛与进餐先后的关系被认为是鉴别胃与十二指肠溃疡的临床依据,胃溃疡多为"餐后痛",十二指肠溃疡则多为"空腹痛"。近年来,抑酸药、抗酸药的应用使得无上述典型疼痛的病例增加,仅表现为腹胀、烧心、反酸等消化道症状。溃疡发作时可有剑突下疼痛、局限性压痛或无明显阳性体征。

内镜检查是确诊消化性溃疡的首选检查方法。内镜下,消化性溃疡多呈圆形或卵圆形,也有呈线形的,边缘光整,底部覆以灰白色或灰黄色渗出物,周围黏膜常有充血、水肿,可见皱襞向溃疡集中。内镜检查过程中,需对胃溃疡患者行常规活组织检查。X 线钡餐检查适用于不愿意接受内镜检查或有禁忌者。溃疡的 X 线征象有直接和间接两种:龛影是直接征象,对溃疡有确诊价值;局部压痛、十二指肠球部激惹和球部畸形、胃大弯侧痉挛性切迹均为间接征象,仅提示可能有溃疡。诊断为消化性溃疡的患者,应常规行 Hp 检测。总之,慢性病程、周期性发作、节律性上腹疼痛,且疼痛可为抗酸药或抑酸药所缓解是诊断消化性溃疡的重要临床依据,内镜可以确诊,不能接受内镜检查者,X 线钡餐检查发现龛影亦有确诊价值。消化性溃疡应与其他引起慢性上腹疼痛的疾病、胃癌、Zollinger-Ellison 综合征等相鉴别。

H_2 受体拮抗剂(法莫替丁、雷尼替丁等)是治疗消化性溃疡的主要药物之一,疗效好,价格相对便宜,长期使用不良反应少。PPI(奥美拉唑、雷贝拉唑、埃索美拉唑等)作用于 H^+-K^+-ATP 酶使其失去活性,抑酸作用强,多在 2~3 天内控制症状,溃疡愈合率高于 H_2 受体拮抗剂。一些难治性溃疡可优先选用 PPI 类药物治疗。消化性溃疡无论活动与否,都是根除 Hp 的主要指征之一,对出现并发症和反复复发的消化性溃疡者,应追踪抗 Hp 的疗效,一般应在停药后至少4 周内复检 Hp。根除 Hp 可显著降低溃疡的复发率。胃黏膜保护剂包括胶体铋剂及弱碱性抗酸剂。大多数消化性溃疡无须外科手术治疗,但在下列情况下,可考虑手术治疗:① 大量出血,经药物和内镜治疗无效时;② 急性穿孔、慢性穿透性溃疡;③ 瘢痕性幽门梗阻;④ 疑有胃溃疡癌变。胃大部切除术和迷走神经切断术是治疗消化性溃疡最常用的手术方式。胃大部切除术后,消化道重建主要有 Billroth Ⅰ式吻合、Billroth Ⅱ式吻合及胃空肠 Roux-en-Y 吻合三种术式。术后并发症可有术后胃出血、术后梗阻、吻合口溃疡、缺铁性贫血及营养不良等。

消化性溃疡经正规药物治疗后,愈合率可达 95%,青壮年患者死亡率接近 0,老年患者主要死于严重并发症(大出血和急性穿孔),病死率小于 1%。

第四节　肠道常见疾病

一、肠梗阻

肠梗阻(intestinal obstruction, ileus)是肠内外各种原因引起的肠内容物通过障碍,是常见的外科急腹症之一。发生肠梗阻时,不仅肠管形态和功能上会发生相应的病理变化,而且可导致一系列全身性病理改变。有时急性肠梗阻病情进展迅速,常致患者死亡。目前,肠梗阻的病死率一般为 5%~10%,绞窄性肠梗阻的病死率可达 10%~20%。肠梗阻可导致水、电解质与酸碱平衡失调等全身性病理改变,患者年龄大合并心肺功能不全等为常见的死亡原因。

(一)病因和发病机制

1. 机械性因素

常见原因包括:① 肠外因素,如粘连及束带压迫、肿瘤压迫、疝嵌顿等;② 肠壁因素,如肠壁肿瘤、肠套叠、肠扭转、先天畸形等;③ 肠腔内因素,如粪块、蛔虫、异物、胆石堵塞等。以上机械性因素均可引起肠腔狭窄、堵塞而导致肠内容物无法顺利通过,称为机械性肠梗阻,为临床上最

笔记

常见的类型。

2. 动力性因素

因肠动力异常而导致肠内容物无法顺利通过肠腔,称为动力性肠梗阻。① 麻痹性肠梗阻:较常见,多发生于腹腔手术后、弥漫性腹膜炎、腹部创伤等患者,腹腔炎症、腹膜刺激导致严重的神经、体液及代谢紊乱,继而造成肠蠕动减弱或消失;② 痉挛性肠梗阻:较少见,发生于肠道功能紊乱、急性肠炎或慢性铅中毒患者。

3. 血运性因素

因肠系膜血管栓塞或血栓形成,肠管血液循环障碍,而导致肠失去蠕动能力,肠腔虽通畅但肠内容物无法顺利通过肠腔,称为血运性肠梗阻。血运性肠梗阻因肠管缺血可迅速发生坏死,需要紧急处理。

（二）病理生理改变

1. 局部变化

（1）早期变化　机械性肠梗阻时,梗阻部位以上肠管蠕动增强,肠管因气体和液体等积聚而膨胀明显,梗阻部位以下肠管瘪陷。扩张肠管和塌陷肠管交界处即为发生梗阻的位置。梗阻部位越低,肠管膨胀和腹胀越明显,由于肠腔内积聚了大量液体,因此患者可发生水、电解质和酸碱平衡紊乱。麻痹性肠梗阻主要表现为肠管内积气、积液,肠管蠕动消失,明显腹胀。

（2）晚期变化　由于肠管内大量积气、积液,因此腔内压显著升高,肠管过度扩张,肠壁出现不同程度的血运障碍和缺氧。首先,肠壁静脉和淋巴液回流障碍,出现肠壁淤血、水肿,肠液分泌增加,液体外渗;同时由于肠壁细胞缺血、缺氧,因此肠壁、毛细血管和淋巴管通透性增加,肠壁出现出血点和大量渗液。随后,肠壁动脉血运受阻,肠壁发生缺血性坏死,失去动力,颜色变黑,发展为绞窄性肠梗阻,此时肠壁变薄,通透性增加,肠腔内大量细菌和毒素易位并被吸收,进入腹腔后导致腹膜炎。最终,肠管坏死至破溃穿孔,引起弥漫性腹膜炎。

2. 全身变化

（1）水、电解质和酸碱平衡紊乱　肠梗阻时,消化液积存于肠腔而无法吸收回全身血液循环,同时肠壁持续向肠腔内渗出液体,导致体液丢失于第三间隙,可出现低钾、低钠、低氯等电解质紊乱现象。高位肠梗阻患者因呕吐而丢失大量胃液,故易发生脱水和代谢性碱中毒。低位肠梗阻患者可丢失大量碱性消化液,且因组织灌注不良而使酸性代谢产物蓄积,故易发生代谢性酸中毒。

（2）血容量降低　肠腔内大量积液、肠壁液体外渗及呕吐直接导致消化液丢失,造成体液总量减少和血容量降低。此外,肠梗阻时体内蛋白质分解增加而合成不足,导致血浆蛋白减少、血浆胶体渗透压降低,血容量降低。

（3）休克　肠梗阻时,体液大量丢失可引起低血容量性休克;细菌易位感染、大量毒素吸收,可引起感染性休克。当肠管坏死、穿孔,发生严重腹膜炎时,低血容量性休克和感染性休克可并存。

（4）其他器官功能障碍　肠梗阻时,腹痛、腹胀可使患者腹式呼吸减弱,严重腹胀、腹内压升高、横膈上抬可造成肺通气障碍。腹内压增高和血容量不足可导致下腔静脉回流减少,心排出量降低。毒素大量吸收和全身循环障碍可引起肝、肾功能障碍。

（三）病理变化

急性肠梗阻时在梗阻处上端小肠开始有一过性蠕动增强,其后则肠管麻痹、扩张,肠壁变薄,肠腔内含大量粪液,适于细菌繁殖。梗阻如位于小肠上段,则常引起剧烈呕吐,导致严重水及电解质丢失。由于肠内容物停滞及细菌感染,肠黏膜发生炎症反应,偶亦见溃疡形成,甚至发生肠穿孔。如梗阻时间较长,血运障碍,可导致肠出血和坏死,形成弥漫性腹膜炎。

笔记

（四）临床诊疗及预后

肠梗阻的临床表现可总结为痛、吐、胀、闭。① 腹痛：机械性肠梗阻引起的腹痛为阵发性剧痛，麻痹性肠梗阻则多为持续性胀痛。若腹痛的间歇期不断缩短，或呈持续性剧痛，应警惕绞窄性肠梗阻的发生。② 呕吐：高位肠梗阻呕吐频繁且出现较早，呕吐物多为胃及十二指肠内容物；低位肠梗阻呕吐不频繁且出现较晚，初期为胃内容物，后期为粪便样肠内容物；溢出性呕吐多见于麻痹性肠梗阻。③ 腹胀：一般以低位肠梗阻多见；麻痹性肠梗阻时尤为明显，遍及全腹，可见梗阻以上肠管膨胀，出现肠型；高位肠梗阻时腹胀表现并不明显，有时可见胃型。④ 排气、排便停止：完全性肠梗阻多见；但需注意，高位肠梗阻早期，梗阻下方积存的气体和粪便仍可排出，需防止漏诊。除以上特征性症状外，肠梗阻晚期还可见唇干舌燥、皮肤弹性减退、眼窝凹陷、脉搏细速等休克症状，多由呕吐、脱水及全身电解质紊乱引起。视诊可见胃肠型和蠕动波；触诊可扪及有压痛的包块；当渗出明显时叩诊可有移动性浊音阳性；听诊可闻及肠鸣音亢进，有气过水声或金属音，麻痹性肠梗阻时，肠鸣音减弱或消失。

肠梗阻发生 4~6 h 后，腹部立位平片即可见肠腔内积气、积液影，侧位平片可见胀气肠袢和液平。肠梗阻部位不同时，X 线的表现也各异：空肠梗阻可见鱼骨刺征；回肠梗阻可见阶梯状液平；结肠梗阻可见结肠袋形。实验室检查早期变化不明显，随着病情进展，可出现全身酸碱平衡失调、电解质紊乱及肾功能异常。肠梗阻易与其他胃肠道疾病（如阑尾炎、急性出血性肠炎、食物中毒等）相混淆，从而延误治疗，使病情恶化。因此，对以恶心、呕吐及腹痛为主要症状的患者，首先应完善病史和腹部体格检查，同时根据有无急腹症，选择 X 线或 B 超检查，以便在早期排除其他疾病的干扰。

肠梗阻的治疗以外科手术解除梗阻为主，但手术和非手术治疗的患者均需进行基础治疗，后续治疗方案根据梗阻部位、类型、性质及全身状况、病情严重程度而定。基础治疗包括禁食，补液，胃肠减压，纠正水、电解质、酸碱平衡紊乱；支持治疗包括营养支持，抗感染，吸氧、止痛及应用生长抑素等。手术治疗常用术式有胃肠减压术、粘连松解术、肠短路吻合术、腹腔引流及肠造口术等。肠梗阻的预后因梗阻类型、患者一般情况及疾病严重程度而异，肠扭转如未能得到及时、妥善的处理，死亡率高达 10%~33%。肠套叠以小儿多见，只要及时进行手术治疗，一般预后好；肠系膜血管缺血引起肠梗阻以老年人居多，由于其基础情况较差且临床认识不足，因而易被误诊，一旦发生广泛肠缺血坏死，预后凶险，死亡率高。

二、克罗恩病

克罗恩病（Crohn disease，CD）又称局限性肠炎（regional enteritis），是一种病因未明的主要侵犯消化道的慢性炎性肉芽肿性疾病。病变主要累及回肠末端，其次为结肠、回肠近段和空肠等处，呈节段性或跳跃性分布。本病以腹痛、腹泻、腹部包块和肠梗阻为临床特点，可伴有关节、皮肤、口腔黏膜、眼等肠外表现及发热、营养障碍等全身表现。CD 多在 15~30 岁发病，男女患病率相似，欧美国家患病率较高，我国少见，但近年有逐渐增长的趋势。

（一）病因和发病机制

1. 遗传因素

大量研究显示，CD 与遗传因素相关。单卵双生子共患 CD 的一致性比例明显高于异卵双生子。CD 患者亲属的发病率高于普通人群的 30 余倍。最早发现与 CD 相关的突变基因为 *NOD*2 基因（也称 *CARD*15 基因）。*NOD*2 的正常表达与机体天然免疫防御功能密切相关，其突变可造成天然免疫反应失调、NF-κB 活化、细胞因子生成增加，进而导致组织细胞损伤和 CD 的发生。*NOD*2 突变多见于 CD 末端回肠受累者，易发生纤维化与狭窄，但仅不足 30% 的 CD 患者存在此基因突变。我国、日本及韩国的研究者尚未发现此基因突变，反映了遗传异质性和东西方人种

笔记

的差异。目前,研究人员发现至少有 30 多个基因与 CD 相关,如参与内质网未折叠蛋白反应途径的 *XBPI* 基因等。

2. 免疫因素

肠黏膜上皮既是肠道的天然屏障,也参与黏膜的免疫反应,其传递抗原刺激信息、释放各种细胞因子与化学介质,促进局部白细胞的聚集、活化和吞噬,从而启动宿主的免疫反应。若机体免疫功能失调,造成肠道局部炎症反应加强,则可能导致 CD 发生。

曾有观点认为,CD 是一种原发性 T 细胞自身免疫性疾病。有学者认为,CD 源于天然免疫的缺陷,表现为体内巨噬细胞分泌各种细胞因子障碍,造成天然免疫异常,因而引发结肠内各种微生物引起的持续炎症反应。另有学者认为,CD 主要由 Th1 或 Th17 细胞激活并分泌白细胞介素-2(interleukin-2, IL-2)、γ 干扰素(interferon-γ, IFN-γ)、肿瘤坏死因子(tumor necrosis factor,TNF)或者 IL-17、IL-22 等细胞因子所致。此外,也有研究发现,*ATG16L1* 基因变异引起的细胞自噬功能缺陷与 CD 的发病相关。

3. 感染因素

大量研究表明,副结核分枝杆菌、麻疹病毒、流感病毒等与 CD 发病可能相关,但有待进一步证实。

4. 其他

动物蛋白摄入过多、饮食中 ω-6 与 ω-3 比例失衡、口服激素类避孕药、早期断奶、儿童肠道感染和吸烟等对 CD 的影响均有报道。精神因素、活性氧(reactive oxygen species,ROS)、NSAIDs 等也可能通过多个环节参与 CD 的发生。

(二)病理变化

肉眼观:病变呈阶段性,由正常黏膜分隔。病变处肠壁变厚、变硬,肠黏膜高度水肿。皱襞呈块状增厚,黏膜面有纵行溃疡,进而发展为裂隙,重者可引起肠穿孔及形成瘘管。病变肠管常因纤维化而狭窄并易与邻近肠管或肠壁粘连。肠壁可粘合成团,与回盲部增殖型肠结核很相似。

镜下观:① 裂隙状溃疡,溃疡深而狭窄,呈裂隙状,溃疡表面被覆坏死组织;② 肠壁各层可见大量淋巴细胞、巨噬细胞与浆细胞浸润,可见淋巴组织增生并有淋巴滤泡形成;③ 肉芽肿形成,约半数以上病例出现由上皮样细胞和多核巨细胞构成的非干酪样坏死性肉芽肿(图 4-5);④ 肠黏膜下层增厚、高度水肿,并见多数扩张的淋巴管。

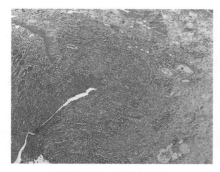 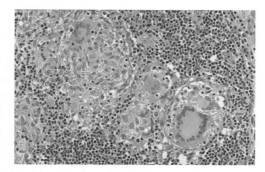

穿壁性炎症,裂隙状溃疡。　　黏膜固有层内见界限不清的淡染非干酪样坏死性肉芽肿。

图 4-5 克罗恩病

(三)临床诊疗及预后

CD 的临床症状首先以腹痛最常见,多为右下腹或脐周痉挛性疼痛,间断发作,多于餐后加重,排便排气后缓解。其次是腹泻,早期可呈间歇性发作,后期为持续性糊状便,一般无脓血或黏液。部分患者可出现腹部包块,以右下腹与脐周多见。CD 的特征性临床表现为瘘管形成,可作为与溃疡性结肠炎的鉴别依据。少数患者有肛门周围瘘管、脓肿形成及肛裂等肛门周围病

笔记

变。CD 的全身表现以发热最常见,常为间歇性低热或中度发热,多由肠道炎症活动或继发感染引起。因食欲减退、慢性腹泻及慢性消耗等可致消瘦、贫血、低蛋白血症、维生素缺乏等。部分患者伴有口腔黏膜溃疡、皮肤结节性红斑、关节炎、葡萄膜炎等肠外表现。并发症以肠梗阻、腹腔内脓肿常见,偶可并发急性肠穿孔及消化道出血,直肠或结肠黏膜受累者可发生癌变。

实验室检查常有贫血,活动期可见白细胞计数增高,C-反应蛋白水平增高,血沉加快。粪便隐血试验常呈阳性。抗酿酒酵母抗体(anti-saccharomyces cerevisiae antibody, ASCA)及核周型抗中性粒细胞抗体(perinuclear anti-neutrophil cytoplasmic antibody, P-ANCA)可能分别为 CD 和 UC 的相对特异性抗体,有助于诊断及鉴别诊断。胃肠钡餐检查可见黏膜皱襞粗乱、纵行溃疡或裂沟、鹅卵石征,瘘管形成、假息肉、多发性狭窄或肠壁僵硬等 X 线征象,病变呈节段性分布。内镜直视下观察可见病变呈节段性、非对称性分布的纵行溃疡、鹅卵石样改变、肠腔狭窄或肠壁僵硬、炎性息肉等,病变之间黏膜外观正常。病理活检发现典型的非干酪样肉芽肿是诊断 CD 的重要依据。

中青年患者有慢性反复发作右下腹或脐周疼痛、腹泻、腹部包块及发热等表现,内镜和 X 线发现回肠末端与邻近结肠的节段性肠道炎性改变,可做出临床诊断(如活检于黏膜固有层见非干酪样坏死性肉芽肿更支持诊断)。对于初诊不典型患者,应通过随访观察以明确诊断。CD 应与各种肠道感染性或非感染性炎症性疾病及肠道肿瘤相鉴别,主要依靠 X 线、内镜及病理活检。

CD 的治疗目标是控制病情,促进黏膜愈合,减少手术,提高生活质量。首先必须戒烟,加强营养,重症者可辅以肠内或肠外营养。活动期主要控制炎症反应,根据病情轻重及病变部位选用氨基水杨酸制剂[柳氮磺吡啶(sulfasalazine, SASP)]、糖皮质激素、免疫抑制剂(硫唑嘌呤)或生物制剂(英夫利西单抗,IFX)等。缓解期用药一般根据诱导缓解期而定,但激素不作为维持缓解用药,一般可逐渐改用氨基水杨酸制剂或硫唑嘌呤及 IFX 诱导并维持缓解。出现完全性机械性肠梗阻、瘘管与腹腔脓肿、急性穿孔或不能控制的大量出血等并发症,应考虑外科手术。手术方式主要是切除病变肠段,但术后复发率高,可达 50% 以上。CD 可经治疗好转或自行缓解,但多数患者易反复发作,迁延不愈,预后不良。

三、溃疡性结肠炎

溃疡性结肠炎(ulcerative colitis, UC)是一种原因不明的慢性非特异性结肠炎症,可累及结肠各段,以直肠多见,偶见于回肠。病变主要限于黏膜及黏膜下层。UC 是北美和欧洲国家的常见病,近 30 年来日本该病的发病率呈逐步增高趋势,我国虽无普通人群的流行病学资料,但近十多年来,本病就诊人数也呈明显增高趋势。溃疡性结肠炎多见于 20~40 岁,成年人多发,亦可见于儿童或老年,无明显性别差异。本病也常伴肠外免疫性疾病,如游走性关节炎、前葡萄膜炎、原发性硬化性胆管炎等。

(一)病因和发病机制

UC 与 CD 同属于 IBD(炎症性肠病),UC 的病因和发病机制在很多方面与 CD 相似,但亦尚未明确。

1. 环境因素

UC 在发达国家和地区的发病率较高;在我国,随着经济发展和生活水平的提高,UC 的发病率也呈逐年上升趋势,这提示环境因素在 UC 发病中起重要作用,包括饮食、营养不良(如维生素 D 缺乏)、生活方式不良(吸烟)或暴露于一些不明因素等。另一种解释为,生活环境与条件的改善使机体接触各种致病原的机会减少,致使婴幼儿肠道未受到足够的致病原刺激,因此成年后针对各种致病原产生有效免疫应答的能力降低。

笔记

2. 遗传因素

UC 发病也呈明显的种族差异和家族聚集性。白人发病率高,黑人发病率相对较低;拉美人及亚洲人发病率相对较低,犹太人发生 UC 的危险性最高。UC 患者一级亲属的发病率显著高于普通人群,单卵双生子共患 UC 的一致性较高,也支持遗传因素的发病作用。

3. 感染因素

实验动物在肠道无菌的条件下很少发生结肠炎,临床使用抗生素治疗 UC 有一定疗效,提示细菌感染可能是 UC 的病因之一,但至今亦未发现与 UC 发病直接相关的病原微生物。

4. 免疫因素

天然免疫反应、获得性免疫反应、各种细胞因子及炎症介质参与免疫损伤在 UC 发病机制中的重要性越来越被人们认识,并逐步得到证实。近年来,采用抗 TNF-α 单克隆抗体英夫利西单抗(IFX)治疗炎症性肠病亦取得良好疗效。参与 UC 发病的炎症介质(如前列腺素、一氧化氮、组胺等)与细胞因子相互影响,形成复杂的网络,导致 UC 肠黏膜发生多种病理改变。UC 是一种自身免疫性疾病,病变结肠壁可见大量浸润的 T 细胞,研究发现 Th2 免疫反应异常与 UC 的发生密切相关。

（二）病理变化

肉眼观:病变分布均匀、连续,初期结肠黏膜充血并出现点状出血,黏膜隐窝有小脓肿形成。脓肿逐渐扩大,局部肠黏膜表皮坏死脱落,形成表浅小溃疡并可累及黏膜下层。溃疡可融合扩大或相互穿通,形成窦道。病变进一步发展,肠黏膜可出现大片坏死并形成大的溃疡。残存的肠黏膜充血、水肿并增生形成息肉样外观,称假息肉。假息肉细长,蒂与体无明显区别。

镜下观:主要累及黏膜层。早期隐窝上皮变性、坏死,中性粒细胞侵及腺腔内,形成隐窝脓肿,固有层内可见中性粒细胞、淋巴细胞、浆细胞及嗜酸性粒细胞浸润,继而形成广泛溃疡(图 4-6)。溃疡底部有时可见急性血管炎,血管壁呈纤维素样坏死。溃疡边缘假息肉形成处的肠黏膜上皮可见异型增生,提示有癌变的可能。晚期病变区肠壁有大量纤维组织增生。

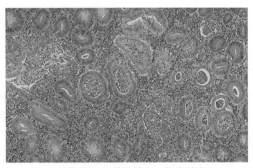

隐窝结构变形，数量减少，隐窝基底部
大量浆细胞浸润,可见隐窝脓肿。

图 4-6 溃疡性结肠炎

（三）并发症

本病除可引起结肠周围脓肿、肠瘘、腹膜炎外,尚可合并肠癌。癌变率取决于病程长短及病变范围。一般病程越长者,癌变危险性越高。此外,在暴发型病例中,结肠可因中毒丧失蠕动功能而发生麻痹性扩张,故称为急性中毒性巨结肠。

（四）临床诊疗及预后

UC 的消化系统表现主要为腹泻、黏液脓血便及腹痛,偶有腹胀,轻、中型患者仅有左下腹轻压痛,有时可触及痉挛的乙状结肠或降结肠。重型和暴发型患者常有明显压痛和腹胀。全身表现一般出现于中、重型患者,活动期常有低度至中度发热,高热多提示出现并发症或见于急性暴发型。重症或病情持续进展可出现衰弱、贫血、低蛋白血症、水与电解质平衡紊乱等表现。UC

的肠外表现包括皮肤黏膜表现（如口腔溃疡、结节性红斑和坏疽性脓皮病等），关节损伤（如骶髂关节炎、强直性脊柱炎等），眼部病变（如虹膜炎、巩膜炎、前葡萄膜炎等），肝胆疾病（如脂肪肝、原发性硬化性胆管炎、胆石症等）及血栓栓塞性疾病等。

　　UC 实验室检查可见白细胞计数升高、血沉加快和 C-反应蛋白水平增高等活动期的表现，重症患者血清白蛋白降低。粪便常规检查：肉眼观常有黏液脓血。镜下观：可见红细胞和脓细胞，急性发作期可见巨噬细胞。外周血抗中性粒细胞胞质抗体（P-ANCA）和抗酿酒酵母抗体（ASCA）分别为 UC 和 CD 的相对特异性抗体，同时检测这两种抗体有助于鉴别诊断。粪便病原学检查的目的是排除感染性结肠炎，需反复多次进行。内镜及活检是诊断 UC 的主要依据。内镜下 UC 病变多从直肠开始，呈连续性、弥漫性分布，表现为：① 黏膜血管纹理模糊、紊乱或消失，黏膜充血、水肿、质脆、自发或接触出血和脓性分泌物附着，亦常见黏膜粗糙，呈细颗粒状；② 病变明显处可见弥漫性、多发性糜烂或溃疡；③ 可见结肠袋变浅、变钝或消失，以及假息肉、黏膜桥等。X 线钡剂灌肠检查的主要改变如下：① 黏膜粗乱和（或）颗粒样改变；② 肠管边缘呈锯齿状或毛刺样，肠壁有多个小的圆形或卵圆形充盈缺损；③ 肠管短缩，结肠袋消失，呈铅管样。内镜检查优于 X 线钡剂灌肠检查，有条件时宜做内镜检查，如遇到肠腔狭窄，内镜无法通过等困难，则可辅以钡剂灌肠检查、CT 或 MRI 结肠显像以显示结肠镜检查未及部位。

　　本病应与急性细菌性肠炎、阿米巴肠炎、结肠癌、肠易激综合征等相鉴别。鉴别诊断主要依赖于内镜检查及详细病史采集。UC 的治疗目标主要是诱导并维持症状缓解及黏膜愈合，减少复发，防治并发症，提高生活质量。目前，治疗 UC 的方法主要有应用氨基水杨酸制剂、糖皮质激素、免疫抑制剂及单抗类制剂等。UC 合并大出血、穿孔、癌变及高度疑为癌变应立即进行手术治疗，而积极内科治疗无效的重度 UC 患者、合并中毒性巨结肠内科治疗无效者更宜及早行外科干预。本病一般呈慢性病程，易反复发作，轻型患者预后较好，急性暴发型、出现并发症或者年龄大于 60 岁者预后不良。慢性持续活动或反复发作频繁者，预后较差，病程漫长者癌变概率增加，需定期随访。

四、结直肠息肉

　　从肠腔黏膜面向肠腔内突出的隆起性病变称为息肉（polyp）。结直肠息肉是一类常见的良性肿物，好发于乙状结肠及直肠。结直肠息肉的发病率与年龄呈正相关，60～80 岁人群的发病率最高，男性略高于女性。

（一）病因和发病机制

1. 饮食习惯

　　高脂、高蛋白、低纤维性饮食者结直肠息肉的发生率明显较高；相反，多食新鲜水果、蔬菜及维生素 C 者结直肠息肉的发生率较低。

2. 胆汁代谢紊乱

　　胃空肠吻合术后和胆囊切除患者，其体内胆汁的代谢和排出发生改变，大肠内胆汁酸的含量增加，胆汁酸及其代谢产物脱氧胆酸和石胆酸均可诱发结直肠黏膜产生腺瘤性息肉或癌变。

3. 遗传因素

　　腺瘤性息肉患者的家族成员发生结直肠息肉的可能性明显升高，尤其是家族性肠息肉病具有明显的家族遗传性，如家族性腺瘤性息肉病与 5 号染色体长臂上的抑癌基因 *APC* 突变和失活相关。此外，消化道肿瘤、乳腺癌、子宫癌及膀胱癌患者结直肠息肉的发生率也明显升高。

4. 慢性炎症因素

　　结肠黏膜的慢性炎症病变是导致炎症性息肉发生的主要原因，多见于溃疡性结肠炎、克罗恩病、阿米巴痢疾、肠道血吸虫病和肠结核等，也见于结肠手术后吻合口部位。

笔记

（二）病理变化

本病以腺瘤性息肉为多见,其次是非瘤性息肉。

1. 非瘤性息肉

非瘤性息肉主要包括以下2种:

（1）增生性息肉(hyperplastic polyp)　较为常见,体积较小,属黏膜增生性改变。增生的腺体规整,黏液分泌旺盛但无瘤样改变,可自行消失。

（2）炎性息肉(inflammatory polyp)　较为少见,常自行消失,不发生癌变。幼年性息肉(juvenile polyp)属于此类,多见于儿童。息肉为单发性平滑圆形结节,组织学结构为肠黏膜上皮增生,伴丰富的血管纤维间质及炎性细胞浸润。此类息肉也常见于血吸虫病患者。

2. 腺瘤性息肉

腺瘤性息肉包括散发性腺瘤性息肉和遗传性家族性息肉病。

（1）散发性腺瘤性息肉(sporadic adenomatous polyp)　实系腺瘤,腺上皮细胞明显增生。多为单个,少为多发。上皮细胞一般分化良好,偶见异型细胞。但增生的腺上皮细胞并不侵入黏膜肌层。该类息肉包括:

① 管状腺瘤(tubular adenoma):较多见。腺上皮细胞增多,核细长,如笔杆状,可呈假复层,排列呈大小不一的腺管状结构,呈不同程度的上皮内瘤变(图4-7)。管状腺瘤中可有绒毛状结构,只要不超过1/4就可诊断为管状腺瘤。

② 绒毛状腺瘤(villous adenoma):少见。增生的上皮向黏膜突起,形成乳头状或绒毛状,乳头中央可见由纤维组织及血管构成的中心索。基底部宽,无蒂或有极短的蒂。乳头状或绒毛状突起的表面由一层或多层柱状上皮被覆,上皮有不同程度的上皮内瘤变(图4-8)。组织学上至少有50%的成分是绒毛状结构才可诊断为绒毛状腺瘤。绒毛状腺瘤易恶变。

③ 管状绒毛状腺瘤(tubulovillous adenoma):绒毛成分占25%~50%,其余为腺管状结构。此型的生物学行为与乳头状腺瘤相似。

④ 锯齿状腺瘤(serrated adenoma):以腺腔锯齿状为特征的上皮内瘤变(图4-9),也可以有管状腺瘤和绒毛状腺瘤的成分。

⑤ 广基锯齿状腺瘤(sessile serrated adenoma):这是形态学表现既不同于传统锯齿状腺瘤又不同于增生性息肉的一类病变。息肉大,锯齿结构更明显,但无上皮内瘤变。其组织学特征是腺窝扩张,有的腺窝底部向两侧扩张,类似烧瓶,称水平腺窝。多见于近结肠,易恶变。

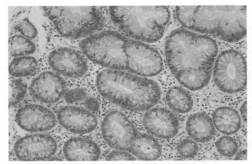

隐窝腺体排列密集,腺上皮细胞核呈笔杆状,假复层排列,核位于细胞基底面。

图4-7　管状腺瘤

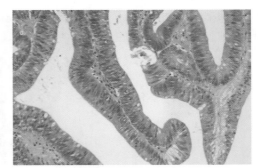

腺上皮增生呈乳头状（绒毛状）,位于上皮细胞基底面。

图4-8　绒毛状腺瘤

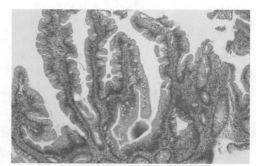

隐窝上皮增生可呈锯齿状，隐窝基底部
扩张不规则，呈靴形或者锚状。

图 4-9　锯齿状腺瘤

（2）遗传性家族性息肉病　由基因突变引起，是常染色体显性遗传病。腺瘤为多发，可达成百上千，严重者甚至布满整个结肠和直肠。

① 家族性腺瘤性息肉病（familial adenomatous polyposis，FAP）：肉眼可见大肠黏膜上有许多散在的约黄豆粒大小的群生小息肉，息肉一般无蒂。镜下结构与腺瘤样息肉相同，多数为管状腺瘤（图 4-10）。家族性腺瘤性息肉病是由 *APC* 基因突变引起的，易癌变。

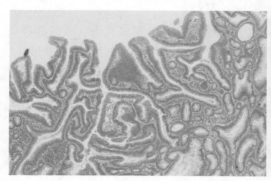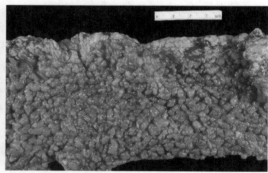

图 4-10　家族性腺瘤性息肉病

② Peutz-Jeghers（P-J）综合征：患者多有口唇黏膜和手指、足趾皮肤黑色素沉着，同时在胃肠道出现多发性错构瘤性息肉。典型的息肉较大，有蒂，以树枝状增生的平滑肌束为支架（相当于肠壁的黏膜肌层），该支架外被覆黏膜（图 4-11）。腺上皮由吸收细胞、杯状细胞、帕内特细胞和嗜银细胞等组成。息肉上皮因 *LKB*1/*STK*-11 基因突变易恶变成癌。

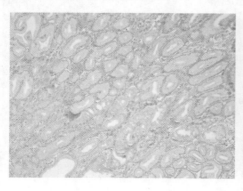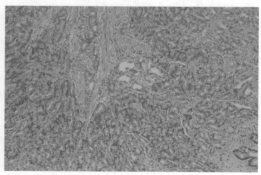

图 4-11　P-J 息肉

（三）临床诊疗及预后

约有半数的结直肠息肉患者的临床表现并不明显，通常在出现并发症时才被发现。具体表现如下：① 便血，若息肉发生在高位可表现为大便中混有血，若息肉发生于直肠、乙状结肠，通常

笔记

为鲜红色血便,与大便常不混淆;②肠道刺激症状,通常表现为排便次数增加,若合并感染,可以出现黏液脓血便;③若息肉较大且发生于盲肠,可出现肠套叠或肠梗阻。

结直肠息肉的诊断主要依赖于直肠指诊、内镜检查及X线钡剂灌肠。直肠指诊可触及直肠中下段的息肉;对于内镜能到达范围内者可行息肉摘除或咬取组织做病理学检查以确定病变的性质、类型及有无癌变等;X线钡剂灌肠检查适用于发生在乙状结肠以上的息肉,通常表现为单个或多个类圆形的充盈缺损。

结直肠息肉应与便血性疾病相鉴别,如溃疡性结肠炎、血管瘤、缺血性结肠炎、幼年性息肉、家族性息肉病、痔、大肠恶性肿瘤等。结直肠息肉的治疗:对于有蒂的结直肠息肉可在内镜下摘除或圈套蒂切除。对于直径大于2 cm、完整摘除有困难的广蒂息肉,可先行咬取活检,排除癌变后经手术完整摘除。如病检结果提示癌变,则可以采用腹腔镜或开腹进行局部肠壁或肠切除手术。家族性腺瘤性息肉病的治疗原则是切除所有可能发生病变的大肠黏膜,应尽可能在青春期内确诊并进行根治性手术。对于Peutz-Jeghers综合征患者,若无症状可随访观察,若有症状则可进行行息肉切除,如出现肠套叠或肠道大出血,可行部分肠段切除术。结直肠息肉有癌变和复发可能,早期诊断和及时治疗一般预后尚可,但对于遗传性家族性息肉病的患者,应积极采取措施预防癌变。

五、阑尾炎

阑尾炎(appendicitis)是由多种因素引起的阑尾炎性改变,青年多见,20~30岁发病率最高,约占40%,男性多于女性,比例约为3:2。根据病程,阑尾炎常分为急性和慢性阑尾炎两种。临床上急性阑尾炎较为常见,各年龄段及妊娠期妇女均可发病。慢性阑尾炎较为少见。

(一)病因和发病机制

阑尾为细长盲管,管腔狭小而富含微生物,管壁有丰富的淋巴组织,其解剖特点决定了阑尾易发生感染和炎症。阑尾炎的发生与以下因素相关:

1. 阑尾管腔阻塞

阑尾管腔阻塞是阑尾炎最常见的病因,也是阑尾炎的始发因素。近60%的阑尾管腔阻塞是由淋巴滤泡增生(如受凉之后)所致,年轻人多见;肠石(主要是粪石)阻塞约占35%;此外,食物残渣、异物、蛔虫、肿瘤等也可造成管腔阻塞。阑尾管腔及开口狭小且系膜短,易形成弧形卷曲,从而导致管腔阻塞,阻塞后阑尾黏膜仍持续分泌黏液,引起腔内压力升高,血液循环受阻,导致阑尾炎症加剧。

2. 感染

此因素主要为阑尾腔内细菌所致的直接感染,约60%的致病细菌为厌氧菌,革兰氏阴性杆菌也较多见。阑尾管腔阻塞继发炎症后黏膜损伤,细菌过度繁殖侵入管壁并沿黏膜下层扩散,造成不同程度的感染。

3. 其他

阑尾先天畸形,如过长、扭曲、管腔细小等易造成阑尾炎症。急性肠炎、炎症性肠病、血吸虫病等可直接蔓延至阑尾。腹泻、便秘等胃肠道功能障碍引起内脏神经反射,导致阑尾的肌肉和血管痉挛,一旦超过正常强度,可造成阑尾管腔狭窄、血供障碍、黏膜受损,细菌入侵而致炎症发生。此外,阑尾炎发病与饮食习惯、便秘和遗传等因素相关。

(二)病理变化

1. 急性阑尾炎

急性阑尾炎主要有以下3种类型:

(1)急性单纯性阑尾炎(acute simple appendicitis)　多为阑尾炎的早期病变,阑尾轻度肿

笔记

胀,浆膜面充血,失去正常光泽。镜下见病变累及黏膜或黏膜下层,表现为黏膜上皮脱落,并有中性粒细胞浸润及纤维素渗出。

（2）急性蜂窝织炎性阑尾炎（acute phlegmonous appendicitis） 也称急性化脓性阑尾炎,常由单纯性阑尾炎发展而来。阑尾高度肿胀、增粗,浆膜明显充血,并有淡黄色脓苔附着。组织学上,病变已深达肌层和浆膜层。阑尾壁各层皆有大量中性粒细胞弥漫浸润,伴淤血、水肿及纤维素渗出,有时可见微脓肿形成（图4-12）。阑尾浆膜面受累,伴大量的纤维素和中性粒细胞渗出,形成阑尾周围炎（局限性腹膜炎）。

（3）急性坏疽性阑尾炎（acute gangrenous appendicitis） 这是一种重型阑尾炎。阑尾因内腔阻塞、积脓,腔内压力增高及阑尾系膜静脉受炎症波及而发生血栓性静脉炎等,均可引起阑尾壁血液循环障碍,以致阑尾发生出血性坏死。阑尾呈暗红色或黑色,常因穿孔而引起弥漫性腹膜炎或阑尾周围脓肿。

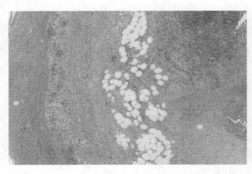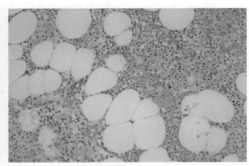

图4-12　急性蜂窝织炎性阑尾炎

2. 慢性阑尾炎

慢性阑尾炎多由急性阑尾炎转变而来,也可开始即呈慢性。主要病变为阑尾壁不同程度纤维增生及淋巴细胞、浆细胞等慢性炎症细胞浸润。当纤维组织增生导致阑尾管腔完全闭塞时,称闭塞性阑尾炎。慢性阑尾炎有时也可急性发作。

（三）临床诊疗及预后

急性阑尾炎初期的典型症状为转移性腹痛,初为中上腹或脐周疼痛,6~8 h后腹痛转移并固定于右下腹,麦氏点固定性压痛及反跳痛是最常见和最重要的体征。阑尾炎的类型不同,则腹痛的剧烈程度也有所差异:单纯性阑尾炎常呈阵发性或持续性隐痛;化脓性阑尾炎常呈阵发性胀痛和剧痛;持续性剧痛往往提示坏疽性阑尾炎。持续剧痛波及中下腹或两侧下腹,常为阑尾坏疽、穿孔并发腹膜炎的征象。发病早期还可见乏力、恶心、呕吐等症状,但程度均较轻。炎症加重时还可出现中毒症状,比如心率加快,体温升高,但一般不超过38 ℃,无寒战,化脓性阑尾炎一般亦不超过38 ℃。高热多见于阑尾坏疽、穿孔或已并发腹膜炎者。如若伴有寒战和黄疸,则提示可能并发化脓性门静脉炎。

慢性阑尾炎常表现为右下腹疼痛,呈间断性隐痛或胀痛,时重时轻,部位比较固定。多数患者在饱餐、运动、受累、受凉和长期站立后会发生腹痛。病程中可伴有急性阑尾炎的发作。右下腹部压痛是唯一的体征,一般范围较小,位置恒定,如麦氏点、Lanz点或Morris点的局限性深压痛。无肌紧张和反跳痛,一般无腹部包块,但有时可触及胀气的盲肠。

实验室检查示大多数患者白细胞计数可升至$(10\sim20)\times10^9/L$,多发生核左移,中性粒细胞比例常超过80%~90%。立位腹部平片可辅助诊断,阑尾炎患者常可见盲肠及回肠末端扩张,出现液平或积气,若发生穿孔,则可见少量腹腔游离气体。B超可发现肿大的阑尾或脓肿,在鉴别诊断中起重要作用。应用腹腔镜或后穹隆镜可确诊阑尾炎,同时也可行阑尾切除术。临床上急性阑尾炎应与胃、十二指肠溃疡穿孔,宫外孕,卵巢囊肿蒂扭转,黄体囊肿破裂,急性盆腔炎,急性输卵管炎或右侧输尿管结石等疾病相鉴别。儿童急性阑尾炎还应与急性肠系膜淋巴结炎相鉴别，病史、体格检查及 X 线、B 超可帮助鉴别诊断。

急性阑尾炎的治疗包括非手术治疗和手术治疗。早期阑尾炎手术安全、简单、并发症少，因此原则上一旦确诊应及早行手术切除，但若患者全身情况或客观条件不允许，也可先采取非手术治疗措施，延缓手术。若急性阑尾炎已合并局限性腹膜炎，形成炎性包块，也应采用非手术治疗，促进炎性包块吸收，再考虑择期手术。非手术治疗主要为抗生素及营养支持治疗。手术治疗是慢性阑尾炎唯一有效的方法，但在决定行阑尾切除术时应特别慎重。急性阑尾炎患者经外科治疗，预后良好。仅少数患者因治疗不及时或机体抵抗力过低，出现并发症或转变为慢性阑尾炎。并发症主要有阑尾穿孔引起的急性弥漫性腹膜炎和阑尾周围脓肿。如果并发阑尾系膜静脉的血栓性静脉炎，那么细菌或脱落的含菌血栓可循门静脉血流入肝而形成肝脓肿。如阑尾根部阻塞，黏膜上皮分泌的黏液可使阑尾末端高度膨胀，形成阑尾黏液囊肿，若同时伴化脓则称为阑尾积脓。黏液囊肿破裂，黏液进入腹腔，可种植在腹膜表面形成腹腔假黏液瘤（pseudomyxoma）。粘连性肠梗阻是阑尾切除术后最常见的远期并发症，术后康复锻炼可降低其发生率。

六、肠结核

肠结核是由结核分枝杆菌引起的慢性特异性肠道感染，好发于回盲部。约 90% 的肠结核为人型结核分枝杆菌感染，少数为牛型结核分枝杆菌。

（一）病因和发病机制

肠结核多数继发于肺结核。偶尔因饮用未经消毒的带菌牛奶或乳制品而发生牛型结核分枝杆菌肠结核。当入侵病菌数量较多、毒力较强，并且机体存在免疫功能异常、肠道功能紊乱、局部防御功能降低时，即可能发生本病。结核分枝杆菌侵犯肠道的主要途径如下：

1. 消化道播散

消化道是肠结核的主要感染途径，多因开放性肺结核或喉结核而吞下含菌痰液，或经常与肺结核患者共同进餐而忽视隔离或餐具消毒等继发肠结核；还可因食用被牛型结核分枝杆菌污染的牛奶感染。

食入结核分枝杆菌后，其因含脂外膜而不易被胃酸杀灭。病菌进入肠道后大多在回盲部引起病变，因回盲部富含淋巴组织及存在生理性潴留、逆蠕动，病菌在此处的停留时间长，结核菌易感性强。

2. 血行播散

肠结核也可经血行播散途径感染，常见于粟粒型肺结核。

3. 邻近播散

肠结核还可由腹腔、盆腔等邻近结核病灶直接蔓延而引起，如结核性腹膜炎、肠系膜淋巴结结核、输卵管结核和肾结核等。

（二）病理变化

肠结核好发于回盲部（即回盲瓣及其相邻的回肠和结肠），其他肠段少见，依次为升结肠、空肠、横结肠、降结肠、阑尾、十二指肠、乙状结肠和直肠。根据病变特点，肠结核分为以下三种类型：

1. 溃疡型肠结核

此型多见。结核杆菌入侵的肠壁淋巴组织表现为充血、水肿及炎症渗出性病变，形成结核结节，进一步发展，结节逐渐融合并发生干酪样坏死，破溃后形成溃疡。因肠壁淋巴管环肠管分布，典型的肠结核溃疡多呈环形，其长轴与肠腔长轴垂直（图 4-13）。溃疡边缘不齐，一般较浅，底部有干酪样坏死物，其下为结核性肉芽组织。溃疡愈合后因瘢痕形成和纤维收缩而致肠腔狭

笔记

窄。肠浆膜面可见纤维素渗出，在慢性发展过程中，病变肠段常与周围组织紧密粘连。

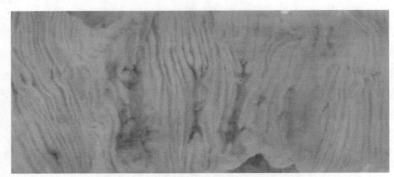

可见与肠管长轴垂直之溃疡，边缘不整齐。

图 4-13　溃疡型肠结核

2. 增生型肠结核

此型较少见，以肠壁大量结核性肉芽组织形成和纤维组织增生为病变特征。病变多局限于回盲部，肠壁高度肥厚、肠腔狭窄。黏膜面可见瘤样肿块突入肠腔，导致慢性不完全性低位肠梗阻。

3. 混合型肠结核

混合型肠结核兼有上述两种类型的特征。

（三）临床诊疗及预后

肠结核的临床表现主要有：① 腹痛。多位于右下腹或脐周，并伴有压痛。间歇性发作，餐后加重，并伴肠鸣音亢进，排便或排气后缓解。② 腹泻与便秘。溃疡型肠结核的临床表现常以腹泻为主，每日排便次数与病变严重程度及病变范围相关，一般为 2~4 次/日，严重时可达 10 余次/日。粪便多呈糊样，无脓血，无里急后重。患者有时会出现腹泻与便秘交替。增生型肠结核以便秘为主。③ 腹部肿块：增生型肠结核患者腹部肿块多位于右下腹，中等质地、较固定，伴轻至中度压痛。溃疡型肠结核患者腹部肿块既可见于右下腹，也可因病变肠段和周围肠段、肠系膜淋巴结粘连形成腹部包块。④ 全身症状和肠外结核表现：结核毒血症状多见于溃疡型肠结核，表现为长期不规则低热、盗汗、消瘦、贫血和乏力，并随着病程进展可出现维生素缺乏等营养不良表现。同时，活动性肠外结核也可有弛张热或稽留热及其他肠外结核症状。增生型肠结核患者病程长，全身情况一般较好，无明显结核毒血症状。晚期患者多出现并发症，其中肠梗阻及合并结核性腹膜炎多见，肠出血、瘘管、腹腔脓肿、肠穿孔等症状少见。

溃疡型肠结核血常规显示轻到中度贫血，血沉明显增快可作为估计结核活动程度的指标之一。粪便隐血试验阳性，可见少量脓细胞与红细胞。结核菌素试验呈强阳性或结核感染 T 细胞斑点试验（T-SPOT）阳性均有助于本病的诊断。X 线检查：溃疡型肠结核患者钡剂于病变肠段呈激惹征象，排空快，充盈不佳，且病变的上、下肠段钡剂充盈良好，称为 X 线钡剂激惹征；增生型肠结核患者肠黏膜呈结块状改变，肠腔变窄、肠壁边缘不规则、肠段缩短变形、回肠和盲肠的正常角度消失。内镜检查是诊断肠结核最有效的检查手段，镜下见回盲部等处黏膜充血、水肿、溃疡形成（呈鼠咬状），大小及形态各异的炎症息肉，肠腔变窄等。病灶处活检时确诊以发现结核结节或抗酸菌为依据。小肠镜和胶囊内镜检查可排除肠道其他可能病变。

临床上，肠结核需与克罗恩病、右侧结肠癌、阿米巴病或血吸虫病性肉芽肿、肠恶性淋巴瘤、肠伤寒、肠放线菌病等疾病相鉴别，相应感染史、X 线检查、胶囊内镜检查、内镜检查及活检有助于鉴别诊断。肠结核的治疗目的是消除症状，改善全身情况、促使病灶愈合及防治并发症。强调早期抗结核化学药物治疗是关键，各型肠梗阻内科治疗无效患者，急性肠穿孔、慢性肠穿孔瘘管形成内科治疗无效患者，肠道大量出血而内科止血效果差者和诊断困难需开腹探查者可进行

笔记

手术治疗。本病的预后情况取决于是否能够早期诊断和及时治疗。病变处于渗出阶段时预后较好。合理选择抗结核药物,保证充分剂量和足够疗程对于本病的预后起到决定性作用。

七、伤寒

伤寒(typhoid fever)是由伤寒杆菌引起的急性传染病,全身单核巨噬细胞系统细胞的增生为病变特征,以回肠末端淋巴组织的病变最为突出。临床表现主要为持续高热、相对缓脉、脾大、皮肤玫瑰疹及中性粒细胞和嗜酸性粒细胞减少等。

(一)病因和发病机制

伤寒杆菌属沙门氏菌属中的 D 族,为革兰氏阴性菌。其菌体"O"抗原、鞭毛"H"抗原及表面"Vi"抗原都能使人体产生相应抗体,尤以"O"及"H"抗原性较强,故可用血清凝集试验[肥达反应(Widal reaction)]来测定血清中的抗体水平,相应抗体水平增高可作为临床诊断伤寒的依据之一。菌体裂解时所释放的内毒素是致病的主要因素。伤寒患者或带菌者是本病的传染源,细菌随粪、尿排出,污染食品、饮用水和牛奶等,或以苍蝇为媒介经口入消化道而感染。一般以儿童及青壮年患者多见。全年均可发病,以夏秋两季最多。病后可获得比较稳固的免疫力,很少再感染。

伤寒杆菌在胃内大部分被破坏,是否发病主要取决于到达胃的细菌量。当感染的细菌量较多时,细菌得以进入小肠,穿过小肠黏膜上皮细胞而侵入肠壁淋巴组织,尤其是回肠末端的集合淋巴小结或孤立淋巴小结,并沿淋巴管到达肠系膜淋巴结。淋巴组织中的伤寒杆菌被巨噬细胞吞噬,并在其中生长繁殖,又可经胸导管进入血液,引起菌血症。血液中的细菌很快就被全身单核巨噬细胞系统的细胞所吞噬,并在其中大量繁殖,致肝、脾、淋巴结肿大。这段时间患者没有临床症状,故称潜伏期,潜伏期约 10 天左右。此后,随着细菌的繁殖和内毒素释放再次入血,患者出现败血症和毒血症症状。胆囊中大量的伤寒杆菌随胆汁再次入肠,重复侵入已致敏的淋巴组织,使其发生强烈的过敏反应致肠黏膜坏死、脱落及溃疡形成。

(二)病理变化及临床病理联系

伤寒杆菌引起的炎症是以巨噬细胞增生为特征的急性增生性炎。增生活跃时巨噬细胞的胞质内吞噬有伤寒杆菌、红细胞和细胞碎片,而吞噬红细胞的作用尤为明显。这种巨噬细胞称伤寒细胞。伤寒细胞常聚集成团,形成小结节[称伤寒肉芽肿(typhoid granuloma)或伤寒小结(typhoid nodule)](图 4-14),这是伤寒的特征性病变,具有病理诊断价值。

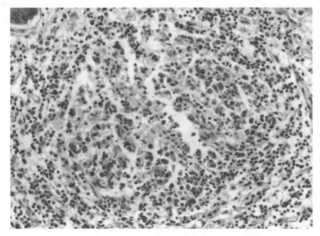

由吞噬了伤寒杆菌、衰老红细胞、淋巴细胞和组织碎屑的伤寒细胞组成。

图 4-14 伤寒肉芽肿

笔记

1. 肠道病变

伤寒肠道病变以回肠下段集合和孤立淋巴小结的病变最为常见和明显。该病变按发展过程分为四期,每期大约持续1周(图4-15)。

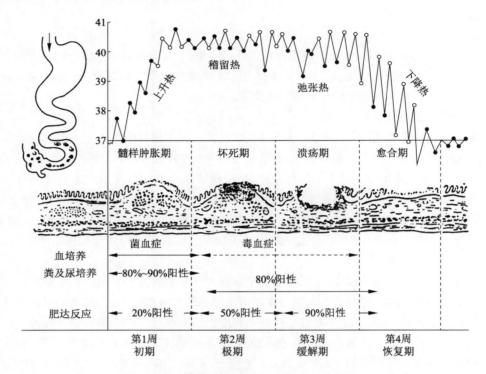

图 4-15　伤寒病肠道病变发展与临床表现的关系

(1)髓样肿胀期　起病第1周,回肠下段淋巴组织略肿胀,隆起于黏膜表面,色灰红,质软。隆起组织表面形似脑回,以集合淋巴小结病变最为显著(图4-16)。

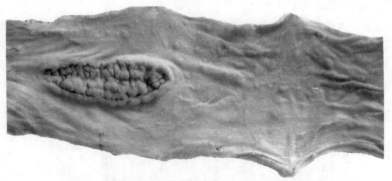

回肠集合淋巴小节肿胀呈草鞋底样外观。

图 4-16　伤寒髓样肿胀期

(2)坏死期　发生于起病第2周,多种原因致病灶局部肠黏膜坏死。

(3)溃疡期　坏死肠黏膜脱落后形成溃疡。溃疡边缘隆起,底部不平。在集合淋巴小结发生的溃疡,其长轴与肠的长轴平行。孤立淋巴小结处的溃疡小而圆。溃疡常深及黏膜下层,坏死严重者可深达肌层及浆膜层,甚至穿孔,如侵及小动脉,可引起严重出血。溃疡期一般发生于起病第3周。

(4)愈合期　发生于发病第4周。溃疡处肉芽组织增生将其填平,溃疡边缘上皮再生覆盖而告愈合。由于早期应用有效抗生素,因而目前临床上很难见到上述四期的典型病变。

笔记

2. 其他病变

肠系膜淋巴结、肝、脾及骨髓相应组织器官因巨噬细胞的活跃增生而肿大。镜检可见伤寒肉芽肿和灶性坏死。

心肌纤维可有颗粒变性,甚至坏死;肾小管上皮细胞增生,也可发生颗粒变性;皮肤出现淡红色小丘疹(玫瑰疹);膈肌、腹直肌和股内收肌常发生凝固性坏死(亦称蜡样变性)。临床出现肌痛和皮肤知觉过敏。大多数伤寒患者胆囊无明显病变,但伤寒杆菌可在胆汁中大量繁殖,即使患者临床痊愈后,细菌仍可在胆汁中生存,并通过胆汁由肠道排出,在一定时期内仍是带菌者,有的患者甚至可成为慢性带菌者或终身带菌者。

(三)临床诊疗及预后

临床出现持续发热 1 周以上,伴全身中毒症状,表情淡漠,食欲下降,腹痛、腹泻或便秘,以及相对缓脉、玫瑰疹、肝脾肿大等体征。实验室检查示外周血白细胞计数减少,嗜酸性粒细胞减少或消失,肥达试验阳性有辅助诊断意义。有伤寒患者接触史或伤寒疫区居留史等流行病学史有助于诊断。如并发肠穿孔或肠出血对诊断更有帮助。血和骨髓细菌培养阳性有确诊意义。

伤寒患者发热期应卧床休息,给予物理降温,给予流质或无渣半流质饮食,少量多餐,预防肠出血、肠穿孔。氯霉素曾经是治疗伤寒的首选药物,但由于耐药菌株出现,因此,氯霉素、氨苄西林、复方磺胺甲噁唑仅用于敏感菌株的治疗。第三代喹诺酮类药物口服吸收良好,在血液、胆汁、肠道和尿路中的浓度高,能渗透进入细胞内作用于细菌 DNA 旋转酶影响 DNA 合成而发挥杀菌作用,与其他抗菌药无交叉耐药性,故而在没有伤寒药物敏感性试验的结果之前,首选第三代喹诺酮类药物,儿童、孕妇患者宜首选第三代头孢菌素,应用后密切观察疗效,并根据药敏试验及时调整方案,要求足剂量和足疗程,防止复发。伤寒患者可有肠出血、肠穿孔、支气管肺炎等并发症。如无并发症,一般 4~5 周后痊愈。慢性感染病例亦可累及关节、骨、脑膜及其他部位。绝大多数患者治疗后可痊愈,极少数死于肠出血、肠穿孔。

八、细菌性痢疾

细菌性痢疾(bacillary dysentery)简称菌痢,是由痢疾杆菌所引起的一种假膜性肠炎。病变多局限于结肠,以大量纤维素渗出形成假膜为特征,假膜脱落伴有不规则浅表溃疡形成。临床表现主要为腹痛、腹泻、里急后重、黏液脓血便。

(一)病因和发病机制

痢疾杆菌是革兰氏阴性短杆菌,按抗原结构和生化反应可分为四群,即福氏、宋内氏、鲍氏和痢疾志贺菌。四群均能产生内毒素,痢疾志贺菌还可产生强烈的外毒素。

患者和带菌者是本病的传染源。痢疾杆菌随粪便排出后可直接或间接(苍蝇为媒介)经口传染给健康人。食物和饮用水的污染有时可引起菌痢的暴发流行。菌痢全年均可发病,但以夏秋季多见。该病好发于儿童,其次是青壮年,老年患者较少。经口入胃的痢疾杆菌大部分被胃酸杀死,仅少部分进入肠道,是否致病还决定于多种因素。细菌在结肠(也可能是小肠末端)内繁殖,从上皮细胞直接侵入肠黏膜,并在黏膜固有层内增殖。随之,细菌释放具有破坏细胞作用的内毒素,使肠黏膜产生溃疡。菌体内毒素吸收入血,引起全身毒血症。痢疾志贺菌释放的外毒素是导致水样腹泻的主要因素。

(二)病理变化及临床病理联系

菌痢的病理变化主要发生于大肠,尤以乙状结肠和直肠为重。病变严重者可波及整个结肠甚至回肠下段,很少累及肠道以外的组织。根据肠道病变特征、全身变化及临床经过的不同情况,可将菌痢分为以下三种。

1. 急性细菌性痢疾

其典型的病变过程如下：初期为急性卡他性炎，随后为特征性假膜性炎和溃疡形成，最后愈合。早期黏液分泌亢进，黏膜充血、水肿，中性粒细胞和巨噬细胞浸润，可见点状出血。病变进一步发展，黏膜浅表坏死，在渗出物中有大量纤维素，后者与坏死组织、炎症细胞和红细胞及细菌一起形成特征性的假膜。假膜首先出现于黏膜皱襞的顶部，呈糠皮状，随着病变的扩大可融合成片。假膜一般呈灰白色，如出血明显则呈暗红色，如被胆色素浸染则呈灰绿色。大约1周左右，假膜开始脱落，形成大小不等、形状不一的"地图状"溃疡（图4-17），溃疡多较表浅。经适当治疗或病变趋向愈合后，肠黏膜渗出物和坏死组织逐渐被吸收、排出，周围健康组织再生，缺损得以修复。

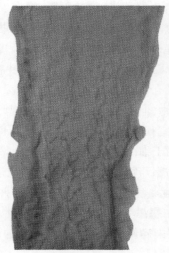

黏膜表面假膜形成。

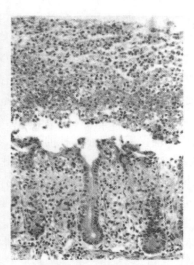

黏膜层水肿、中性粒细胞浸润，黏膜上皮坏死脱落，黏膜腔面见大量纤维素、中性粒细胞等渗出物。

图4-17 细菌性痢疾

临床上病变肠管蠕动亢进并有痉挛，引起阵发性腹痛、腹泻等症状。由于炎症刺激直肠壁内的神经末梢及肛门括约肌，导致里急后重和排便次数增多。与肠道的病变相对应，最初为稀便混有黏液，待肠内容物排尽后转为黏液脓血便，偶尔排出片状假膜。急性菌痢的病程一般为1~2周，经适当治疗后大多痊愈。并发症如肠出血、肠穿孔少见，少数病例可转为慢性。

2. 慢性细菌性痢疾

菌痢病程超过2个月以上者称为慢性菌痢。慢性菌痢多由急性菌痢转变而来，以福氏志贺菌感染者居多。有的病程可长达数月或数年，在此期间肠道病变此起彼伏，原有溃疡尚未愈合，新的溃疡又形成，因而新旧病灶同时存在。由于组织的损伤修复反复进行，慢性溃疡边缘不规则，因而黏膜常过度增生形成息肉。肠壁各层有慢性炎症细胞浸润和纤维组织增生，乃至瘢痕形成，从而使肠壁不规则增厚、变硬，严重的病例可致肠腔狭窄。临床表现依肠道病变而定，可有腹痛、腹胀、腹泻等肠道症状。随着炎症的加剧，临床上出现急性菌痢的症状称慢性菌痢急性发作。少数慢性菌痢患者可无明显的症状和体征，但大便培养持续阳性，成为慢性带菌者及传染源。

3. 中毒性细菌性痢疾

该病的特征是起病急骤、严重的全身中毒症状，但肠道病变和症状轻微。该病多见于2~7岁儿童，发病后数小时即可出现中毒性休克或呼吸衰竭而死亡。病原菌常为毒力较低的福氏或宋内氏志贺菌。肠道病变一般为卡他性炎，有时肠壁集合和孤立淋巴小结滤泡增生肿大，而呈滤泡性肠炎改变。中毒性细菌性痢疾起病急、进展快，而且肠道病变轻，临床易误诊。

（三）临床诊疗及预后

通常根据流行病学史,临床上有腹痛、腹泻、排黏液脓血便、里急后重等症状,实验室粪便常规检查显示外观为黏液脓血便,镜检可见白细胞(15 个/高倍视野)、脓细胞和少数红细胞,如有巨噬细胞则有助于诊断。确诊依赖于病原学的检查,利用粪便培养出痢疾杆菌。中毒性菌痢多见于儿童,有高热、惊厥、意识障碍及呼吸、循环衰竭,而胃肠道症状轻微,甚至无腹痛、腹泻,常需盐水灌肠或肛拭子行粪便检查方可诊断。

菌痢治疗:饮食以流食为主,忌食生冷、油腻及刺激性食物等,关注维持水、电解质平衡,选用敏感的抗生素进行抗菌治疗,重视儿童型中毒性菌痢,采取综合急救措施,降温止惊,休克型要进行抗休克治疗。

九、肠阿米巴病

阿米巴病(amebiasis)是由溶组织内阿米巴(Entamoeba histolytica)原虫感染人体引起的一种寄生虫病,病变主要累及结肠,引起变质性炎症。因临床上常有痢疾症状,故又名阿米巴痢疾(amebic dysentery)。肠阿米巴病(intestinal amebiasis)因溶组织内阿米巴寄生于结肠而引起,以腹痛、腹泻和里急后重为常见的临床表现。在部分病例中,病原体还可经血流运行或直接侵袭到达肝、肺、脑和卵巢等部位,引起相应部位的阿米巴溃疡或阿米巴脓肿,即肠外阿米巴病。本病遍及世界各地,但以热带及亚热带地区为多见,我国南方较北方多见。

（一）病因和发病机制

寄生在人体结肠中的阿米巴原虫主要有四种,即溶组织内阿米巴、迪斯帕内阿米巴、结肠内阿米巴和哈门氏内阿米巴,其中只有溶组织内阿米巴与人类疾病有关。溶组织内阿米巴生活史一般分包囊期及滋养体期。成熟的四核包囊期是阿米巴的传染阶段,而滋养体期是致病阶段。包囊见于慢性阿米巴病患者或包囊携带者的大便中,人多因食入成熟包囊污染的食物或饮生水而被感染。包囊进入消化道后,由于其囊壁能抵抗胃酸的破坏作用,多能顺利地通过胃和小肠到达回盲部,在碱性肠液的消化作用下脱囊而出,在肠腔内发育成为小滋养体(肠腔型)。小滋养体通过吞噬肠内容物和细菌获取营养,不断增殖并随粪便下行到结肠,进入肠壁黏膜,转变为大滋养体(组织型),并大量繁殖,吞噬红细胞和溶解破坏宿主组织,引起肠黏膜的烧瓶状溃疡性病变。

溶组织内阿米巴的致病机制目前尚未完全清楚,其毒力和侵袭力主要表现在对宿主组织的溶解破坏作用,可能与下列作用机制有关:

(1)机械性损伤和吞噬作用　滋养体在组织中进行伪足运动,破坏组织并吞噬和降解已被破坏的细胞。

(2)接触溶解侵袭作用　破坏细胞外基质和溶解宿主组织细胞是其重要侵袭模式。滋养体首先通过凝集素黏附于宿主结肠上皮细胞,继而分泌阿米巴穿孔素,使靶细胞形成孔状破坏,细胞因离子流失而死亡。半胱氨酸蛋白酶是虫体最丰富的蛋白酶,可使靶细胞溶解,肠黏膜破坏,引起溃疡。

(3)免疫抑制和逃避　阿米巴原虫的凝集素有抗补体作用,半胱氨酸蛋白酶能降解补体 C3 为 C3a,抵抗补体介导的炎症反应,从而逃避宿主的免疫攻击。

（二）病理变化

肠阿米巴病的病变好发于结肠,这可能与肠内氧分压较低和肠内容物生理滞留有关。病变部位主要发生在盲肠、升结肠,其次为乙状结肠和直肠,严重病例则可见整个结肠和小肠下端均受累。基本病变是以变质性改变为主的炎症,表现为肠壁组织液化性坏死而炎症细胞反应轻微。该病变一般分为急性期和慢性期。

笔记

1. 急性期病变

溶组织内阿米巴滋养体侵入肠壁组织,可破坏黏膜表层或肠腺隐窝上皮细胞。

肉眼观:早期在肠黏膜表面可见散在分布、隆起的小丘,小丘中央可见针头大小的灰黄色溃疡。随着病变发展,溃疡也由浅变深,阿米巴滋养体穿过黏膜层到达黏膜下层,因该层组织疏松,阿米巴滋养体易向四周蔓延,引起更广泛的组织坏死,坏死组织脱落后形成具有病理诊断意义的口小底大、边缘潜行的烧瓶样溃疡(flask-shaped ulcer)(图4-18),对本病具有诊断意义。临近的溃疡可相互沟通形成隧道,其表面黏膜可大块脱落形成巨大溃疡,溃疡可深达肌层或浆膜层,底部附着棉絮状尚未完全液化的坏死组织,可引起肠出血、肠穿孔。

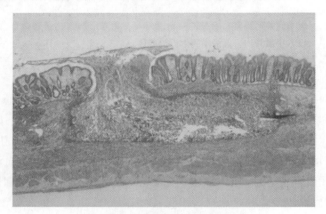

结肠壁见一口小底大的烧瓶状溃疡。

图4-18 结肠阿米巴病

镜下观:在溃疡底部和边缘可见无结构的液化性坏死组织,周围组织的炎症反应轻微,仅见充血、出血及少量淋巴细胞、浆细胞和巨噬细胞浸润。如继发感染,溃疡的边缘可见大量中性粒细胞浸润。在坏死组织与正常组织交界处,常可找到阿米巴滋养体。阿米巴滋养体一般呈圆形,体积通常较巨噬细胞大,直径20~40 μm;核小而呈蓝紫色,直径4~7 μm;胞质略呈嗜碱性,其中可见被吞噬的红细胞、淋巴细胞和组织碎片等。如无继发感染,则溃疡之间黏膜正常或仅有轻度渗出性炎。

2. 慢性期病变

慢性期肠壁病变较急性期复杂,有的溃疡已愈合或愈合后又重新发生坏死,出现新旧病灶共存的现象,因此组织坏死、溃疡、肉芽组织增生和瘢痕形成反复交错发生,最后使肠黏膜完全失去正常结构。肠壁因纤维组织增生而增厚变硬,甚至引起肠腔狭窄,局部组织过度增生还可导致息肉形成,有的因肉芽组织增生过多而形成局限性包块,称为阿米巴肿(amoeboma),多见于盲肠,临床上易误诊为结肠癌。慢性期患者和包囊携带者是肠阿米巴病的主要传染源。

(三)临床诊疗及预后

临床上,急性期因结肠受炎症刺激,肠蠕动增强,黏液分泌增加,表现为腹痛、腹泻和大便次数增多。大便内含大量黏液、血液及坏死溶解的肠壁组织,呈紫红或暗红色的糊状,伴腥臭味。粪检时也可找到阿米巴滋养体。本病的直肠及肛门病变较轻,故里急后重症状不如细菌性痢疾明显,全身中毒症状也很轻微,二者的区别见表4-2。急性期多数可治愈,溃疡经肉芽组织填补、黏膜上皮再生覆盖而愈合,少数病例可出现肠出血和肠穿孔等并发症,也可因治疗不及时或不彻底而转入慢性期。慢性期患者的症状较轻微,可能只有轻度腹泻、腹痛、腹部不适等肠功能紊乱症状,常反复发作,经久不愈。长期不愈合患者可引起全身营养不良和消瘦。

肠阿米巴病的并发症有肠穿孔、肠出血、肠腔狭窄、阑尾炎及阿米巴肛瘘等,也可引起肝、脑、肺等肠外器官的病变。少数患者可因肠道溃疡过深而引起穿孔,因本病病变发展缓慢,在穿孔前溃疡底的外膜层常与周围组织粘连,故穿孔时仅形成局限性脓肿,很少引起弥漫性腹膜炎。

笔记

肠出血较常见,多因病变破坏肠壁小血管所致,但很少累及大血管。

表 4-2 肠阿米巴病和细菌性痢疾的区别

项目	肠阿米巴病	细菌性痢疾
病原体	溶组织内阿米巴	痢疾杆菌
好发部位	盲肠、升结肠	乙状结肠、直肠
病变性质	局限性坏死性炎	弥漫性假膜性炎
溃疡形态	一般较深,烧瓶状	一般较浅,不规则
溃疡边缘	潜行性、挖掘状	不呈挖掘状
溃疡间黏膜	大致正常	炎性假膜覆盖
肠道症状	右下腹压痛,腹泻不伴里急后重	左下腹压痛,腹泻常伴里急后重
全身症状	轻,很少发热	重,常有发热
粪便检查	有腥臭味,暗红色果酱样,镜检红细胞多,能找到阿米巴滋养体	粪质少,黏液脓血便,鲜红色,可见脱落的假膜,镜检脓细胞多

第五节 肝胆疾病

一、肝炎

肝炎(hepatitis)是肝脏炎症的统称,是指由多种致病因素如病毒、细菌、寄生虫、化学毒物、药物、酒精、自身免疫因素等使肝脏细胞受到破坏,肝脏功能受到损害,引起机体一系列不适症状,以及肝功能指标异常的疾病。根据病因,肝炎可分为病毒性肝炎、药物性肝炎、中毒性肝炎、自身免疫性肝炎、酒精性肝炎等。各种肝炎的临床表现相似,以乏力、食欲减退、恶心、上腹部不适、肝区疼痛为主要表现,部分患者可有黄疸、发热和肝大伴肝功能损害。

(一)病因和发病机制

1. 病毒性肝炎

通常所说的肝炎多指病毒性肝炎(viral hepatitis)。病毒性肝炎是由多种肝炎病毒引起的以肝脏损害为主的一组全身性传染病,其发病率高,传染性强、传播途径复杂。病毒性肝炎的病原学分型有甲、乙、丙、丁、戊和庚型六种。除乙型肝炎病毒为 DNA 病毒外,其余均为 RNA 病毒。此外,肝炎病毒以外的病毒(如柯萨奇病毒、巨细胞病毒、EB 病毒、单纯疱疹病毒等)感染也可引起肝脏炎症。全世界慢性乙型肝类病毒感染者约有 3.6 亿人,其中我国有 1 亿人左右,约占我国人口的 7%;慢性丙型肝炎病毒感染者约有 1.7 亿,其中我国有 3000 万人左右,约占我国人口的 2%。

(1)甲型病毒性肝炎 简称甲型肝炎(hepatitis A),是由甲型肝炎病毒(hepatitis A virus, HAV)引起的。HAV 属微小 RNA 病毒科,新型肠道病毒 72 型。HAV 随患者粪便排出体外,通过污染水源、食物、食具等传播,造成散发性流行或大流行。HAV 经粪-口途径侵入人体后,先在肠黏膜和局部淋巴结增殖,继而进入血液循环,形成病毒血症,最终侵入靶器官肝脏,在肝细胞内增殖。HAV 损伤肝细胞的机制尚未完全明了,目前学者认为在感染早期,HAV 大量增殖激活特异性 $CD8^+T$ 淋巴细胞,细胞免疫发挥作用,通过分泌细胞因子(γ干扰素)使肝细胞变性、坏死。感染后期,体液免疫亦参与其中,抗 HAV 产生后可能通过免疫复合物机制参与破坏肝细胞。患

笔记

者一般可完全恢复,不转为慢性肝炎,亦无慢性携带者。甲型肝炎的潜伏期为 15~45 天。

（2）乙型病毒性肝炎　简称乙型肝炎（hepatitis B），是由乙型肝炎病毒（hepatitis B virus，HBV）引起的。HBV 属于嗜肝 DNA 病毒,主要通过血液、吸毒、性接触及母婴垂直传播,可引发急性或慢性乙型肝炎,也可引发急性重型肝炎或导致病毒携带状态。HBV 的乙型肝炎核心抗原（hepatitis B core antigen，HBcAg）和乙型肝炎 e 抗原（hepatitis B e antigen，HBeAg）具有传染性,而乙型肝炎表面抗原（hepatitis B surface antigen，HBsAg）具有致病性。HBV 侵入人体后,未被单核-吞噬细胞系统清除的病毒到达肝脏,病毒包膜与肝细胞膜融合,导致病毒进入肝细胞。HBV 进入肝细胞后即开始其复制过程,HBV DNA 进入细胞核形成共价闭合环状 DNA,以闭合环状为模板合成前基因组 mRNA,前基因组 mRNA 进入胞质作为模板合成负链 DNA,再以负链 DNA 为模板合成正链 DNA,两者形成完整的 HBV DNA。

HBV 导致肝细胞的损伤程度与感染的病毒数量、毒力及机体免疫反应的强弱相关。当 HBV 在肝细胞内复制和繁殖后,在感染的肝细胞表面可分泌大量 HBsAg,使机体免疫系统细胞识别并杀伤感染细胞以清除病毒,同时导致肝细胞坏死或凋亡。有学者认为,当 T 细胞免疫功能正常,受病毒感染的肝细胞不多时,HBV 很快被细胞免疫、体液免疫联合予以清除,此时,由细胞免疫所造成的急性肝细胞损伤可完全恢复。如 T 细胞免疫功能低下,免疫反应不足以完全破坏被病毒感染的肝细胞,亦不能产生有效的抗 HBsAg,持续在肝细胞内的病毒可引起免疫病毒反应而导致慢性持续性肝炎。如机体对病毒完全缺乏细胞免疫反应,既不能有效地清除病毒,亦不能导致免疫病理反应,结果出现 HBsAg 无症状携带。如果 T 细胞免疫功能过强,病毒感染的细胞又过多,那么细胞免疫反应可迅速引起大量肝细胞坏死,临床上表现为急性重型肝炎。

（3）丙型病毒性肝炎　简称丙型肝炎（hepatitis C），是由丙型肝炎病毒（hepatitis C virus，HCV）引起的。HCV 为黄病毒科 RNA 病毒,主要通过注射或输血传播,还可通过母婴垂直传播、家庭日常接触和性接触传播等,常引起慢性肝炎。HCV 可直接破坏肝细胞,同时免疫机制也是肝细胞损伤的重要原因。HCV 感染者中约 3/4 可演变为慢性肝炎,这其中又有 20% 可进展为肝硬化,部分可发生肝细胞肝癌。

（4）丁型病毒性肝炎　简称丁型肝炎（hepatitis D），是由丁型肝炎病毒（hepatitis D virus，HDV）引起的。HDV 是一种复制缺陷型 RNA 病毒,它必须与 HBV 或其他嗜肝 DNA 病毒复合感染才能复制。可同时感染 HDV 与 HBV,也可见 HBV 携带者再感染 HDV。前者大多数可痊愈,少数演变成慢性肝炎或发生急性重型肝炎;而后者大多数可转变为慢性肝炎,也可发生急性重型肝炎。HDV 的致病机制与免疫性尚不清楚,一般认为 HDV 对肝细胞有直接致病作用。

（5）戊型病毒性肝炎　简称戊型肝炎（hepatitis E），是由戊型肝炎病毒（hepatitis E virus，HEV）引起的。HEV 主要经消化道途径传播,可经污染的水源造成流行。戊型肝炎的潜伏期为 2~11 周,临床患者多为轻中型肝炎,常为局限性,一般不导致携带状态和慢性肝炎,大多数病例预后很好。HEV 的致病机制尚不清楚,可能与甲型肝炎相似,细胞免疫是引起肝细胞损伤的主要原因。

（6）庚型病毒性肝炎　简称庚型肝炎（hepatitis G），是由庚型肝炎病毒（hepatitis G virus，HGV）引起的。HGV 为黄病毒科 RNA 病毒,主要通过污染的血液或血制品传播,其致病性尚不清楚。庚型肝炎经常发生于接受血液透析的患者,可发展成慢性肝炎。

2. 药物性/中毒性肝炎

药物性/中毒性肝炎是指由药物、化学毒物（如磷、砷、四氯化碳等）或生物毒素引起的肝损害。药物（毒物）所致肝损害取决于两方面的因素:一为药物（毒物）本身对肝脏的损害;二为机体对药物（毒物）的特异质反应。前者常为可预测性损害,后者则多呈不可预测性。药物性/中毒性肝炎发生的具体机制包括:

（1）直接损害　导致直接损害的药物（毒物）多具有细胞毒性,其对细胞及细胞器无选择性,除引起肝损害外,也可同时引起其他脏器的损伤。药物(毒物)本身及其通过肝脏细胞色素 P450 代谢产生毒性产物,如亲电子基、氧自由基等有害活性物质。毒性代谢产物具有改变各种细胞大分子功能的潜力,可导致组织坏死、细胞凋亡、化学致癌性、超敏性、复制受损等。如亲电子基与肝细胞大分子蛋白质巯基部位共价结合,破坏细胞结构和功能;氧自由基则可使细胞膜和细胞器膜上的不饱和脂肪酸过氧化,改变膜的流动性和通透性,最终破坏膜的完整性,导致肝细胞死亡。造成此类损害的常见药物(毒物)有对乙酰氨基酚、异烟肼、四氯化碳等。

(2)间接损害 间接损害主要是指药物(毒物)通过干扰肝细胞的正常代谢,进而引起结构和功能的损伤。根据药物(毒物)干扰代谢的不同环节,间接损害可分为细胞毒型和胆汁淤积型。① 细胞毒型:药物(毒物)选择性干扰肝细胞的某个环节,最终影响蛋白质的合成,导致肝细胞脂肪变性或坏死,如四环素、甲氨蝶呤、巯嘌呤等;② 胆汁淤积型:药物(毒物)作用于胆小管上的转运蛋白,引起胆管阻塞、胆汁淤积,典型药物有口服避孕药。此外,药物及其代谢物可直接或间接通过补体系统激活肝巨噬细胞、中性粒细胞,释放 ROS、炎症介质和细胞因子等,导致细胞坏死。

(3)免疫介导性肝损害 多数药物分子量较小,无抗原性,不引发免疫反应。但在某些特异质个体,半抗原与肝内特异性蛋白结合后可成为抗原;部分药物也可在药酶系统(如细胞色素 P450 酶系统)的作用下,发生生物转化或生成某些代谢产物,再与一些载体蛋白结合,形成抗原,诱发免疫应答,导致肝损害。典型药物之一为氟烷类麻醉药,其在细胞色素 P450 酶系统 CYP2EI 的作用下,生成代谢产物三氟乙烷氯化物,后者可与肝细胞内质网的多肽结合,形成完整抗原,诱发免疫反应。

3. 自身免疫性肝炎

自身免疫性肝炎(autoimmune hepatitis)是由自身免疫反应介导的慢性进行性肝脏炎症性疾病,其临床特征为不同程度的血清转氨酶升高、高 γ-球蛋白血症、自身抗体阳性。自身免疫性肝炎比较少见,多与其他自身免疫性疾病(最常见的为甲状腺炎、溃疡性结肠炎等)相伴,是近年来新确定的疾病之一,该病在世界范围内均有发生,欧美国家的发病率相对较高,如美国该病患者占慢性肝病患者的 10%~15%,我国确切的发病率尚不清楚,但呈明显上升趋势。自身免疫性肝炎的病因和发病机制尚不明了,遗传易感性被认为是主要因素,而其他因素可能是在遗传易感性的基础上导致机体免疫耐受机制被破坏,产生针对肝脏自身的免疫反应,从而破坏肝细胞导致肝脏炎性坏死,并可进展为肝纤维化、肝硬化。

4. 酒精性肝炎

酒精性肝炎(alcoholic hepatitis)主要是由长期大量饮酒所致的肝脏损伤性疾病。患者有长期饮酒史,一般超过 5 年,折合酒精量,男性≥40 g/d,女性≥20 g/d,或 2 周内有大量饮酒史,折合酒精量>80 g/d。机体摄入的酒精主要在十二指肠和上段回肠通过单纯扩散吸收,酒精不能储存,必须被代谢。肝脏是体内酒精代谢的最主要器官,90%~95%的酒精在肝脏通过乙醇脱氢酶和微粒体乙醇氧化酶系统进行氧化代谢,主要代谢物是乙醛;乙醛随后又被乙醛脱氢酶氧化代谢成乙酸,并进一步代谢产生二氧化碳和水。酒精性肝炎的发病机制相当复杂,涉及酒精及其代谢产物对肝脏的直接和间接损害,同时酒精性肝炎的发生和进展还与营养状态及遗传易感性密切相关。

(1)酒精及其代谢产物对肝脏的损伤 酒精对肝组织和细胞有直接损伤作用。肝脏代谢 1 分子酒精的过程中,可使 2 分子的 NAD^+(氧化型辅酶Ⅰ)转变为 NADH(还原型辅酶Ⅰ),于是 $NADH/NAD^+$ 的比值明显改变,细胞的氧化还原状态发生变化,对葡萄糖合成、脂质代谢及蛋白质的分泌产生广泛的影响。酒精的主要代谢产物——乙醛对肝脏的毒性作用更大,主要表现在:① 降低肝脏对脂肪酸的氧化能力;② 损伤线粒体,抑制三羧酸循环;③ 影响肝脏的微管系统,使微粒蛋白分泌减少,造成脂质和蛋白质在肝脏细胞中沉积;④ 与细胞膜结合,改变其通透

笔记

性及流动性,从而导致肝细胞损伤;⑤ 抑制 DNA 的修复和 DNA 中胞嘧啶的甲基化,从而抑制细胞的分化及损伤组织的再生、修复;⑥ 增加胶原的合成,促进肝纤维化的形成。

（2）氧化应激　近年来,氧化应激在酒精性肝炎中的作用受到重视。酒精在肝细胞内氧化代谢产生大量的氧自由基,可激活磷脂酶及脂质过氧化反应,改变膜的通透性和流动性,从而改变与膜结合的酶、受体和离子通道的微环境,影响其功能。此外,氧自由基还影响 DNA 和蛋白质的结构和功能。正常肝内存在具有保护性的抗氧化物质,如谷胱甘肽和维生素 A、C、E 等。长期饮酒者,肝细胞内谷胱甘肽含量明显降低或耗竭,以线粒体为最明显,可加剧对线粒体结构和功能的损害。长期饮酒造成营养吸收不良也使食物中抗氧化物质吸收减少。因此,长期饮酒导致机体内促氧化物质明显增多和抗氧化物质减少,诱发氧化应激,最终导致肝细胞死亡或凋亡。

（3）内毒素、炎症介质和细胞因子　炎症介质和（或）细胞因子对酒精性肝炎的形成具有重要作用。酒精的摄入可致炎症细胞对炎症刺激的反应过度,产生大量的炎症介质和（或）细胞因子。一方面,肝细胞损伤后,可发生肝实质细胞的凋亡和坏死,激活肝内的库普弗细胞（Kupffer cell）和血液循环中的单核细胞。另一方面,患酒精性肝炎时,肠道细菌过度生长、肠黏膜通透性增加、肠道细菌移位及正常的免疫功能受到抑制等,导致肠源性内毒素血症。内毒素不仅可直接损伤肝细胞,更重要的是还与 Kupffer 细胞特异性抗体结合激活该细胞,进而释放大量的氧自由基、细胞因子和炎症介质,如肿瘤坏死因子-α（tumor necrosis factor-α,TNF-α）等、白介素-6（interleukin-6,IL-6）、转化生长因子-β（transforming growth factor-β,TGF-β）等,细胞黏附分子和细胞因子受体表达也增加。多种细胞因子和炎症介质可引起肝细胞进一步坏死、凋亡、发生炎症和形成肝纤维化。

（4）危险因素　长期过量饮酒的人群中,只有 10%～35% 发展至酒精性肝炎,仅有 8%～20% 可发展至酒精性肝硬化。酒精性肝炎的严重程度并不与酒精的摄入量成正比,这提示其他因素如遗传、环境、营养和激素等在酒精性肝炎的发生和演变中也起一定作用。① 遗传易感性:酒精性肝炎的发生常有家族倾向,有些患者存在酒精的氧化障碍,现认为与酒精代谢相关的酶（乙醇脱氢酶、乙醛脱氢酶）和 CYP2E1 编码基因的多态性在酒精性肝炎的遗传倾向中具有重要意义;② 性别:酒精性肝炎的易感性存在明显的性别差异,女性更易患病;③ 合并乙型或丙型病毒性肝炎;④ 饮食习惯与营养不良:肝脏铁的含量可能与酒精性肝炎的严重程度相关。

（二）病理变化

1. 各类肝炎相同的病理变化

各型肝炎的病理变化基本相同,都是以肝细胞的变性、坏死为主,同时伴有不同程度的炎症细胞浸润、肝细胞再生和间质纤维组织增生。病变包括以下几种:

1）肝细胞变性、坏死与凋亡

（1）肝细胞变性　以肝细胞水肿为主,丙型和丁型肝炎中也可见肝细胞脂肪变。

① 肝细胞水肿:肝细胞变性最常见的病变。光镜下见肝细胞肿胀,胞质疏松呈网状、半透明,称胞质疏松化。进一步发展,严重者肝细胞增大呈球形,胞质几乎完全透明,称气球样变性（ballooning degeneration）（图 4-19）。电镜下见内质网扩张、囊性变,核糖体脱失,线粒体肿胀,溶酶体增多。

② 肝细胞脂肪变:光镜下分为两型,胞质内出现大量小脂滴但尚未挤压细胞核时称为小泡性脂肪变（microvesicular steatosis）;当小脂滴融合形成一个大脂滴,将细胞核挤压至一侧时,肝细胞形似脂肪细胞,称为大泡性脂肪变（macrovesicular steatosis）（图 4-20）。

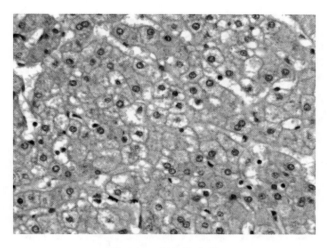

图 4-19　肝细胞水肿

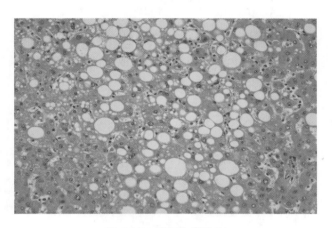

图 4-20　肝细胞脂肪变

（2）溶解性坏死　发生严重的细胞水肿时,肝细胞肿胀破裂、溶解消失。溶解性坏死的范围和分布因病毒性肝炎的类型而异,可分为以下几种:

① 点状或灶状坏死(spotty or focal necrosis):为单个或少数几个肝细胞的坏死,常见于急性普通型肝炎。

② 碎片状坏死(piecemeal necrosis):指肝小叶周边界板处肝细胞的灶性坏死和崩解,常见于慢性肝炎。

③ 桥接坏死(bridging necrosis, BN):更为严重的肝细胞损伤,形成中央静脉-汇管区、汇管区-汇管区、中央静脉-中央静脉的连续肝细胞坏死带,常见于中度和重度慢性肝炎,也见于亚急性重型肝炎(图 4-21)。

④ 亚大块或大块坏死:几乎累及整个肝小叶大范围的肝细胞坏死为亚大块坏死(submassive necrosis),常见于亚急性重型肝炎(图 4-21);若引起大部分肝脏坏死,则称为大块坏死(massive necrosis),见于重型肝炎。

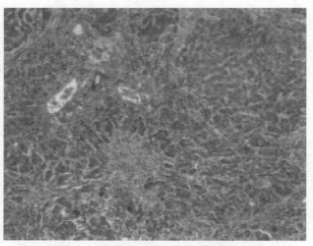

肝细胞出现桥接坏死和亚大块坏死，伴有肝细胞结节状再生
（右上角）和炎症细胞浸润、纤维组织增生及胆汁淤积。

图 4-21 亚急性重型肝炎

（3）凋亡 单个肝细胞皱缩，核浓缩，染色质边集或破碎，最终形成深红色浓染的嗜酸性小体（凋亡小体）（图 4-22）。

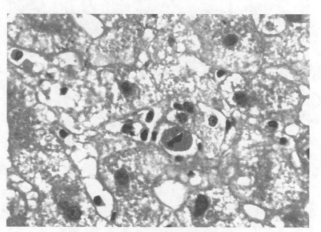

高倍镜下见视野中央单个肝细胞皱缩，与邻近细胞
分离，胞质嗜酸性增强，凋亡小体形成。

图 4-22 肝细胞凋亡

2）炎症细胞浸润

淋巴细胞及单核细胞散在分布，或灶状聚集于肝小叶内或汇管区。患慢性病毒性肝炎时，汇管区淋巴细胞渗入周围肝实质，导致碎片状坏死。

3）再生

（1）肝细胞再生 正常情况下，肝细胞坏死后直接由周边成熟肝细胞分裂增生以修复受损组织。再生的肝细胞体积较大，胞质略呈嗜碱性，胞核大而深染，核分裂象增多，可见双核。细胞可沿原有的网状支架排列，但若肝组织坏死严重、网状支架塌陷，则呈不规则团块状排列，称为结节状再生。

（2）肝卵圆细胞参与修复 当肝实质大量受损，肝细胞再生受阻，又存在肝再生刺激因素时，汇管区和终末胆管周围的肝卵圆细胞大量增殖，并分化为肝细胞和胆管细胞参与修复。在慢性且坏死较严重的患者体内，汇管区或大片坏死灶内可见较多小胆管出现。

笔记

4）纤维化

肝脏的炎症反应和中毒性损伤可引起纤维化（fibrosis）。一般来说，纤维化多不可逆，但现在有学者认为肝纤维化在一定情况下可以吸收，是可逆的。纤维化时胶原的沉积对肝脏血流和肝细胞灌注有明显的影响。早期纤维化可沿汇管区周围或中央静脉周围分布，或胶原直接沉积在狄氏（Disse）腔内。随着纤维化不断进展，肝脏逐渐被纤维间隔分割，最终形成肝硬化。

2. 病毒性肝炎的病理改变

病毒性肝炎可表现为一系列临床综合征，其病理改变各具特点。

1）携带者状态

携带者状态（carrier state）是指患者无明显症状或仅为亚临床表现的慢性肝炎，多由 HBV、HCV 或 HDV 感染所致。患者仅表现为病毒抗原阳性，无明显的进行性肝细胞损害。

2）无症状感染

无症状感染（asymptomatic infection）是指患者仅表现为轻度的血清转氨酶升高，此后出现病毒抗体。

3）普通型病毒性肝炎

（1）急性（普通型）病毒性肝炎　所有病毒性肝炎都可导致急性（普通型）肝炎（acute hepatitis），我国以乙型病毒性肝炎最多见。急性病毒性肝炎可分为黄疸型和无黄疸型，两者病变基本相同。

肉眼观：肝大，色红，质较软，表面光滑，如有淤胆可呈暗绿色。镜下观：肝细胞广泛变性，主要表现为肝细胞水肿、排列拥挤而紊乱；肝细胞点状坏死或小灶性坏死多见，可见嗜酸性小体，重者可有碎片状或桥接坏死；肝小叶内及汇管区见淋巴、单核细胞为主的炎症细胞浸润；黄疸型肝炎往往坏死较重，肝细胞内可见淤胆，毛细胆管内有胆栓形成。临床上，肝细胞弥漫肿胀可导致肝脏体积增大、包膜紧张，患者出现肝区疼痛及压痛。肝细胞坏死造成细胞内酶释放入血，使患者血清丙氨酸转氨酶（alanine aminotransferase，ALT）等升高，同时还可引起多种肝功能异常。经治疗后，大多数患者可痊愈。乙型、丙型肝炎往往恢复较慢，其中 5%～10% 的乙型肝炎、70% 的丙型肝炎可转变为慢性肝炎，极少数可进展为重型肝炎。

（2）慢性（普通型）肝炎　病毒性肝炎病程持续半年以上者称为慢性（普通型）肝炎（chronic hepatitis）。导致肝炎慢性化的因素有感染的病毒类型、治疗不当、营养不良、合并/伴发其他传染病、饮酒、服用损伤肝脏的药物、免疫因素等。此外，除肝炎病毒外，慢性酒精中毒、Wilson 病、α_1-抗胰蛋白酶缺乏、药物和自身免疫均可导致慢性肝炎，其中，HBV、HCV 感染易导致慢性肝炎和肝硬化。

镜下观：慢性肝炎病变轻重不一，轻者炎症仅限于汇管区，重者以碎片状坏死为主，可伴桥接坏死，并见明显的肝细胞再生。炎症细胞以淋巴细胞浸润为主，可有巨噬细胞，偶见浆细胞，中性粒细胞很少。HBV 感染时可见毛玻璃样肝细胞和砂状核。HBV 感染引起肝细胞滑面内质网增生，HE 染色见胞质内充满嗜酸性细颗粒状物质，不透明，似毛玻璃样，故称毛玻璃样肝细胞。另外，由于肝细胞核内含有大量 HBV 核心抗原积聚后形成的嗜伊红包涵体，核内染色质被挤向一边，形成砂状核。纤维组织增生是不可逆性肝损害的主要标志，最初在汇管区周围，逐渐形成连接不同小叶的纤维间隔。

根据肝脏炎症、坏死及纤维化程度，慢性肝炎可分为以下 3 种类型：

① 轻度慢性肝炎：肝细胞有点状坏死，偶见轻度碎片状坏死，汇管区慢性炎症细胞浸润，周围伴少量纤维组织增生。肝小叶界板无破坏，小叶结构清楚。

② 中度慢性肝炎：肝细胞变性，坏死较明显，有中度碎片状坏死，出现特征性的桥接坏死。小叶内有纤维间隔形成，但小叶结构大部分保存。

③ 重度慢性肝炎：肝细胞有重度碎片状坏死、桥接坏死及不规则再生，纤维间隔形成，分割

笔记

肝小叶,晚期逐步形成肝硬化。若在慢性肝炎的基础上发生新鲜的大片坏死,即转变为重型肝炎。肝细胞反复坏死、再生和纤维组织增生,最终导致肝硬化。

临床上曾经使用的"慢性活动性肝炎"主要是指中度慢性肝炎和重度慢性肝炎。

4)重型病毒性肝炎

重型病毒性肝炎是最严重的一型病毒性肝炎,较少见。根据发病的缓急与病变程度,重型病毒性肝炎又分为急性重型肝炎和亚急性重型肝炎。

(1)急性重型肝炎(acute severe hepatitis) 起病急骤,病程短,病变严重,死亡率高,临床上又称暴发性肝炎。

肉眼观:肝体积明显缩小,被膜皱缩,质地柔软,重量减至600~800 g,尤以左叶为甚。切面因明显的出血坏死呈红褐色,胆汁呈黄绿色,部分区域可呈红黄相间的斑纹状,因此又称急性红色肝萎缩或急性黄色肝萎缩。

镜下观:肝细胞出现弥漫性大块坏死,肝索解离,仅残留网状支架。坏死多从肝小叶中央开始并迅速向四周扩展,仅小叶周边部残留少许变性的肝细胞。肝窦明显扩张、充血、出血,Kupffer细胞增生肥大。肝小叶内及汇管区大量淋巴细胞、巨噬细胞浸润,残留的肝细胞再生不明显。

临床上,大量肝细胞溶解坏死可导致以下结果:① 胆红素大量入血引起严重的肝细胞性黄疸;② 凝血因子合成障碍导致明显的出血倾向;③ 肝衰竭对各种代谢产物的解毒功能下降,诱发肝性脑病;④ 胆红素代谢障碍及血液循环障碍等,还可诱发肝肾综合征(hepatorenal syndrome),出现肾衰竭。

大多数患者短期内因肝性脑病死亡,消化道大出血、肾衰竭及 DIC 也是引起死亡的重要原因。少数患者病情迁延,转化为亚急性重型肝炎。

(2)亚急性重型肝炎 起病较急性重型肝炎缓慢,病程数周至数月,除由急性重型肝炎迁延外,少数可由急性普通型肝炎恶化进展而来。

肉眼观:肝体积缩小,包膜皱缩不平,质地软硬不一,部分区域见大小不等的结节。

镜下观:肝细胞既有大量坏死,又有结节状再生。肝小叶内外可见明显的炎症细胞浸润,周边见小胆管增生、胆栓形成。较陈旧的病变区,结缔组织增生明显。若治疗及时得当,病变可停止发展,甚至治愈。多数病例进展为坏死后肝硬化。

5)自身免疫性肝炎

自身免疫性肝炎是一种慢性疾病,大体上与其他肝炎无明显区别,如伴广泛肝细胞坏死则出现肝萎缩。光镜下难与慢性病毒性肝炎区分。活动期主要特点为实质与间质交界处见肝细胞坏死,浆细胞浸润。随着病变进展,汇管区纤维组织增生,不断向小叶内延伸,逐渐发展为肝硬化。

6)药物性/中毒性肝炎

药物、毒物及其他代谢产物可直接造成肝细胞损伤,也可通过免疫机制导致不同程度的肝脏损伤,即药物性或中毒性肝炎。该型肝炎具有类似于病毒性肝炎或自身免疫性肝炎的病变特征。

（三）临床诊疗及预后

各型肝炎病毒均可引起急性肝炎,主要表现为全身乏力、发热、食欲减退、厌油、恶心等,肝大并伴压痛和肝区叩击痛,肝功能检查示 ALT、AST 和胆红素升高。慢性肝炎根据病情轻重又可分为轻、中、重三度,体征轻微或缺如,肝功能检查仅 1 或 2 项指标轻度异常,重度者肝炎症状明显或持续,伴肝病面容、蜘蛛痣、肝掌、脾大等典型体征,血清 ALT、AST 反复或持续升高,白蛋白降低、γ-球蛋白升高、A/G 比值异常,胆红素水平升高,凝血酶原时间延长等。重型肝炎临床表现为一系列的肝衰竭症候群,患者极度乏力,消化道症状明显,Ⅱ度或Ⅱ度以上肝性脑病,明显腹水,出血倾向,黄疸进行性加重,肝浊音界进行性缩小,凝血酶原时间显著延长,凝血酶原活动度低于40%,可合并难治性并发症。

肝功能检查:急性期ALT明显升高,重型肝炎患者ALT可快速下降,出现"胆酶分离"现象,提示肝细胞大量坏死;AST升高,其水平与肝病严重程度密切相关。此外,LDH、γ-GT、ALP、胆红素等不同程度升高,血清白蛋白降低、γ-球蛋白升高,凝血酶原时间延长,血氨升高、血糖降低等。肝炎病毒血清学及基因检测对病毒性肝炎的诊断、病情判断和治疗方案的制定具有重要的指导意义,抗HAV IgM是甲型肝炎新近感染的证据,抗HAV IgG是保护性抗体;HBsAg阳性是乙型肝炎现症感染的证据,抗HBs为保护性抗体,HBeAg存在表示乙肝病毒复制活跃且具有较强的传染性,HBV DNA阳性是病毒复制和有传染性的最直接标志;抗HCV IgM阳性提示丙型肝炎现症感染,HCV RNA阳性是病毒感染和复制的最直接标志;HDV Ag阳性是急性丁型肝炎感染的诊断依据,抗HDV IgG高滴度提示感染持续存在,HDV RNA阳性是感染最直接的依据;抗HEV IgM阳性是戊型肝炎近期感染的标志,HEV RNA阳性可明确诊断。对经肝炎病毒学检测尚不能确诊者可进行肝组织病理检查,肝组织病毒抗原或核酸原位检测有助于明确病原学诊断,确定病毒复制状态,且对判断炎症活动度、纤维化程度及评估疗效具有重要意义。

本病需注意各类型病毒性肝炎间的相互鉴别,还应与酒精性肝炎、自身免疫性肝炎、药物性肝炎等相鉴别,病毒性肝炎出现黄疸时需与溶血性黄疸、肝外梗阻性黄疸等相关疾病相鉴别。病毒性肝炎治疗的一般原则为注意休息,合理饮食,绝对禁酒,避免使用肝损害药物。急性肝炎多为自限性,以支持及对症治疗为主。慢性肝炎根据患者的具体情况,采取支持及对症、免疫调节、抗病毒、抗肝纤维化等治疗,其中抗病毒治疗最为关键。重型肝炎(肝衰竭)病情进展快,病死率高。根据患者的具体情况及病情发展的不同时期给予支持、对症、抗病毒等综合治疗,早期免疫控制,中、晚期以免疫调节及并发症防治为主,辅以人工肝支持系统疗法,争取尽早进行肝移植。患者的预后取决于病毒与宿主双方面的诸多因素。急性肝炎患者多在3个月内临床康复;慢性肝炎轻度者一般预后良好,重度者预后较差,5年内约有80%的患者发展为肝硬化,部分可进展为肝细胞癌;重型肝炎(肝衰竭)患者预后差,病死率为50%~70%。

二、肝硬化

肝硬化(hepatic cirrhosis)是临床常见的慢性进行性肝病,是由一种或多种病因长期或反复作用导致的弥漫性肝损害。我国大多数患者为肝炎后肝硬化,少部分为酒精性肝硬化和血吸虫肝硬化。病理组织学上存在广泛的肝细胞坏死、残存肝细胞结节性再生、结缔组织增生与纤维隔形成,导致肝小叶结构被破坏和假小叶形成,肝脏逐渐变形、变硬,最终发展为肝硬化。早期由于肝脏代偿功能较强可无明显症状,晚期则以肝功能损害和门静脉高压为主要表现,并有多系统受累,晚期常出现上消化道出血、肝性脑病、继发感染、脾功能亢进、腹水、癌变等并发症。肝硬化是我国消化系统的常见疾病,年发病率为17/100000,以中年男性为主,其中,城市内50~60岁男性肝硬化患者病死率高达112/100000。

(一)病因

1. 病毒性肝炎

病毒性肝炎是我国肝硬化的最主要病因,尤其是慢性乙型肝炎与肝硬化的发生密切相关。

2. 慢性酒精中毒

长期酗酒是引起肝硬化的另一个重要因素,欧美一些国家更为突出。酒精在体内代谢过程中产生的乙醛对肝细胞有直接毒害作用,肝细胞发生脂肪变性而逐渐进展为肝硬化。

3. 营养不良

如食物中长期缺乏甲硫氨酸或胆碱类物质时,肝脏合成磷脂障碍而逐渐发展为肝硬化。

笔记

4. 毒物或药物

许多化学物质(如四氯化碳、含砷杀虫剂、氯仿等)和某些药物(如双醋酚丁、异烟肼、辛可芬、四环素、甲氨蝶呤、甲基多巴等)可损伤肝细胞,产生中毒性或药物性肝炎,进而导致肝硬化。黄曲霉素也可使肝细胞发生中毒损害,引起肝硬化。

5. 慢性进行性胆汁淤积性肝病

该型肝病可能与自身免疫相关,胆汁性肝硬化分为原发性胆汁性肝硬化和继发性胆汁性肝硬化,后者由肝外胆管长期梗阻引起。

6. 血吸虫病

患血吸虫病时,虫卵刺激汇管区结缔组织增生成为血吸虫病性肝纤维化,可引起显著的门静脉高压,亦称血吸虫肝硬化。

(二)发病机制

1. 肝细胞变性及坏死

肝脏在长期或反复的生物、物理、化学或免疫损伤等病因作用下,均可发生弥漫性肝细胞变性坏死。① 酒精、某些药物、毒物及其代谢产物直接损伤肝细胞;② 乙肝病毒和酒精性肝病可引起组织淋巴细胞反应,导致肝细胞免疫性损伤;③ 血液循环障碍和(或)肝细胞周围纤维组织增生,压迫肝细胞导致细胞缺氧,引起肝细胞损伤。

2. 肝细胞再生

肝细胞再生是肝脏损伤后的修复代偿过程。但由于肝小叶纤维支架断裂或塌陷,再生肝细胞不能沿原支架按单细胞索轮状排列生长,形成多层细胞相互挤压的结节状肝细胞团(肝再生结节)。再生结节周围无汇管区,缺乏正常的血液循环供应,可因缺血而发生脂肪变性或萎缩。再生结节可压迫、牵拉周围的血管、胆管,导致血流受阻,引起门静脉压力升高。

3. 肝纤维化和假小叶形成

肝纤维化系指肝细胞外的间质细胞(肝星状细胞、成纤维细胞、炎性免疫效应细胞等)增生和细胞外间质成分生成过多、降解减少,在肝内大量沉积,并影响肝脏的功能。肝纤维化和肝硬化往往是连续的发展过程,难以截然分开,肝纤维化为肝硬化的必经阶段。肝纤维化的发生及发展机制十分复杂,目前认为肝星状细胞(亦称肝贮脂细胞)激活和转化为肌成纤维细胞和成纤维细胞是肝纤维化发生和发展中的重要环节。肝脏在肝炎病毒、酒精、毒性物质、缺氧或免疫损伤等因素作用下,可引起急慢性炎症、肝细胞坏死,激活单核-巨噬细胞系统产生各种细胞因子,如血小板源性生长因子(platelet-derived growth factor, PDGF)、TGF-β1、TNF-α、IL-1 等,促进其分化增生并合成、分泌大量胶原纤维。TGF-β1 可促进肝星状细胞表达和分泌Ⅰ、Ⅲ、Ⅳ型胶原,纤连蛋白,蛋白多糖等,并且对金属基质蛋白酶(致纤维化细胞因子)的表达有抑制作用。增生的胶原纤维在汇管区间或汇管区与中央静脉间延伸,形成纤维间隔,不仅包绕肝再生结节,而且将残存的肝小叶重新分割成为假小叶,形成肝硬化的典型形态。假小叶内血液循环受阻,肝细胞血供不足,进一步促进肝细胞坏死及胶原纤维增生,病变反复发展,不断破坏肝实质结构及血管结构,导致肝内、外血流动力学障碍及肝功能损害,最终发展为晚期肝硬化。

(三)肝硬化的分类及病理变化

肝硬化尚无统一的分类方法,一般按照病因或结节的大小来分类。按病因来分类,肝硬化可分为酒精性、肝炎性、坏死后性、胆汁性肝硬化及其他原因所致的肝硬化,如血吸虫肝硬化、血色病性肝硬化、Wilson 病肝硬化和隐源性肝硬化(病因不清的)。按国际形态分类,肝硬化可分为大结节型、小结节型、大小结节混合型及不全分割型四型。我国常采用的是结合病因、病变特点及临床表现的综合分类方法。下面主要介绍我国采用的分类法中常见的几种肝硬化。

1. 门脉性肝硬化

门脉性肝硬化(portal cirrhosis)也称 Laënnec 肝硬化、小结节性肝硬化,是最常见的肝硬化,遍布世界各地。在欧美国家主要因长期酗酒引起(酒精性肝硬化),在我国及日本,病毒性肝炎可能是其主要原因(肝炎后肝硬化)。

肉眼观:早期肝脏可正常或略大,重量增加,质地正常或稍硬。晚期肝体积缩小,重量减轻,硬度增加,表面和切面见弥漫分布的小结节(图4-23)。结节大小相仿,直径多为0.15~0.50 cm,一般不超过1 cm,相当于国际形态分类中的小结节性肝硬化。

镜下观:正常肝小叶结构破坏,由广泛增生的纤维组织分割、包绕,形成大小不等的圆形或类圆形的肝细胞团,即假小叶。假小叶内肝细胞排列紊乱,伴变性、坏死,可见再生的肝细胞结节;中央静脉可缺如,偏位或有两个以上(图4-23);结节间纤维间隔宽窄较一致,内有少量淋巴和单核细胞浸润,可见新生的细小胆管和无管腔的假胆管。

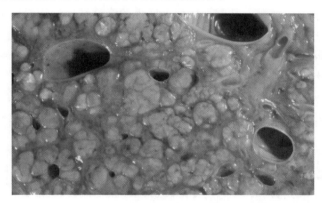

图4-23　门脉性肝硬化

2. 坏死后肝硬化

坏死后肝硬化(postnecrotic cirrhosis)是在肝细胞大片坏死的基础上形成的,相当于国际形态分类中的大结节型和大小结节混合型肝硬化。

肉眼观:肝脏体积缩小,重量减轻,质地变硬,并出现明显变形,尤以左叶为甚。表面及切面见弥漫分布、大小悬殊的结节,最大直径可达6 cm,纤维间隔宽大、厚薄不均(图4-24)。

镜下观:假小叶大小不一、形态各异,肝细胞出现不同程度的变性、坏死,纤维间隔宽窄不一,可见大量炎症细胞浸润及小胆管增生。

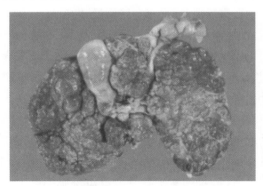

肝变小变形,表面见大小不等的结节。

图4-24　坏死后肝硬化

坏死后肝硬化因肝细胞坏死严重,肝功能障碍较门脉性肝硬化明显且出现较早,但门静脉高压症状较轻且出现较晚。本型肝硬化的癌变率较门脉性肝硬化的癌变率高。

3. 胆汁性肝硬化

由胆道阻塞、胆汁淤积引起的肝硬化为胆汁性肝硬化(biliary cirrhosis),较少见。根据不同的病因,胆汁性肝硬化分为原发性和继发性两种类型,前者更少见。

笔记

肉眼观:早期肝脏常肿大,然后逐渐缩小,肝脏表面平滑,呈细小颗粒状或无明显结节,墨绿色或绿褐色,质地中等,相当于国际形态分类中的不全分割型肝硬化。

镜下观:原发性胆汁性肝硬化早期见汇管区胆管上皮细胞水肿、坏死,淋巴细胞浸润。然后小胆管被破坏,结缔组织增生并伸入肝小叶内,假小叶呈不完全分割型。继发性胆汁性肝硬化镜下见肝细胞淤胆、变性坏死,坏死肝细胞肿胀,胞质疏松呈网状,核消失,呈网状或羽毛状坏死,假小叶周围结缔组织分割包绕不完全。

4. 寄生虫性肝硬化

寄生虫性肝硬化主要见于慢性血吸虫病的晚期,形成血吸虫肝硬化。

肉眼观:肝脏变硬、变小、变形,重量减轻,见血吸虫色素沉着。肝表面有浅沟纹构成的大小不等的隆起分区,严重时形成粗大结节。切面见增生的纤维结缔组织沿门静脉呈树枝状分布,故称干线型或管道型肝硬化(pipe stem cirrhosis)。

镜下观:① 门静脉区有大量慢性血吸虫卵沉积,虫卵壳、上皮样细胞、异物巨细胞、淋巴细胞及成纤维细胞组成慢性虫卵结节,形似结节性肉芽肿,又称假结核结节;② 虫卵钙化,结节发生纤维化,周围纤维组织增生或瘢痕形成;③ 门静脉分支萎缩、闭塞,发生血管炎,伴血栓形成;④ 纤维化区内血管及胆管增生,肝细胞变性、萎缩、再生,但无明显坏死;⑤ Kupffer 细胞增生,吞噬血吸虫色素。

5. 其他

(1)淤血性肝硬化　见于慢性充血性心力衰竭患者。与门脉性肝硬化不同,病变较轻,肝小叶改建不明显,不引起门静脉高压和肝功能衰竭。

(2)色素性肝硬化　多见于血液病患者,因肝内过多的含铁血黄素沉着而形成。

(四)临床诊疗及预后

肝硬化在代偿期常无症状或症状轻微,且缺乏特异性,可有乏力、食欲减退、消化不良、腹泻等症状。腹水是患者失代偿期的标志,失代偿期肝硬化患者可有乏力、体重下降、低热等全身症状;食欲减退、恶心、腹胀、腹痛、腹泻等消化道症状;牙龈、鼻腔出血,皮肤黏膜出血点、紫癜和瘀斑,女性月经过多等出血倾向的表现;男性性功能减退及乳房发育,女性闭经、不孕等内分泌功能紊乱表现;门-腔侧支循环开放(如食管-胃底静脉曲张、腹壁静脉曲张、痔静脉曲张等)、脾功能亢进及腹水等门静脉高压症状亦常见。体征:可见慢性肝病面容,面色黧黑而无光泽;皮肤常可见蜘蛛痣、肝掌;腹壁静脉显露或曲张,严重者脐周静脉突起,形成"水母头"状,并可听到静脉杂音;黄疸呈持续性或进行性加深常提示预后不良;腹部移动性浊音阳性,部分患者可伴肝性胸腔积液;早期肝大常可触及,质硬而边缘钝,晚期常坚硬缩小,肋下不易触及。常见的并发症有食管-胃底静脉曲张破裂出血、自发性细菌性腹膜炎、肝性脑病、原发性肝细胞癌、电解质和酸碱平衡紊乱、肝肾综合征、肝肺综合征等。

肝功能检查:血清转氨酶升高,肝细胞严重坏死时 AST 升高更明显;血清白蛋白合成减少,白蛋白与球蛋白比例降低或倒置;凝血酶原时间延长;总胆红素和结合胆红素升高,结合胆红素持续升高常提示预后不良;血清Ⅲ型前胶原氨基末端肽、Ⅳ型胶原、层粘连蛋白、透明质酸等升高常提示肝纤维化。甲胎蛋白(α-fetoprotein,AFP)在肝细胞严重坏死时可升高,在合并原发性肝癌时明显升高。超声检查常可发现肝脏表面凹凸不平,肝叶比例失调,肝实质回声不均匀等肝硬化征象,以及脾大、门静脉扩张、侧支循环开放、腹水等门静脉高压征象,CT 和 MRI 表现与超声检查所见相似。肝穿刺活组织检查对早期肝硬化的明确诊断与病因鉴别具有重要意义。

目前,肝硬化无特效治疗药物,关键在于早期诊断并针对病因早期治疗,晚期主要对症治疗,而终末期肝硬化则只能依赖于肝移植。肝硬化的预后与病因、肝功能分级及并发症相关。酒精性肝硬化和胆汁性肝硬化若能在其进展到失代偿期之前消除病因,则病变可被有效控制,预后较病毒性肝硬化好。肝功能 Child-Pugh 分级与预后密切相关,Child-Pugh A 级预后最好,

笔记

患者 1 年和 2 年生存率分别为 100% 和 85%,Child-Pugh C 级预后最差,患者 1 年和 2 年生存率分别为 45% 和 35%。食管-胃底静脉曲张破裂出血、肝性脑病、肝肾综合征等是常见死亡原因。

三、门静脉高压

正常门静脉压力为 13~24 cmH$_2$O(1.27~2.36 kPa),由各种因素导致门静脉血流受阻和(或)血流量增加,门静脉系统压力升高,从而出现一系列临床症状和体征,称为门静脉高压(portal hypertension)。门静脉高压是一个临床病症,而不是一种单一的疾病,临床表现为脾大、脾功能亢进,进而发生食管-胃底静脉曲张、呕血和黑便及腹水等症状或体征。

(一)病因

门静脉高压可分为肝内型、肝前型和肝后型三类,肝内型在我国最常见,占 95% 以上。

1.肝内型

门静脉高压按病理形态可分为窦前阻塞、肝窦和窦后阻塞两种。

(1)窦前阻塞　常见病因是血吸虫肝硬化。血吸虫在门静脉系统内发育成熟、产卵,形成虫卵栓子,顺着门静脉血流抵达肝小叶间汇管区的门静脉小分支,引起门静脉小分支的虫卵栓子、内膜炎和其周围的纤维化,以致门静脉的血流受阻、压力增高。窦前阻塞到了晚期,继发肝细胞营养不良,肝小叶萎缩。在长江流域,血吸虫肝硬化引起的门静脉高压较多见。

(2)肝窦和窦后阻塞　常见病因是肝炎后肝硬化,主要病变是肝小叶内纤维组织增生和肝细胞再生。由于增生纤维索和再生的肝细胞结节(假小叶)的挤压,肝小叶内肝窦变窄或闭塞,以致门静脉血不易流入肝小叶的中央静脉或小叶下静脉,血流淤滞,门脉静压力增高。又由于很多肝小叶内肝窦变窄或闭塞,部分压力高的肝动脉血流经肝小叶间汇管区的动静脉交通支而直接反注入压力低的门静脉小分支,使门静脉压力进一步增高。另外,在肝窦和窦后阻塞,肝内淋巴管同样被增生纤维索和再生的肝细胞结节压迫扭曲,导致肝内淋巴回流受阻,肝内淋巴管网的压力显著增高,均对门脉静压力的增高产生影响。

2.肝前型

肝前型的主要病因是门静脉主干的血栓形成(或同时有脾静脉血栓形成),肝前阻塞同样使门静脉系统的血流受阻,门静脉压力增高。腹腔内的感染如阑尾炎、胆囊炎等或门静脉、脾静脉附近的创伤均可引起门静脉主干血栓形成。儿童肝前型多为先天性畸形,如门静脉主干闭锁、狭窄或海绵窦样病变。

3.肝后型

肝后型是由肝静脉和(或)其开口及肝后段下腔静脉阻塞性病变引起的,也就是 Budd-Chiari 综合征。

(二)发病机制

1.肝血流阻力增加

肝纤维化和假小叶的形成,使得肝内小静脉及肝窦被压迫,门静脉回流受阻,门静脉压力升高。大量胶原在 Disse 间隙沉积,导致间隙增宽,肝窦内皮细胞下基底膜形成,使内皮细胞上窗孔缩小、数量减少,甚至消失,形成弥漫性屏障,称肝窦毛细血管化。这不仅影响肝窦和肝细胞之间的物质交换,也增加了肝窦的血流阻力。研究发现,肝硬化时门静脉血中去甲肾上腺素、5-羟色胺、血管紧张素等活性物质增加,作用于门静脉肝内小分支和小叶后小静脉壁,使其保持持续性收缩状态。所以,肝血流阻力增加不仅因为机械性梗阻,还因为血管活性物质引起的病理生理因素参与。

2.高动力循环

高动力循环是在门静脉高压时血流阻力增加的基础上发展而成的。随着血流阻力的增加,

笔　记

门静脉侧支分流开放,门静脉压力暂时降低,但内脏的高动力循环又使门静脉压力继续增高。血管内皮产生一氧化氮(nitric oxide,NO)与前列环素(prostaglandin I_2,PGI_2)等扩血管物质增多,使内脏血液循环和骨骼肌的血管床扩张,同时也使体循环表现出高排低阻的特点。因此,门静脉和肝窦阻力增加是门静脉高压的启动因素,而高动力循环是门静脉高压的持续因素。

(1)一氧化氮(NO)　NO由一氧化氮合酶(nitric oxide synthase,NOS)催化L-精氨酸反应生成。NO主要通过可溶性鸟苷酸环化酶作用于平滑肌细胞。已有研究证明,NO的增加与门静脉高压有关。结扎大鼠门静脉,给予NOS抑制剂NG-硝基-精氨酸甲酯(NG-nitro-L-arginine methyl ester,L-NAME)可延缓内脏血管扩张,延缓内脏血流量的增加和侧支的产生。

(2)前列环素(PGI_2)　除NO外,血管内皮产生的PGI_2在门静脉高压的血管扩张中也能起作用。它通过激活腺苷酸环化酶产生环磷酸腺苷(cyclic adenosine monophosphate,cAMP),并激活位于平滑肌的K^+通道,诱导血管扩张。

(3)一氧化碳(CO)　CO由血红素加氧酶降解铁-原卟啉产生,能激活可溶性鸟苷酸环化酶,导致血管和肝窦松弛。

(三)病理变化及临床诊疗

肝硬化门静脉高压占门静脉高压的95%以上,门静脉高压患者常出现一系列的病理变化及临床症状、体征。以下主要对其病变特点予以介绍。

1．慢性淤血性脾大

70%~85%的肝硬化患者伴有淤血性脾大。肉眼观:脾脏体积增大,暗红色,被膜可增厚,重量可达800~1000 g。镜下观:脾血窦扩张、充血,脾小体萎缩,纤维组织增生。脾大常继发不同程度的脾功能亢进。

2．腹水

腹水为淡黄色透明的漏出液,量大时致腹部显著膨隆。形成原因有:① 小叶中央静脉及小叶下静脉受压,肝窦内压上升,促使液体漏入腹腔;② 患者患低蛋白血症时血浆胶体渗过压降低;③ 肝功能障碍致血中醛固酮、抗利尿激素灭活减少,水钠潴留;④ 肝硬化时,肝淋巴液可达20 L/d,超过胸导管的回流能力(正常时胸导管的淋巴液量为800~1000 mL/d),致使肝淋巴液渗入腹腔。

3．侧支循环形成

门静脉压力升高导致正常时经门静脉回流的血液只能经侧支循环分流:① 门静脉血经胃冠状静脉、食管静脉丛、奇静脉入上腔静脉,导致胃底、食管下段静脉丛曲张,如破裂则发生致命性大出血,这是肝硬化患者常见的死因之一;② 门静脉血经肠系膜下静脉、直肠静脉丛、髂内静脉进入下腔静脉,导致直肠静脉丛曲张形成痔核,痔核破裂引起便血;③ 门静脉血经附脐静脉、脐周静脉网,然后向上经胸腹壁静脉流入上腔静脉,向下经腹壁下静脉进入下腔静脉,引起脐周浅静脉高度扩张,形成"海蛇头"征(caput medusae)(图4-25)。

4．胃肠淤血

门静脉压力升高使胃肠静脉血回流受阻,导致胃肠道淤血、水肿,影响消化和吸收功能,患者可出现腹胀、食欲减退等症状。

门静脉高压患者实验室检查结果显示肝功能可有血清酶及胆红素水平升高、血浆蛋白降低等改变。脾功能亢进时,血常规可见白细胞、红细胞和血小板减少。内镜检查可发现食管-胃底静脉曲张。腹腔镜检查可见网膜血管增多,静脉扩张、充盈、迂曲,对门静脉高压具有确诊价值。上消化道钡餐检查可见食管黏膜皱襞增宽、迂曲,呈虫蚀样或串珠样充盈缺损。超声检查可发现肝脏、脾脏、门静脉及其属支的异常改变并能检测到异常的血流动力学信号。CT及MRI检查可明确提示门静脉系统有无扩张、各侧支血管的形态变化、血栓或瘤栓形成等。核素扫描可区分肝内外分流同时进行定量,判定门静脉高压为肝硬化性或非肝硬化性。门静脉压力测定和食管曲张静脉压力测定可预测食管静脉曲张出血的危险性,也可评估药物和硬化治疗的效果。

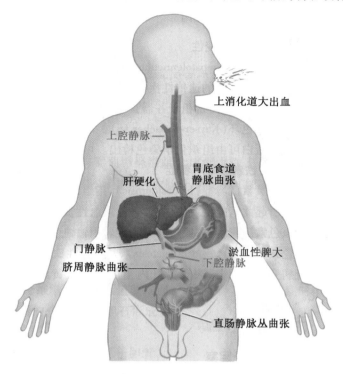

上消化道大出血

上腔静脉

胃底食道
静脉曲张

肝硬化

门静脉

淤血性脾大

脐周静脉曲张

下腔静脉

直肠静脉丛曲张

图 4-25 门静脉高压侧支循环形成示意图

对于以腹水为主要表现的患者,需排除心源性腹水的可能,如缩窄性心包炎伴心功能不全的患者可有腹水生成、腹壁静脉曲张及肝大等临床表现,体检时发现此类患者心肺明显异常可鉴别。以出血为突出症状的患者需与消化性溃疡、胃炎及胆系出血相鉴别。表现为脾大或伴脾功能亢进的患者需注意排除血吸虫病、疟疾等疾病,鉴别点为血吸虫病、疟疾等多无肝脏功能异常及肝硬化症状。

门静脉高压的治疗目的在于控制急性食管-胃底静脉曲张破裂出血、预防首次出血或再次出血、改善肝脏贮备功能。若患者病情稳定且无明显并发症,主要针对病因或相关因素治疗,如病因治疗及护肝、饮食等对症支持治疗。药物治疗包括降低肝内阻力的药物,如皮素受体拮抗剂、血管紧张素受体拮抗剂等;减少门静脉血流的药物,如β-肾上腺素受体阻断剂、神经垂体激素等。生长抑素及其类似物也可达到降低患者门静脉血流量及门静脉压力的目的,已成为我国治疗急性食管-胃底静脉曲张的首选药物。内镜治疗包括套扎治疗、硬化剂注射治疗及组织黏合剂注射治疗,适用于门静脉高压所致的静脉曲张破裂出血的紧急治疗,也可用于出血的预防性治疗。介入治疗主要用于食管-胃底静脉曲张破裂出血、脾功能亢进的治疗。外科治疗的目的在于解决食管-胃底静脉曲张破裂出血、脾大及脾功能亢进,适用于经严格的内科治疗无效的患者。终末期肝硬化门静脉高压者可考虑行肝移植手术。门静脉高压最终并发食管-胃底静脉曲张、脾功能亢进、腹水等严重并发症,晚期治疗效果较差、死亡率高,预后差。

四、脂肪性肝病

脂肪性肝病疾病谱包括单纯性脂肪肝、脂肪性肝炎、脂肪性肝纤维化和肝硬化,并且呈逐步发展的过程。由各种因素导致肝细胞内脂质积聚超过肝湿重的5%,肝细胞在光镜下可见脂肪小滴,称为脂肪肝。男女均可发病,以40~49岁发病率最高。脂质含量占肝湿重的5%~10%,属于轻度脂肪肝;占11%~25%为中度脂肪肝;超过26%为重度脂肪肝。轻度脂肪肝通常不会引起

笔 记

人体的不适,所以常常被忽略;当发展至中度或重度脂肪肝时,患者会有食欲减退、消化不良、恶心、腹胀等消化道症状。

(一)病因及相关因素

脂肪性肝病的病因学包括脂肪肝发生的条件(诱因)和导致脂肪肝的原因(致病因素)两方面。在脂肪性肝病的发生发展过程中,机体的免疫状态、营养因素、遗传因素、生活方式,以及年龄和性别等均与之重要相关。

根据病因,脂肪性肝病分为酒精性脂肪性肝病和非酒精性脂肪性肝病两类(表4-3),前者是酒精性肝病的一种类型,后者可以是一个独立的疾病,但更多见的还是全身性疾患在肝脏的一种病理表现。脂肪性肝病可主要由一种病因引起,也可由多种病因同时或先后参与引起。

表 4-3　脂肪性肝病的病因分类

脂肪性肝病		病因
酒精性脂肪性肝病		嗜酒或饮酒过量
非酒精性 脂肪性肝病	胰岛素抵抗相关因素	肥胖、糖尿病、高脂血症
	营养代谢因素	全胃肠外营养、蛋白质营养不良、吸收不良综合征、快速减重、空回肠旁路术、先天性代谢缺陷
	药物	皮质类固醇、雌激素、胺碘酮、冠心宁、氯喹、水杨酸、四环素、甲氨蝶呤
	肝毒性物质	四氯化碳、磷、铁、铜、毒油综合征
	其他	妊娠期脂肪肝、Reye 综合征

(二)发病机制

1. 肝脂质代谢障碍

脂肪氧化代谢主要在线粒体内进行。由于线粒体 DNA 缺乏组蛋白和染色质结构的保护,且线粒体 DNA 存在于线粒体基质内或依附于线粒体内膜,与电子传递系统相接近,电子传递系统持续产生活性氧,因此,线粒体 DNA 易受自由基侵袭,导致碱基对缺失、变异,从而影响肝细胞脂肪代谢和能量转换,诱发肝损伤。

2. 胰岛素抵抗

肥胖症、2 型糖尿病被认为是非酒精性脂肪肝的重要因素。胰岛素抵抗为肝脏、外周脂肪及肌肉组织对胰岛素作用的生物反应低于最适水平,出现高胰岛素血症伴代谢应激综合征。具体表现为外周脂肪动员增强,肝摄取游离脂肪酸增加,肝细胞内细胞色素 P450(cytochrome P450 或 CYP450)的 2E1 亚型(CYP2E1)和 4A 亚型(CYP4A)表达增高,甘油三酯(triglyceride, TG)增多,以及肝细胞脂肪转出能力受损,引起肝细胞内脂质堆积。

3. 氧化应激和脂质过氧化反应

胰岛素抵抗还会促使 ROS 生成并导致线粒体功能不全,加剧氧化应激和脂质过氧化反应。ROS 通过传递 1 个或 2 个电子,氧化大分子物质,造成 DNA、蛋白质和脂质等损害,ROS 促使生物膜磷脂的多不饱和脂肪酸过氧化形成脂质过氧化物(lipid peroxide, LPO),破坏细胞膜的流动性和通透性,最终导致细胞结构和功能的改变。LPO 还可激活 Kupffer 细胞和贮脂细胞,促使脂肪性肝病和肝纤维化发生。

4. 免疫反应

新抗原表达如过氧化脂质导致膜蛋白变异,乙醛与肝蛋白共价结合形成乙醛蛋白加合物及

Mallory 小体,具有抗原性;淋巴细胞表型改变,如 CD4/CD8、CD25/CD2 和 CD56/CD8 增高等;体液抗体如 IgM 类抗体及酒精性肝病 IgA 类抗体出现;内毒素及 TNF-α 的增高等均可能参与免疫反应介导的发病机制。

5．遗传因素

无论是酒精性还是非酒精性脂肪性肝病,都存在一定的遗传因素。肥胖和糖尿病的脂肪肝大多为可逆性,但并发基底膜胶原沉着及微血管病变常与遗传因素相关,多见于 HLA-DR4、B13 和 B15 表型者。

脂肪性肝病的发病机制复杂。研究表明,酒精性与非酒精性脂肪性肝病可能存在共同的发病机制,包括胰岛素抵抗、CYP2E1 表达增加、肝细胞 ATP 储备减少,肝细胞对 TNF-α 毒性敏感性增高,低水平内毒素血症、巨噬细胞活化、细胞因子释放增多及免疫反应异常等多环节的病理生理改变;两者病理学形态很难区分。临床流行病学的调查也发现,某些因素对两者都可能起致病作用。近年来,学者提出以氧化应激和脂质过氧化为轴心的"二次打击"假设,把包括酒精、肥胖、糖尿病、药物及其他代谢异常等病因引起的脂肪肝病变,均纳入"二次打击"统一发病机制予以解释。许多病因以增强氧化活性和脂质过氧化为共同致病途径对肝脏实施"二次打击",导致脂肪肝发生及其后续病变进展。

（三）病理变化

酒精性脂肪性肝病和非酒精性脂肪性肝病的病变过程相似。酒精性脂肪性肝病经历酒精性脂肪肝、酒精性肝炎、酒精性肝纤维化和肝硬化的发展过程,非酒精性脂肪性肝病则经历类似的单纯性脂肪肝、脂肪性肝炎、脂肪性肝纤维化和肝硬化的发展过程。在疾病进程中,每一病变过程可单独出现,也可同时并存或先后移行。以下将两种脂肪性肝病合并介绍。

1．单纯性脂肪肝和酒精性脂肪肝

肉眼观:肝脏大而软、色黄、触之油腻,重量可达 4000~6000 g。镜下观:脂肪变性以小叶中央区肝细胞为主,重者扩散至全小叶,无明显肝细胞变性、坏死、炎症及肝纤维化。根据脂肪变性在肝脏内累及的范围,脂肪肝分为三型:30%~50%肝细胞脂肪变性为轻度,50%~75%为中度,75%以上为重度。

2．脂肪性肝炎和酒精性肝炎

在肝细胞脂肪变性的基础上出现不同程度的肝细胞变性、坏死,可见嗜酸性小体,酒精性肝炎可出现特征性的 Mallory 小体;肝小叶内或汇管区见中性粒细胞为主的炎症细胞浸润;肝窦周和小静脉周围出现纤维化。

3．脂肪性肝纤维化和肝硬化或酒精性肝纤维化和肝硬化

一般认为脂肪性肝炎进一步发展致肝纤维化范围扩大、肝小叶正常结构完全被破坏,形成假小叶和广泛纤维化,从而形成脂肪性肝硬化,肉眼观为小结节型肝硬化。在肝硬化发生后,肝细胞脂肪变性和炎症可减轻甚至完全消退。

（四）临床诊疗及预后

非酒精性脂肪性肝病起病隐匿,发展缓慢,患者多无症状,可有乏力、右上腹轻度不适或上腹部胀痛等症状,严重脂肪性肝炎可出现黄疸、食欲不振、恶心、呕吐、肝大。非酒精性脂肪性肝病患者可在长时间内无任何症状和体征,偶有乏力、食欲减退、右上腹隐痛不适、肝大,而酒精性肝炎患者的临床表现则有明显差异,常见于近期大量饮酒后。除上述症状外,可有低热、黄疸等不适。实验室检查可见酒精性脂肪性肝病 ALT、AST 正常或轻度增高;B 超检查是诊断脂肪性肝病的主要方法,准确率高达 70%~80%;CT 检查可见肝脏密度普遍降低,若肝/脾 CT 平扫密度比值不超过 1 可诊断为脂肪性肝病;肝穿刺活检可明确诊断。

根据有无长期过量饮酒可鉴别非酒精性脂肪性肝病与酒精性脂肪性肝病。同时,要将两者与病毒性肝炎、药物性肝损伤、自身免疫性肝病等其他原因引起的肝病相鉴别。应注意,慢性乙

笔 记

型、丙型肝炎与酒精性脂肪性肝病可同时存在。非酒精性脂肪性肝病应注意基础疾病的控制，如低脂低糖饮食、减轻体重、禁酒，遵医嘱定期复查肝功能等，多无须药物治疗。对于脂肪性肝炎，可选用减轻脂质过氧化、增强胰岛素受体敏感性或降血脂的药物。酒精性脂肪性肝病应严格戒酒，同时给予高热量、高蛋白、低脂饮食，补充维生素等，应用多烯磷脂酰胆碱降低脂质过氧化作用，改善酒精中毒；对于严重酒精性肝硬化可考虑肝移植。对于单纯性脂肪肝及部分脂肪性肝炎、酒精性脂肪肝及酒精性肝炎，若治疗及时，则多能恢复；若发展成为脂肪性肝硬化或酒精性肝硬化，则预后较差。

五、肝脓肿

肝脓肿（hepatapostema）是细菌、真菌或溶组织内阿米巴原虫等多种微生物引起的肝脏化脓性病变，若不积极治疗，死亡率显著升高。肝脏内管道系统丰富，包括胆道系统、门静脉系统、肝动静脉系统及淋巴系统，大大增加了微生物和寄生虫感染的机会。

（一）病因和发病机制

肝脓肿主要分为细菌性、阿米巴性和真菌性三种类型，其中，细菌性肝脓肿约占80%，阿米巴性肝脓肿约占10%，真菌性肝脓肿约占10%。

1. 细菌性肝脓肿

细菌性肝脓肿常指由化脓性细菌在肝脏引起的感染，故称化脓性肝脓肿。由于肝脏接受肝动脉和门静脉的双重血液供应，通过胆道的血供丰富，且单核-巨噬细胞系统有强大的吞噬作用，可以杀灭入侵的细菌并阻止其生长，因而细菌性肝脓肿并不经常发生。当人体抵抗力弱时，入侵的化脓性细菌会在肝脏引发感染而形成脓肿。细菌性肝脓肿多为混合性感染，往往同时检出多种细菌，以内源性细菌为主。其中，60%以上为肠道革兰氏阴性菌，以往最常见的是大肠埃希菌，近年克雷伯杆菌已上升至首位。最常见的阳性球菌为金黄色葡萄球菌。约半数肝脓肿患者的脓液中可检出厌氧菌，最常分离出的厌氧菌为脆弱类杆菌、具核梭形杆菌等。克雷伯杆菌、变形杆菌和铜绿假单胞菌是长期住院和使用抗生素治疗的患者产生脓肿的重要致病菌。

病原菌可经下列途径进入肝脏：

（1）**胆道系统**　这是细菌性肝脓肿最主要、最常见的感染途径。出现胆道阻塞和继发感染的病例，如胆总管结石、胆道蛔虫病或华支睾吸虫病等并发急性化脓性胆总管炎者，细菌可沿胆道上行，感染肝脏而形成肝脓肿。胆源性肝脓肿的病原菌以大肠埃希菌为主。

（2）**门静脉系统**　腹腔感染（如坏疽性阑尾炎、化脓性盆腔炎等）、肠道感染（如溃疡性结肠炎、细菌性痢疾等）、痔核感染等可引起门静脉属支的血栓性静脉炎，其脓毒性的栓子脱落后可沿门静脉系统进入肝脏，引起肝脓肿。门静脉血行感染性肝脓肿的病原菌以大肠埃希菌为主。

（3）**淋巴系统**　若肝脏的邻近部位有化脓性病灶，如胆囊炎、膈下脓肿及胃、十二指肠穿孔等，则细菌可经淋巴系统侵入肝脏。

（4）**血液感染**　体内任何部位的化脓性感染，如上呼吸道感染、急性骨髓炎、亚急性心内膜炎、疖痈等并发菌血症时，病原菌可沿肝动脉入肝。肝动脉血行感染性肝脓肿的病原菌以金黄色葡萄球菌为主。

（5）**直接侵入**　当肝脏有开放性损伤时，细菌可由创口直接侵入。有时肝脏的闭合性损伤形成肝脏的被膜下血肿后，肝脏内原有的细菌可使血肿转化为脓肿。

（6）**其他原因不明的方式**　不少肝脓肿并无明显原因，如隐匿性肝脓肿，可能是体内存在某种感染性病灶，当机体抵抗力减弱时，菌血症可引起肝脏的炎症和脓肿。有研究发现，25%的隐匿性肝脓肿伴有糖尿病。

细菌性肝脓肿的病理生理变化与身体的抵抗力及细菌入侵的途径、种类和毒性相关。细菌

笔记

侵入肝脏后,可引起肝脏的炎性反应。当机体抵抗力较强或经一定治疗后,炎症可以自行吸收,有些已经形成的小脓肿经有效治疗后也可以被吸收、机化而痊愈。反之,在机体抵抗力低下且治疗不及时的情况下,炎症将进一步蔓延扩散,尤其在病灶比较集中的部位,肝组织被破坏,多个小脓肿可逐渐扩大,并相互融合为一个或数个较大的脓肿。肝脓肿多为单发,但也可为多发。一般而言,血源性肝脓肿常为多发,病变以右肝为主或累及全肝。胆源性肝脓肿起源于多个小脓肿,其分布与肝内胆管病变一致,位于肝脏的一侧、一叶或一段。脓腔常与胆管相通,胆管内也充满脓液。有学者认为,急性梗阻性化脓性胆管炎的后期症状,实质上是急性肝脓肿的一种表现。肝外伤后血肿感染所引起的脓肿和隐匿性脓肿,多为单发性。由于肝脏血液循环丰富,一旦形成脓肿,大量毒素即被吸收入血,且临床上出现严重的脓毒血症表现。

2. 阿米巴性肝脓肿

阿米巴即阿米巴虫(amoeba),是原生动物门肉足纲根足亚纲变形虫目变形虫科的一属,其中,溶组织内阿米巴具有致病性,是引起阿米巴性肝脓肿的病原体。阿米巴性肝脓肿是由于溶组织内阿米巴滋养体从肠道病变处经血流进入肝脏,使肝组织发生坏死而形成,实为肠阿米巴结肠炎的并发症,但也可在无阿米巴结肠炎的情况下单独存在。回盲部和升结肠为阿米巴结肠炎的好发部位,原虫可随肠系膜上静脉回到肝右叶,故肝右叶脓肿者占绝大部分。

3. 真菌性肝脓肿

真菌感染常发生于长期大量应用广谱抗生素、肾上腺皮质激素、免疫抑制剂等过程中,或继发于消耗性疾病。真菌性肝脓肿临床上较少见。

(二)病理变化

肝脓肿以肝组织大片溶解坏死、形成脓腔为主要特征。以下主要介绍临床最常见的两种肝脓肿的病理形态特征。

1. 细菌性肝脓肿

半数以上为多发。肉眼观:脓腔内充满黄白色脓液,脓腔周边肝组织充血、水肿;慢性脓肿的脓腔由肉芽组织修复,脓肿壁因纤维组织增生而显著增厚。镜下观:脓腔内充满大量变性坏死的中性粒细胞,即脓细胞和坏死细胞碎片,脓肿周边见充血出血带和中性粒细胞浸润。

2. 阿米巴性肝脓肿

阿米巴性肝脓肿是肠阿米巴病的最重要和常见的合并症,常为单发,约 1/4 为多发。肉眼观:肝脏体积增大,脓肿大小差异悬殊,大者直径可达 10 cm 以上,小者仅能在光镜下观察;脓腔内为红褐色、果酱样糊状物,系陈旧性血液与液化坏死的肝组织的混合物;囊壁因胆管、血管和汇管区纤维组织残留而呈破棉絮状外观(图 4-26)。镜下观:肝组织大片液化坏死,少许炎症细胞浸润,脓肿壁内可见圆形阿米巴滋养体,胞质丰富,其内常含有空泡或红细胞(图 4-27)。

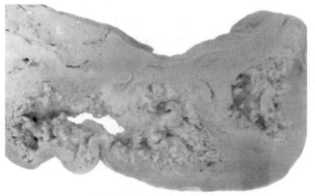

脓肿壁不光整,呈破棉絮样。

图 4-26 阿米巴性肝脓肿

笔记

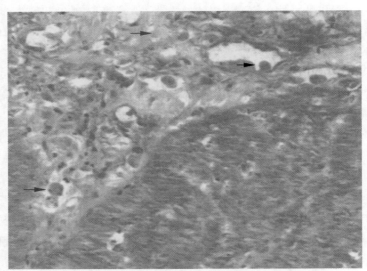

红箭头示肠溃疡底部的液化性坏死；黑箭头示阿米巴滋养体侵入小血管内；
蓝箭头示阿米巴滋养体。

图 4-27　溶组织内阿米巴滋养体

（三）临床病理联系

细菌性肝脓肿小者可被吸收或被肉芽组织机化，较大者需行穿刺引流术。如处理不当，脓肿破入腹腔可引起广泛的化脓性腹膜炎或膈下脓肿，甚至穿破膈肌引起胸腔积脓等。

阿米巴性肝脓肿如继续扩大，可向周围组织穿破形成膈下脓肿、肺脓肿、脓胸、胸膜-肺-支气管瘘等。慢性阿米巴性肝脓肿常继发细菌感染而形成混合性脓肿导致病情恶化。

（四）临床诊疗及预后

细菌性肝脓肿起病急，可出现寒战、高热、持续性肝区钝痛或胀痛、肝大，有时伴右肩牵涉痛、恶心、呕吐、食欲减退和乏力，体温高达 39~40 ℃。阿米巴性肝脓肿发病前曾有痢疾或腹泻史，起病较缓慢，病程较长，可有高热或不规则发热、盗汗、肝区疼痛和肝大等。细菌性肝脓肿患者白细胞计数及中性粒细胞百分比明显增加，血液细菌培养可呈阳性。阿米巴性肝脓肿患者白细胞计数可增加，阿米巴抗体阳性。B 超检查可明确脓肿部位和大小，为首选检查方法。胸腹部 X 线检查可判断膈肌是否抬高或是否出现右侧反应性胸膜炎或右侧胸腔积液，还可行 X 线钡餐、CT 等检查。粪便检查：细菌性肝脓肿无特殊表现；部分阿米巴性肝脓肿可找到阿米巴滋养体或包囊。细菌性肝脓肿脓液多为黄白色，涂片和培养可发现细菌；阿米巴性肝脓肿大多为棕褐色脓液，无臭味，镜检有时可找到阿米巴滋养体。

可根据病史、症状及辅助检查重点鉴别细菌性肝脓肿和阿米巴性肝脓肿，同时应与右膈下脓肿、胆道感染、肝包虫囊肿、原发性肝癌及肝囊肿等相鉴别。肝脓肿治疗包括非手术治疗和手术治疗。非手术治疗主要有全身支持疗法，补充营养，纠正水、电解质紊乱，必要时输血或血浆。细菌性肝脓肿采用较大剂量的抗生素治疗；阿米巴性肝脓肿采用甲硝唑等抗阿米巴药物，若继发细菌感染，则需使用抗生素。阿米巴性肝脓肿还可在 B 超或 CT 引导下穿刺抽脓，多需反复抽脓。手术治疗包括经皮肝穿刺置管引流术，适用于单个较大脓肿；经腹腔切开引流术适用于有穿破可能的较大脓肿或已穿破胸腔或腹腔的脓肿、胆源性肝脓肿、穿刺易污染腹腔的脓肿、位于肝左叶的脓肿、慢性肝脓肿；肝叶切除术适用于病程长的慢性厚壁脓肿，肝脓肿切开引流后窦道长期不愈合、合并肝段胆管结石且肝内反复感染致组织破坏萎缩、肝左外叶多发脓肿致使肝组织严重破坏者。

细菌性肝脓肿患者的预后与发病年龄、体质、原发病、脓肿数目、治疗时间、治疗的彻底性及有无并发症等密切相关，年幼及年老患者的预后较青壮年患者差，死亡率也高。多发性肝脓肿

笔记

的死亡率明显高于单发性肝脓肿,早期有效治疗可明显降低死亡率。大部分阿米巴性肝脓肿患者预后良好。

六、肝功能不全

肝脏是人体最大的代谢器官,由肝实质细胞(即肝细胞)和非实质细胞构成。其中,非实质细胞包括肝巨噬细胞(即库普弗细胞)、肝星形细胞、肝脏相关淋巴细胞和肝窦内皮细胞。肝脏承担着多种生理功能,特别是胃肠道吸收的物质,几乎全部经肝脏处理后进入血液循环。各种致肝损伤的因素损害肝脏细胞,使其合成、降解、解毒、贮存、分泌及免疫等功能障碍,机体可出现黄疸、出血、感染、肾功能障碍及肝性脑病等临床综合征,称肝功能不全(hepatic insufficiency)。肝功能不全晚期一般称肝功能衰竭(hepatic failure),主要临床表现为肝性脑病及肝肾综合征。

(一)肝性脑病

肝性脑病(hepatic encephalopathy,HE)是指肝功能障碍或门-体分流引起的以代谢紊乱为基础的中枢神经系统功能失调的神经精神综合征,可表现为人格改变、智力减弱、意识障碍等。肝性脑病晚期患者常可发生不可逆性肝性脑病(irreversible hepatic encephalopathy),甚至死亡。

依据肝脏的异常、神经病学的症状和体征及持续时间,肝性脑病可分为 A、B、C 三型。A 型肝性脑病为急性肝衰竭相关性肝性脑病;B 型肝性脑病为无明确肝细胞疾病的门体旁路相关性肝性脑病;C 型肝性脑病为肝硬化伴门静脉高压或门体分流相关的肝性脑病。

1.病因

肝功能障碍是肝性脑病发生的主要因素,肝硬化伴门静脉高压所致的门体分流居于次要地位,两者可相互影响、协同促进肝性脑病的发生和发展。引起肝性脑病的原发病因有重症病毒性肝炎、重症中毒性肝炎、药物性肝病、妊娠期急性脂肪肝、各型肝硬化、门-体静脉分流术后、原发性肝癌及其他弥漫性肝病的终末期,而以肝硬化患者发生肝性脑病最多见,约占70%。

2.发病机制

肝性脑病的发病机制迄今尚不完全明确,长期的基础研究和临床实践发现,肝细胞功能的衰竭,蛋白质、氨基酸、糖和脂肪等物质代谢障碍,产生的有毒物质聚积在体内,以及肝脏对毒性物质的解毒作用降低等因素的影响,致使体内有毒物质通过血-脑脊液屏障影响中枢神经系统功能,严重抑制脑组织的正常生理活动而发生脑病征象。其主要发病机制有以下几种学说:

1)氨中毒学说

氨中毒学说在肝性脑病的发病机制中仍占主导地位。肝性脑病患者往往有血氨(特别是动脉血氨)增高现象,并与肝性脑病的程度相关。患者经口服广谱抗生素、乳果糖、低蛋白饮食改变肠道碱性环境,减少氨的吸收,以及导泻等治疗后,随着肝性脑病症状的好转,血氨降低甚至恢复正常。

(1)血氨升高的原因　血氨升高主要是由氨生成过多和(或)清除不足所致,其中,肝脏清除血氨功能障碍是血氨升高的重要原因。

① 氨的清除不足:正常情况下,体内 80% 的氨在肝细胞内经鸟氨酸循环合成为无毒尿素。肝衰竭和(或)门体侧支循环时,肝内鸟氨酸循环的酶系统(如精氨酸酶)严重受损,各种底物(鸟氨酸、瓜氨酸、精氨酸)严重缺乏,同时肝细胞能量代谢异常,供给鸟氨酸循环的 ATP 不足,导致鸟氨酸循环障碍,肝脏清除氨减少。此外,由于门体侧支循环的建立,肠腔内的氨可绕过肝脏直接进入体循环。

② 氨生成增多:肝功能严重障碍时,经肠道、肾脏、肌肉等途径产氨增加。

a. 肠道产氨增加:肝衰竭时,门静脉血流受阻,肠黏膜淤血、水肿,肠蠕动减弱及胆汁分泌减少等,使食物消化、吸收和排空等发生障碍,未经消化吸收的蛋白成分在肠道潴留,特别是在摄入高蛋白饮食或上消化道大出血时更甚。慢性肝病伴有肝肾综合征时,肾功能障碍,血中尿素含量增加并弥散到肠腔。此外,肠道菌群失调,细菌繁殖旺盛,分泌的氨基酸氧化酶及尿素酶增加,作用于肠道内积存的氨基酸及尿素,促使肠道产氨增加。

b. 肾脏产氨增加:肝功能不全患者因过度通气而致呼吸性碱中毒,或应用碳酸酐酶抑制剂利尿时,肾小管泌 H^+ 减少,致 NH_3 与 H^+ 结合生成的 NH_4^+ 减少,而 NH_3 弥散入血增加,使血氨增多。

c. 肌肉产氨增多:肝性脑病患者昏迷前可出现明显的躁动不安和震颤等肌肉活动增强的表现,由于肌肉收缩能力增强,腺苷酸分解代谢增强,因而肌肉产氨增多。

(2)氨对脑的毒性作用　氨进入脑内与多种因素相关。在生理 pH 情况下(弱碱性),动脉血中非离子氨(NH_3)仅占 1%,绝大多数以 NH_4^+ 的形式存在,两者保持动态平衡,且呈明显的 pH 依赖性。NH_4^+ 不易通过血脑屏障,而 NH_3 可自由通过血脑屏障进入脑内。当肝功能不全时,血氨清除不足和生成增多引起血中非离子氨增多,导致入脑的非离子氨增多;另外,当肝功能受损时,肝细胞灭活细胞因子(如 TNF-α)等功能降低,可使血脑屏障通透性增加,即使血氨浓度不升高,进入脑内的非离子氨也可增多。脑内氨增多可通过干扰能量代谢、干扰脑内正常神经递质的平衡和影响神经细胞膜的作用引起脑功能紊乱,导致肝性脑病。

① 干扰脑细胞能量代谢:大量氨进入脑内,可干扰脑细胞的能量代谢,导致脑细胞完成各种功能所需的能量严重不足,从而不能维持中枢神经系统的兴奋活动而出现抑制乃至昏迷。

a. 产能减少:抑制丙酮酸脱氢酶(pyruvate dehydrogenase)的活性,妨碍丙酮酸的氧化脱羧过程,使乙酰辅酶 A 和 NADH 生成减少,导致三羧酸循环底物草酰乙酸生成减少,进而影响 ATP 产生。脑内氨升高时,α-酮戊二酸代偿性地与氨结合增加,使得三羧酸循环的重要底物之一——α-酮戊二酸消耗性减少,严重影响三羧酸循环的正常进行,ATP 的产生减少。α-酮戊二酸经转氨基作用与氨结合生成谷氨酸盐(glutamate)的过程,消耗大量 NADH,影响呼吸链递氢过程,使 ATP 的产生减少。在能量供应尚可的条件下,为降低脑内氨的浓度,谷氨酸与氨结合生成谷氨酰胺(glutamine),这一代偿将导致 γ-氨基丁酸(γ-aminobutyric acid, GABA)代谢旁路的底物谷氨酸消耗性减少,导致三羧酸循环的底物琥珀酸减少,进而影响 ATP 的产生。

b. 耗能增多:氨与谷氨酸结合生成谷氨酰胺的降氨代偿反应是一种 ATP 依赖性的氧化作用,此过程的加强需消耗大量 ATP。

② 干扰脑内正常神经递质的平衡:正常情况下,脑内兴奋性神经递质与抑制性神经递质保持动态平衡,以维持中枢神经系统的正常功能。肝衰竭时,血氨增多使兴奋性神经递质(谷氨酸和乙酰胆碱等)减少而抑制性神经递质(GABA 和谷氨酰胺等)增多,影响神经冲动的传递,导致中枢神经系统功能紊乱。

a. 兴奋性神经递质减少:肝性脑病早期,谷氨酸可与氨结合生成谷氨酰胺以解除氨的毒性作用,如代偿过度可使脑内兴奋性神经递质谷氨酸消耗性减少。肝性脑病晚期,氨水平极度升高可同时抑制 α-酮戊二酸脱氢酶和丙酮酸脱氢酶的活性,使 α-酮戊二酸水平降低,进而使其与氨结合生成的谷氨酸减少。与此同时,高浓度氨抑制丙酮酸脱氢酶的活性,使丙酮酸的氧化脱羧过程受阻,乙酰辅酶 A 减少,乙酰辅酶 A 与胆碱结合生成的兴奋性神经递质乙酰胆碱减少。

b. 抑制性神经递质增多:如上所述,在谷氨酸与氨结合、代偿性清除脑内氨的同时,可导致抑制性神经递质谷氨酰胺累积性增加。此外,抑制性神经递质 GABA 在肝性脑病的不同时期有不同的变化,肝性脑病早期,生成 GABA 的底物谷氨酸消耗过多,导致 GABA 合成减少;肝性脑病晚期,能量的供应极度缺乏,谷氨酸不能与氨结合生成谷氨酰胺,促使谷氨酸相对聚集而生成 GABA 的量增多。与此同时,脑内氨水平的极度增高可直接抑制 GABA 转氨酶和琥珀酸半醛脱氢酶的活性,干扰 GABA 转化为琥珀酸,导致 GABA 大幅度增多,故肝性脑病患者往往早期兴奋、晚期抑制。

笔记

此外,研究表明脑内氨水平增高可促使 GABA-A 受体复合物与其配体(即 GABA、内源性苯二氮䓬类物质)结合能力增强,这与脑内抑制性神经递质介导的脑功能抑制具有协同作用。脑内氨水平可减少星形胶质细胞对 GABA 的吸收并增加 GABA 的释放,即使在全脑 GABA 水平不变的情况下,都可使突触间隙 GABA 水平升高,GABA-A 受体活性增强。

总之,患肝性脑病时脑内氨水平增高一方面可抑制兴奋性神经递质的生成或(和)增加其消耗,另一方面可促进抑制性神经递质的合成及其与配体的结合,影响神经传递功能,导致中枢神经系统不能维持正常的兴奋性。临床患者或模型动物可出现表情淡漠、活动减少乃至昏迷现象(图 4-28)。

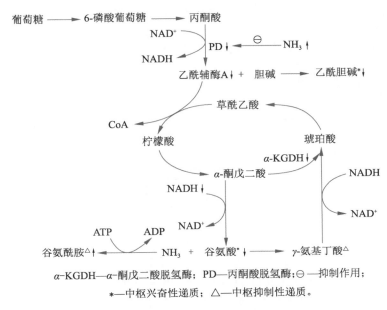

α-KGDH—α-酮戊二酸脱氢酶;PD—丙酮酸脱氢酶;$\ominus$—抑制作用;
*—中枢兴奋性递质;△—中枢抑制性递质。

图 4-28 血氨升高引起肝性脑病的机制

③ 影响神经细胞膜的作用:正常时细胞膜对 NH_4^+ 的选择通透性强于 K^+,当脑内氨水平增高时,NH_4^+ 相应增多,且可与 K^+ 竞争进入细胞,造成细胞内 K^+ 缺乏;同时氨水平增高可干扰神经细胞膜 Na^+-K^+-ATP 酶的活性,进而影响细胞内、外 Na^+ 和 K^+ 的分布。细胞内、外 Na^+ 和 K^+ 的分布异常,可直接影响膜电位,从而干扰神经兴奋及传导等功能活动。

氨中毒学说并不能全面解释所有肝性脑病的临床现象,临床或动物实验采用降血氨的治疗措施可收到一定的治疗效果,但急性重型肝炎患者血氨水平与临床表现无相关性,且临床上可见 20% 的肝性脑病患者血氨正常。这些都说明氨并非肝性脑病的唯一毒物。

2)假性神经递质学说

假性神经递质学说(false neurotransmitter hypothesis)建立的依据有两个:第一,肝性脑病患者脑内多巴胺或(和)去甲肾上腺素等神经递质减少。第二,应用左旋多巴治疗可明显改善肝性脑病患者的状况,缓解病情,促进患者苏醒。左旋多巴进入脑内,可转变成多巴胺和去甲肾上腺素等正常神经递质,并与假性神经递质竞争,使神经传导功能恢复。

食物中的芳香族氨基酸如苯丙氨酸和酪氨酸在肠道细菌脱羧酶的作用下分解生成苯乙胺和酪胺,经肠道吸收进入肝脏,在其单胺氧化酶的作用下被氧化分解而解毒。当肝功能障碍时,肝细胞单胺氧化酶活性降低,无法对苯乙胺和酪胺进行有效分解,或其经侧支循环绕过肝脏直接进入体循环,使血中苯乙胺和酪胺浓度升高,并通过血脑屏障使脑内苯乙胺和酪胺浓度升高。浓度升高的苯乙胺和酪胺在神经细胞内 β-羟化酶的作用下,分别生成苯乙醇胺(phenylethanolamine)和羟苯乙醇胺(octopamine)。这些物质在化学结构上与正常(真性)神经递质(如去甲肾上腺素和多巴胺)极为相似,但生理效应极弱。这些递质(如苯乙醇胺和羟苯乙醇胺)称为假性

笔记

神经递质(false neurotransmitter)。

　　脑干上行激动系统在网状结构更换神经元的过程中所通过的突触特别多,突触在传递信息时需要的神经递质的种类较多,包括乙酰胆碱、去甲肾上腺素、多巴胺、5-羟色胺(5-hydroxytryptamine, 5-HT)、GABA和谷氨酸等,其中,多巴胺和去甲肾上腺素对维持脑干网状结构上行激动系统的正常功能至关重要,可以维持大脑皮质的兴奋性和觉醒功能。当脑内假性神经递质增多,特别是合并正常神经递质减少时,假性神经递质可竞争性取代去甲肾上腺素和多巴胺而被肾上腺素能神经元所摄取,并贮存在突触小体的囊泡中。但其被释放后的生理效应远远弱于去甲肾上腺素和多巴胺,脑干网状结构上行激动系统的唤醒功能则不能维持,大脑皮质从兴奋转入抑制状态,临床上可见患者出现神经精神综合征,甚至发生昏迷(图4-29)。

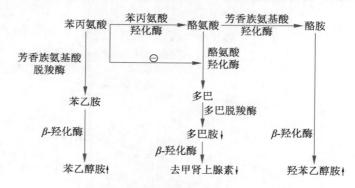

图4-29　脑内假性神经递质的产生过程

　　3)血浆氨基酸失衡学说

　　20世纪70年代,有些研究者观察到在肝性脑病患者或门-体分流术后的动物体内,常可见血浆或脑内支链氨基酸(branched chain amino acid, BCAA)减少或(和)芳香族氨基酸(aromatic amino acids, AAA)增加,BCAA与AAA比值降低,补充富含支链氨基酸的混合液可缓解肝性脑病患者的神经精神症状,结果提示肝性脑病的发生与血浆或脑内氨基酸失衡相关,并提出血浆氨基酸失衡学说(plasma amino acid imbalance hypothesis)。该学说认为,严重的肝功能障碍可造成血浆芳香族氨基酸(苯丙氨酸、酪氨酸和色氨酸为主)增多、支链氨基酸(缬氨酸、亮氨酸和异亮氨酸为主)减少,两者比值(BCAA/AAA)可由正常的3.0~3.5下降至0.6~1.2,各种不同类型的肝性脑病BCAA/AAA变化模式不同,如慢性肝性脑病患者主要表现为BCAA含量降低、AAA含量升高,而暴发性肝衰竭所致急性肝性脑病患者则表现为BCAA含量大体正常、AAA含量显著升高,但结果均为BCAA/AAA比值显著降低。

　　(1)血浆氨基酸失衡的原因　肝脏对芳香族氨基酸的降解速率取决于血中胰岛素或胰高血糖素水平和胰岛素/胰高血糖素比值。当肝脏功能严重障碍时,肝细胞对胰岛素和胰高血糖素的降解能力降低,二者浓度升高,但胰高血糖素的浓度升高得更显著,导致血中胰岛素/胰高血糖素比值降低,体内分解代谢大于合成代谢,即胰高血糖素通过增强组织蛋白的分解代谢,释放出大量的氨基酸,特别是肝和肌肉蛋白的分解代谢增强而释放大量芳香族氨基酸入血。同时,肝功能严重障碍时,肝脏通过脱氨基和脱羧基的作用降解芳香族氨基酸的能力降低。另外,肝功能受损致芳香族氨基酸代谢转变为糖和其他含氮化合物(如嘌呤及嘧啶等)的能力降低。血中胰岛素水平增高促使骨骼肌和脂肪组织加速降解支链氨基酸,同时,支链氨基酸的生酮作用和肾脏糖异生增强等致血中支链氨基酸的含量降低。

　　(2)芳香族氨基酸与肝性脑病　芳香族氨基酸与支链氨基酸借同一载体转运系统通过血脑屏障并被脑细胞摄取。当血中芳香族氨基酸增多、支链氨基酸减少时,支链氨基酸的竞争能力减弱,增多的芳香族氨基酸大量通过血脑屏障进入脑内,脑细胞摄取芳香族氨基酸增多,其中主要是苯丙氨酸、酪氨酸及色氨酸等,它们通过影响脑内神经递质的生成干扰脑功能。

笔记

正常情况下,适量苯丙氨酸和酪氨酸是脑细胞生成正常神经递质所必需的。当肝功能严重障碍时进入脑内的苯丙氨酸和酪氨酸增多。高水平的苯丙氨酸可抑制酪氨酸羟化酶的活性,使正常神经递质多巴胺和去甲肾上腺素的生成减少。增多的苯丙氨酸和酪氨酸在芳香族氨基酸脱羧酶和 β-羟化酶的作用下,分别生成苯乙醇胺和羟苯乙醇胺,使假性神经递质的生成增多。另外,高水平的色氨酸可使 5-羟色胺生成增加。5-羟色胺是重要的抑制性神经递质,且能抑制酪氨酸转变为多巴胺,从而阻碍正常神经递质的生成。

氨基酸失衡学说和假性神经递质学说的共同之处在于它们均涉及假性神经递质与脑功能紊乱。此外,氨基酸失衡学说补充说明了假性神经递质的底物(苯丙氨酸和酪氨酸等)生成增高的原因,并揭示在假性神经递质生成增多的同时,正常神经递质生成减少,伴抑制性神经递质生成增多,更加强调肝性脑病的发生是三类含量异常的神经递质综合作用的结果,实际上是对假性神经递质学说的补充和发展,可更好地解释肝性脑病的发生机制。

然而,有学者提及 BCAA/AAA 比值降低并不是发生肝性脑病的原因,而可能是肝损害的结果之一,更可能是氨中毒所诱导支链氨基酸水平降低所导致,且补充支链氨基酸只能缓解部分肝性脑病患者的症状,并不能改变患者的存活率,提示氨基酸失衡学说尚待深入探讨。

4)GABA 学说

GABA 是重要的脑内抑制性神经递质,与肝性脑病的发生发展密切相关。

(1)GABA 增高的原因　血中 GABA 主要来源于肠道,由谷氨酸经肠道细菌脱羧酶催化形成。正常人来自门静脉循环的 GABA 被肝脏摄取、清除;肝功能障碍时,肝脏对 GABA 的清除能力下降,导致血中 GABA 含量增加,同时血脑屏障对 GABA 的通透性明显增高,致使进入脑内的 GABA 增多。

(2)GABA 的受体增多　患肝性脑病时,不仅 GABA 水平升高,中枢神经系统中的 GABA 受体也会发生变化。有学者在对肝性脑病的动物模型及死于肝性脑病的患者脑突触后 GABA 受体的研究中,发现 GABA 受体数量明显增加。

(3)GABA 毒性作用　GABA 是中枢神经系统中的主要抑制性神经递质,与突触后神经元的特异性受体结合。突触后神经膜表面上的 GABA 受体由超分子复合物组成,包括 GABA 受体、苯二氮䓬(benzodiazepine,BZ)受体、巴比妥类受体和氯离子转运通道。三种受体的配体,即GABA、BZ(如地西泮)、巴比妥类与相应的受体结合时,氯离子通道开放,使氯离子内流增加,进入神经细胞的氯离子增多,使神经细胞的静息电位处于超极化状态,从而发挥突触后的抑制作用。此外,脑内氨水平增高可影响 GABA 的合成及分布,增强 GABA-A 受体复合物与其配体(即GABA、内源性苯二氮䓬类物质)的结合能力等。

综上所述,肝性脑病的发生机制尚不完全明确,一般认为肝性脑病是多因素综合作用的结果。不同肝病所致的肝性脑病,其发病机制各不相同:如慢性肝病伴肝硬化患者,尤其是存在广泛门体侧支循环的患者,氨中毒可能为其主要发病机制;急性重型肝炎患者,尽管其体内肝细胞大量坏死可致肝脏清除血氨能力衰减,但往往血氨水平并未明显增高时即已陷入深度昏迷,其发病机制可能与神经递质的失衡、糖及电解质等代谢紊乱密切相关。

3. 肝性脑病的诱发因素

诱发肝性脑病的因素很多,这些因素主要通过增加氮负荷、增强血脑屏障通透性和增强脑对毒性物质的敏感性等环节促进肝性脑病的发生和发展,但不同诱因促进肝性脑病发生的主要环节不尽相同。

1)上消化道出血

上消化道出血诱发肝性脑病的主要环节为氮负荷过度。肝硬化患者食管下端静脉曲张,当食入粗糙食物或腹压升高时可致曲张的静脉破裂而大量出血,使肠道内含氮物质急剧增多,加上原有的门静脉血流受阻,肠黏膜淤血、水肿,肠蠕动减弱,使肠道排空功能障碍,滞留肠内的氢

笔记

基酸增多,肠道细菌生长活跃,肠道内增多的含氮物质在细菌产生的氨基酸氧化酶的作用下产氨增多。此外,出血造成的低血容量、低血压和缺氧,可加重肝、肾功能损伤,并增强脑对毒性物质的敏感性。

2）利尿剂使用不当

使用碳酸酐酶抑制剂利尿,导致肾脏泌 H^+ 排 NH_4^+ 的功能下降;在使用排钾利尿剂且未及时补钾的情况下,可导致低钾性碱中毒,引起肠道吸收 NH_3 增多,同时 pH 升高引起血中 NH_3 的比例上升。此外,过度利尿引起血容量降低可加重肝衰竭。

3）抽腹水不当

一次抽腹水过多、过快,可促进肠道 NH_3 和其他含氮物质的吸收;大量和快速的抽腹水可致患者出现脱水和 K^+ 缺乏,后者又可导致低钾性碱中毒,加剧 NH_3 的产生增多和清除不足,促进肝性脑病的发生;另外,过度抽腹水可使血液回流肝脏减少,加剧肝功能障碍。

4）止痛、镇静或麻醉药的使用不当

肝病患者尤其是肝病晚期患者,其各种毒物在体内大量蓄积并作用于脑,可使脑对中枢神经抑制药物的敏感性增强;同时,肝病患者常因肝脏生物转化功能障碍而使体内出现不同程度的药物蓄积,加剧大脑功能活动的抑制。因此,不恰当地使用止痛、镇静、麻醉及氯化铵等药物时,易诱发肝性脑病。

5）感染

感染可造成体温升高及缺氧,全身各组织分解代谢增强,氨的产生增加;同时,感染可增加脑组织的能量消耗,脑能量相对缺乏则使脑对氨和其他毒性物质的敏感性增强;另外,感染可通过产生各种细胞因子（如 TNF-α 和 IL-6）增强血脑屏障通透性,既可增强 NH_3 的弥散效应,又可使其他毒物入脑增加,协同促进肝性脑病的发生。此外,感染及其毒素还可加剧肝功能障碍。

4. 病理变化

肝性脑病患者脑组织形态学改变较轻,主要为脑水肿及星形细胞反应。星形细胞是肝性脑病时受损的关键细胞,称 Alzheimer Ⅱ 型星形细胞,可发生特殊病理形态改变,表现为细胞肿胀、染色质边集、核仁突出。

急性肝衰竭患者脑组织常无明显病理改变,但多有脑水肿。慢性肝性脑病患者可出现大脑和小脑灰质及皮层下组织星形细胞增生、肥大。病情进一步发展,大脑皮层变薄,神经元及神经纤维消失,皮层深部有片状坏死,甚至累及小脑和基底部。

5. 临床诊疗及预后

不同病因及诱因导致的肝性脑病可有多种临床表现,主要表现为高级神经功能紊乱（性格改变、行为异常、意识障碍等）及神经肌肉障碍（扑翼样震颤、反射亢进、病理反射等）。根据临床表现及脑电图的改变,肝性脑病分为 0~4 期:潜伏期（0 期）、前驱期（1 期）、昏迷前期（2 期）、昏睡期（3 期）和昏迷期（4 期）（表 4-4）。临床上有些患者,特别是急性暴发性病毒性肝炎所致的肝性脑病患者,由于急性发病和病情凶险,因而患者可无明显的前期表现而直接进入昏迷状态。

表 4-4　肝性脑病临床分期

分期	精神状态	扑翼样震颤	脑电图改变
潜伏期（0 期）	心理或智力测试有轻微异常	-	正常
前驱期（1 期）	轻度的性格改变及行为异常; 烦躁不安、欣快或焦虑; 反应迟缓、睡眠倒错	+	无明显异常; 波的频率可降低
昏迷前期（2 期）	前驱期症状加重; 意识错乱、言语障碍、行为异常、时间及空间定向障碍、嗜睡、肌张力增高、腱反射亢进、Babinski 征阳性	+ +	常出现异常的慢波

续表

分期	精神状态	扑翼样震颤	脑电图改变
昏睡期（3 期）	行为举止怪异、精神错乱； 昏睡但呼之能醒	±	出现明显异常的 θ 波和三相慢波
昏迷期（4 期）	神志丧失； 完全昏迷不能唤醒	−	出现 δ 波

　　肝性脑病患者常有血氨升高现象，但是急性肝性脑病患者血氨可正常。动脉氨分压相比静脉血氨浓度能更好地反映肝性脑病的严重程度。门-体分流性肝性脑病患者支链氨基酸与芳香族氨基酸的比值<1（正常人比值>3），肝功能检查常提示有严重肝功能障碍。脑电图对于早期肝性脑病的诊断价值不大，病情严重的患者可检出特征性三相波，提示预后不良。临界视觉闪烁频率（critical flicker frequency，CFF）检测敏感、简单且可靠，可定量诊断症状性肝性脑病，但我国应用此方法的经验较少。心理智能检测主要用于诊断早期肝性脑病。头部 CT 或 MRI 检查主要用于排除其他脑病。对急性肝性脑病患者行 CT 或 MRI 检查可发现脑水肿，对慢性肝性脑病患者行 CT 或 MRI 检查则可发现脑萎缩。

　　以精神症状为唯一突出表现的肝性脑病要与精神疾病相鉴别，进行神经系统相关检查可与颅内病变（脑血管意外、颅脑肿瘤等）相鉴别。此外，肝性脑病还需与中毒性脑病、代谢性脑病相鉴别，通过了解详细的病史、进行相应毒理学检测或血液生化检测可明确。肝性脑病以治疗基础肝病和促进意识恢复为主要治疗目的，应及早识别并纠正或去除肝性脑病的诱因，促进机体合成代谢，维持正氮平衡，注意摄入适量蛋白质，同时保证热能及各种维生素的补充，可酌情输注支链氨基酸制剂、血浆或白蛋白。通过灌肠、导泻或应用微生态制剂等方式清洁肠道，减少氨源性毒物的生成和吸收。支链氨基酸可纠正氨基酸代谢紊乱，竞争性抑制芳香族氨基酸，减少假性神经递质的形成。改善肝功能，阻断肝外门-体分流，有利于缓解患者的病情。人工肝可清除患者血液中的有毒物质，适用于急性肝衰竭的患者。肝移植是挽救生命的有效措施，用于肝衰竭所致严重的、顽固性的肝性脑病。对于轻微型肝性脑病患者，若诱因明显且易消除，经积极治疗可好转；有腹水、出血倾向等肝功能较差的患者，预后较差；暴发性肝衰竭致肝性脑病的患者，预后最差。

（二）肝肾综合征

　　肝肾综合征（hepatorenal syndrome，HRS）是指肝硬化失代偿期或急性重症肝炎时，继发于肝功能衰竭基础上的可逆性功能性肾衰竭，属于肝性功能性肾衰竭。急性重症肝炎有时可引起急性肾小管坏死，这也属于肝肾综合征。

1. 病因和分型

　　各种类型的肝硬化、重症病毒性肝炎、暴发性肝衰竭、肝癌等均可导致肝肾综合征。肝肾综合征多表现为功能性肾衰竭，若肝病病情改善，则肾功能可恢复；但若持续时间较长，或由于并发消化道出血引起休克等，则可因缺血、缺氧等引起急性肾小管坏死，导致器质性肾衰竭。有些急性肝衰竭患者可直接发生肝性器质性肾衰竭，其机制可能与肠源性内毒素血症有关。

2. 发病机制

　　肝肾综合征的典型特征为外周动脉扩张，肾脏血管收缩、血流减少，肾小球滤过率明显降低。HRS 的发病机制较为复杂，近年来有学者提出了外周动脉血管扩张学说（peripheral arterial vasodilation hypothesis）。该学说认为急慢性肝病可导致门静脉高压，血液回流阻力增加，因而机体外周血管特别是内脏动脉局部扩血管物质增加，导致外周动脉扩张和外周阻力下降，血液淤积于外周血管床，表现为动脉压和有效循环血量下降。因此，发病初期，HRS 患者处于高动力循环状态，即周围血管阻力降低、心率加快、心输出量增加。但随着疾病进展，高动力循环状态不足以纠正有效循环血量降低，因而 RAAS、交感神经系统、ADH 等激活，维持外周血管阻力并促

笔 记

进肾脏水盐重吸收。RAAS 等激活后,内脏动脉血管因局部扩血管物质存在并不发生收缩,但肾动脉明显收缩,肾脏血流和肾小球滤过率明显下降,少尿、无尿等肾衰竭症状出现。如氙-133 洗脱术和选择性肾动脉造影显示 HRS 患者肾皮质血液灌注量降低、充盈不全,叶间动脉、弓形动脉呈念珠状。HRS 患者肾脏血管收缩可能与下列因素有关:

(1)肾交感神经张力增高　① 肝硬化晚期大量腹水形成或放腹水,或因消化道大出血、大量利尿剂应用等可使有效循环血量降低;② 肝硬化晚期由周围血管扩张及门静脉高压所致大量血液滞留在外周血管床,也可使有效循环血量降低,交感-肾上腺髓质系统兴奋,儿茶酚胺增多,肾动脉收缩,肾脏血流减少,肾小球滤过率降低,从而发生肾衰竭。

(2)RAAS 激活　肾脏血流量减少使肾素释放增加,而肝功能衰竭可使肾素灭活减少。该系统激活导致肾血管收缩,肾小球滤过率降低,醛固酮增多导致钠水重吸收增加,在 HRS 的发病过程中起一定的作用。

(3)ADH 水平增高　促进水潴留,同时肾血管阻力明显增强,肾脏血流减少,促使肾衰竭发生。

此外,研究表明激肽系统活动异常,前列腺素、白三烯等代谢紊乱,以及内皮素水平增高等亦参与 HRS 的发生发展,其中,内毒素水平增高可能导致 HRS 快速进展。总之,重症肝病患者由门静脉高压导致外周血管床扩张,加之腹水等原因引起有效循环血量降低,因而激活交感-肾上腺髓质系统、RAAS 等,使肾血管收缩、肾脏血流减少、肾小球滤过率降低,直接导致 HRS 的发生发展。

七、急性胆囊炎

急性胆囊炎(acute cholecystitis)是由胆囊管阻塞和细菌侵袭引起的胆囊炎症,其典型临床特征为右上腹阵发性绞痛,伴有明显触痛和腹肌强直,约95%的患者合并胆囊结石,称为结石性胆囊炎;约5%的患者未合并胆囊结石,称为非结石性胆囊炎。

(一)病因和发病机制

急性胆囊炎发病与胆汁淤滞和细菌感染密切相关,主要致病菌为大肠埃希菌(占60%~70%)、克雷伯杆菌、厌氧杆菌等革兰氏阴性菌,多由肠道经胆总管逆行进入胆囊,少数经门静脉系统至肝,再随胆汁流入胆囊。

当胆囊管或胆囊颈因结石突然嵌顿或其他因素而梗阻时,由于胆囊是盲囊,引起胆汁滞留或浓缩,因而浓缩的胆盐刺激和损伤胆囊可引起急性化学性胆囊炎。同时,胆汁滞留和(或)结石嵌顿可使磷脂酶 A 从受损的胆囊黏膜上皮释放,使胆汁中的卵磷脂水解成溶血卵磷脂,从而改变细胞的生物膜结构,导致急性胆囊炎。

(二)病理变化

肉眼观:胆囊壁因水肿、充血而明显增厚。浆膜面充血,可见纤维素或脓性渗出物覆盖。继发细菌感染者黏膜面可见糜烂或溃疡。

镜下观:黏膜充血、水肿,上皮细胞变性、坏死、脱落,胆囊壁内见不同程度的中性粒细胞浸润(图 4-30),重者胆囊有广泛坏死,称为坏疽性胆囊炎(gangrenous cholecystitis),可发生穿孔引发胆汁性腹膜炎,或由网膜包裹形成胆囊周围脓肿。胆囊内容物侵蚀大、小肠时可导致胆囊-肠瘘。

大多急性胆囊炎患者在炎症消退后胆囊壁有一定纤维化,黏膜可再生修复。反复发作发展为慢性胆囊炎,胆囊可萎缩,胆囊壁发生钙化。

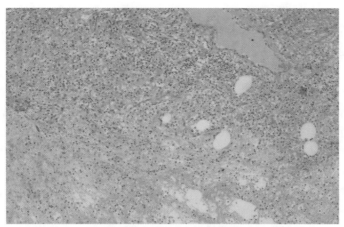

胆囊黏膜脱落，表面及胆囊壁内大量中性粒细胞浸润，局部脓肿形成。

图 4-30 急性胆囊炎

（三）临床诊疗及预后

急性结石性胆囊炎患者以女性多见，多为上腹疼痛，病初常表现为上腹部胀痛不适，逐渐发展为阵发性绞痛；夜间多见，常因饱餐、进食油腻食物诱发。疼痛可放射至右肩、肩胛和背部，伴恶心、呕吐、厌食、便秘等不适。若病情持续，则疼痛可呈持续性，伴阵发性加剧。常伴轻、中度发热，一般无寒战，可伴畏寒。若有寒战高热，则表明病情严重，如胆囊穿孔、坏疽或胆囊积脓，也可合并急性胆管炎等。

急性非结石性胆囊炎多见于老年男性患者，临床表现与急性结石性胆囊炎相似。腹部查体多为阴性，或仅有右上腹轻度压痛，墨菲征可疑或阳性。

血常规检查示白细胞计数轻度增高，中性粒细胞数量增多。超声检查示胆囊肿大、壁厚等。腹部平片见部分患者因结石钙化而呈阳性。MR 和 CT 检查均能协助诊断。急性胆囊炎应与引起腹痛的疾病相鉴别，如急性胰腺炎、消化性溃疡穿孔、胸腹部带状疱疹早期、急性心肌梗死和急性阑尾炎等。

急性胆囊炎非手术治疗包括禁食，输液，营养支持，补充维生素，维持水、电解质及酸碱平衡，抗感染，解痉止痛及消炎利胆等治疗。下列情况下可行手术治疗：① 经内科积极治疗无效或病情继续进展并恶化者；② 急性胆囊炎反复急性发作者；③ 并发急性胰腺炎或化脓性胆管炎者；④ 发病在 24~72 h 内者。手术方法包括：① 超声引导下经皮肝胆囊穿刺引流术；② 胆囊造口术；③ 部分胆囊切除术；④ 胆囊切除术。保胆取石术近年来也开始逐步应用于临床，尤其适用于老年患者。

急性胆囊炎患者有一定的病死率，多是并发化脓性感染和合并其他严重疾病者。急性胆囊炎并发局限性穿孔，可通过手术治疗取得满意的疗效；若并发游离性穿孔，则预后较差，病死率高达 25%。目前，腹腔镜手术的广泛应用减轻了患者的痛苦，围手术期缩短。

八、胆石症

胆石症（cholelithiasis）系指胆道系统的任何部位发生结石。胆道系统是人体内结石形成最常见的部位。在胆道结石中，胆囊结石多见，胆管结石少见。胆结石所致的胆道梗阻和胆道感染是胆石症临床征象的基本病因。由于胆结石的位置不同，因而发生梗阻所引起的胆道病理也不同。

（一）病因和发病机制

胆石症与多种因素相关，任何影响胆固醇与胆汁酸浓度比例和引起胆汁淤滞的因素均可导

笔记

致结石形成。危险因素包括雌激素增多、年龄增长、肥胖、妊娠、口服避孕药、长期肠外营养、糖尿病、高脂血症、胃切除或胃肠吻合术后、回肠末端疾病和回肠切除术后、肝硬化等。胆石症的发病机制尚不明确,目前认为是多种因素共同作用的结果。

1. 代谢因素

胆汁的三种主要成分为胆固醇、卵磷脂和胆盐。正常胆汁中胆盐、卵磷脂使胆固醇按一定的比例保持溶解状态而不析出。胆石症发生的基本因素是胆汁的成分和理化性质改变,导致胆汁中的胆固醇呈过饱和状态而易于析出结晶形成结石,因此,胆石症也称成石性胆汁。研究发现,具有成石性胆汁的人群中大部分不会形成结石,因此认为胆结石的形成过程中,除需成石性胆汁因素外,还需一定的成石条件,即胆汁中抗成核因子减少、促成核因子增加,在增加的促成核因子的作用下胆固醇容易析出形成结石。促成核因子包括黏液糖蛋白、黏多糖、一些大分子蛋白、免疫球蛋白、二价金属阳离子(Mg^{2+}、Ca^{2+}等)、氧自由基等。此外,胆囊收缩功能降低,胆囊内胆汁淤滞也有利于结石的形成。

2. 胆系感染

大量研究发现,从胆石核心中培养出伤寒杆菌、链球菌、魏氏芽孢杆菌、放线菌等,可见细菌感染在结石形成中有重要作用。细菌感染除可引起胆囊炎外,其菌落、脱落上皮细胞等可形成结石的核心,胆囊内炎性渗出物的蛋白成分可成为结石的支架。

(二)结石的种类和特点

80%的胆结石由多种成分混合构成,如蛋白质、黏多糖、脂肪酸、胆酸和无机盐等,单一成分的结石较少。根据构成成分,结石可分为如下三种:

1. 色素性结石

胆红素钙盐为色素性结石的主要成分,外观呈棕色、深绿色或黑色泥沙样,或多面体砂粒状,在胆管中多见。

2. 胆固醇结石

胆固醇为胆固醇结石的主要成分,常为单个,体积较大,直径可达数厘米;外观呈球形、桑葚状,表面光滑或呈细颗粒状,黄白色半透明,在胆囊中多见。

3. 混合性结石

混合性结石由两种以上主要成分构成。在我国,以胆红素为主的混合性胆石最多见。结石通常多发,呈多面体,有多种颜色。混合性结石常发生于胆囊或较大胆管内,大小不一,数目不等(图4-31)。

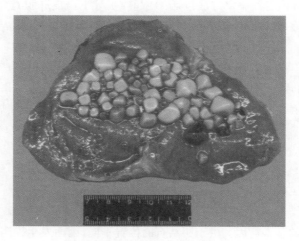

图4-31 胆囊多发性结石

(三)临床诊疗及预后

大多数胆石症患者伴有慢性胆囊炎,也有部分患者可长期无症状。胆囊结石如进入胆囊管或胆总管阻塞胆道,常引起梗阻性黄疸和陶土便。结石嵌顿在胆囊管或胆总管导致括约肌舒缩功能障碍,可引起严重绞痛和黄疸;造成局部压迫引起血液循环障碍,可出现组织坏死、溃疡。

胆石症典型的症状是胆绞痛:进食油腻食物后饱餐或睡眠中体位改变时,结石嵌顿,胆囊排空受阻,导致囊内压力升高,胆囊强力收缩而引起绞痛。疼痛常见于右上腹或上腹,多呈阵发性,或持续疼痛伴阵发性加剧,可向右肩胛部和背部放射,可伴恶心、呕吐。部分患者因疼痛剧烈而不能准确定位疼痛部位。上腹部或右上腹部隐痛也是其常见症状,常在进食过量、摄入高脂食物、工作紧张或休息欠佳时出现,易被误诊为"胃病"。结石阻塞胆囊管或长期嵌顿但未合并感染时,可形成胆囊积液。较大的胆囊或嵌顿于胆囊颈的结石压迫肝总管,引起肝总管狭窄,反复的炎症发作导致胆囊肝总管瘘管、胆囊管消失、结石部分或全部堵塞肝总管,从而引起Mirizzi综合征,临床表现为胆囊炎及胆管炎、梗阻性黄疸反复发作,影像学检查可见胆囊增大合并肝总管扩张,但胆总管正常。

胆石症患者应首选B超检查。对于少许含钙结石,腹部X线可确诊。CT、MRI及超声内镜检查也可应用于胆石症的诊断。胆石症的治疗首选腹腔镜胆囊切除术,相较于经典的开腹胆囊切除术,其创伤小、疗效确切。无腹腔镜时可行小切口开腹胆囊切除术。下列情况应考虑行手术治疗:结石直径≥3 cm或结石数量多;伴有胆囊息肉(>1 cm);胆囊壁增厚;胆囊壁钙化或瓷性胆囊。行胆囊切除术时,合并下列情况时应同时进行胆总管探查术:术前高度怀疑胆总管有梗阻者;术中提示存在胆总管结石、蛔虫或肿块者;胆总管直径超过1 cm,胆管壁增厚者;胆囊结石较小,可能通过胆囊管进入胆总管者。术中应尽可能行胆道造影或胆道镜检查。胆总管探查后需行T管引流。胆囊结石预后尚可,合并有急性梗阻性化脓性胆管炎者死亡率接近50%。

九、急性梗阻性化脓性胆管炎

急性梗阻性化脓性胆管炎(acute obstructive suppurative cholangitis, AOSC)泛指由阻塞引起的急性化脓性胆道感染,是胆道外科患者死亡的最重要、最直接的原因,多数继发于胆管结石和胆道蛔虫病。

(一)病因和发病机制

1.胆管结石

胆管结石是引起AOSC的最常见原因,占80%以上。胆管结石引起胆道梗阻,梗阻引起胆汁排泄不畅、胆汁淤滞,进而诱发胆道感染。胆道壁炎性肿胀,进一步加重胆道梗阻,梗阻与感染形成恶性循环,使病情迅速发展,从而发生急性化脓性胆管炎。胆管炎症状的轻重与胆道梗阻程度和细菌的毒力关系密切。胆囊结石一般不引起胆管炎,仅位于胆囊颈部和胆囊管的结石嵌顿,压迫肝总管和(或)胆总管,即出现Mirizzi综合征时才引起胆管炎。

2.胆道寄生虫

胆道寄生虫是引起AOSC的另一个常见原因。常见的寄生虫有胆道蛔虫、胆道华支睾吸虫等,其中最常见的寄生虫病是胆道蛔虫病,它是肠道蛔虫病的并发症。在我国,尤其是广大农村地区居民肠道蛔虫的感染率高。在胃肠功能紊乱、饥饿、驱虫治疗不当或胃酸缺乏的患者体内,蛔虫易钻入胆道。另外,蛔虫喜欢碱性环境,并有钻孔的习性,因此,肠道蛔虫很容易进入胆道,引起胆道不完全性梗阻,同时刺激Oddi括约肌,引起括约肌痉挛,进一步加重胆道梗阻,临床上表现为剧烈腹痛。蛔虫进入胆道的同时将细菌带入胆道,在胆道梗阻、胆汁淤积的情况下,细菌大量生长繁殖,便引起急性化脓性胆管炎。

3.肿瘤

肿瘤是引起AOSC的重要原因,主要是胆道及壶腹周围的肿瘤,以恶性肿瘤居多。肿瘤的生长引起胆道梗阻、胆汁排泄不畅,淤积的胆汁继发细菌感染而引起AOSC。值得注意的是,胆道

笔记

梗阻原因不清时,为明确诊断,施行胆道侵入性检查(如经内镜逆行胰胆管造影)时极易将细菌带入胆道,检查结束后即出现腹痛、发热等一系列急性胆管炎的症状。因此,若怀疑梗阻性黄疸的患者有胆道或壶腹周围的肿瘤,则应慎重选择经内镜逆行胰胆管造影等胆道侵入性检查,如必须进行,可同时放入鼻胆管引流,以预防 AOSC 的发生。对于十二指肠乳头部肿瘤,可采用十二指肠镜下观察及切取活体组织行病理检查,而不做逆行胰胆管造影。

4. 胆管狭窄

在手术和尸检中通常可见到 AOSC 患者存在胆管狭窄,常见的有胆总管下端狭窄、肝门部胆管及肝内胆管狭窄,狭窄可为一处,也可为多处,轻重程度不等,在狭窄的上段胆管扩张,多伴有结石存在。胆管狭窄还见于医源性胆管损伤、胆肠吻合口狭窄及先天性胆管囊状扩张症等。胆管狭窄容易造成胆汁排泄不畅,导致细菌感染,从而引起急性化脓性胆管炎。

(二)病理变化及病理生理改变

AOSC 的基本病理变化是胆道梗阻和胆管内化脓性炎症。AOSC 患者肝内和(或)肝外胆管壁充血水肿、增厚;胆管黏膜充血、水肿、糜烂、出血,并有散在的小溃疡形成,有的溃疡较深,内有小结石嵌顿,胆管壁形成许多微小脓肿,少数患者发生局灶性坏死,甚至穿破。由于胆道梗阻,胆管内压力升高,当压力超过 3.43 kPa(35 cmH$_2$O)时,肝内的毛细胆管上皮细胞坏死,毛细胆管破裂,胆汁经胆小管静脉逆流入血,产生高胆红素血症,临床检查示血清总胆红素及直接胆红素均升高,尿中胆红素及尿胆原呈阳性。肝脏毛细胆管上皮细胞坏死,毛细胆管破裂,胆汁还可以经肝窦或淋巴管逆流入血,细菌因此可进入血液循环,引起菌血症和败血症,临床表现为寒战和高热。进入血液循环中的细菌量与胆汁中的细菌量成正比,其中大部分细菌仍停留在肝脏,引起肝脓肿,称为胆源性肝脓肿。脓肿可为多发,主要位于胆管炎所累及的肝叶。多发性肝脓肿可融合成较大的脓肿。反复发作的胆管炎及散在的肝脏脓肿久治不愈,最后形成胆汁性肝硬化、局灶性肝萎缩,以肝脏左外叶最为常见。

患 AOSC 时除引起胆管及肝脏损伤外,炎症还可波及周围组织及脏器,手术及尸检中可见胆源性肝脓肿附近出现化脓性感染、膈下脓肿、局限性腹膜炎。炎症可波及胸腔引起右侧急性化脓性胸膜炎及右下肺炎等。AOSC 还可引起急性间质性肺炎、急性间质性肾炎、局灶性化脓性肾炎及膀胱炎、急性脾脏炎及急性化脓性脑膜炎等各重要脏器的损伤,并可以发生弥散性血管内凝血(DIC)及全身性出血等严重损伤。

(三)临床诊疗及预后

患者多有胆道疾病发作史和胆道手术史,起病急骤,病情进展快。除有一般胆道感染的查科三联征(腹痛、寒战高热、黄疸)外,还可出现休克、神经系统受抑制等表现,即雷诺五联征。体格检查时患者体温常持续升高到 39 ℃以上,脉搏快而弱,为 120 次/min 以上,血压降低,呈急性重病面容,可出现皮下瘀斑或全身发绀。剑突下或右上腹出现不同范围和不同程度的压痛或腹膜刺激征,可有肝大及肝区叩击痛,有时可扪及肿大的胆囊。

实验室检查多显示血白细胞计数显著增多,白细胞数量大于 20×10^9/L,中性粒细胞百分比升高,胞质内可出现中毒颗粒。血小板计数减少和凝血酶原时间延长,提示有弥散性血管内凝血(DIC)倾向,预后严重。肝功能有不同程度受损,肾功能受损、低氧血症、代谢性酸中毒、电解质紊乱等也较常见,特别是老年人和合并休克者。B 超是最常应用的简便、快捷、无创伤性的辅助诊断方法,可显示胆管扩大范围及程度以估计梗阻部位,可发现结石、蛔虫及直径大于 1 cm 的肝脓肿、膈下脓肿等。若患者情况允许,行 CT、MRCP 检查有助于诊断及鉴别诊断。

临床典型的雷诺五联征表现结合实验室及影像学检查常可做出诊断。对于不具备典型五联征者,当其体温常持续在 39 ℃以上、脉搏速率大于 120 次/min、白细胞计数大于 20×10^9/L、中性粒细胞百分比升高、血小板计数减少时即应考虑 AOSC,与急性胆囊炎、消化性溃疡穿孔或出血、急性坏疽性阑尾炎、重症急性胰腺炎,以及右侧胸膜炎、右下大叶性肺炎等鉴别。上述疾病均难以具有 AOSC 的基本特征,仔细分析后不难得出正确的结论。

　　AOSC 的治疗原则是紧急手术解除胆道梗阻并引流,及早有效地降低胆管内压力。非手术疗法既是治疗手段,亦可作为术前准备,主要包括联合使用足量有效广谱抗生素,纠正水、电解质紊乱,恢复血容量,改善和保证良好的组织器官灌注和氧供,降温、吸氧等对症支持治疗等。手术治疗的首要目的在于抢救生命,力求简单有效,基本方法为胆总管切开减压、T 管引流。AOSC 早期即可出现中毒性休克和胆源性败血症,如不及时治疗,预后很差,病死率极高。

第六节　胰腺炎

　　急性胰腺炎(acute pancreatitis)是多种病因导致胰酶在胰腺内被激活后消化胰腺及其周围组织所引起的急性炎症,好发于中年男性,发作前多有暴饮暴食或胆道疾病史,主要表现为胰腺呈炎性水肿、出血及坏死。急性胰腺炎临床上分为轻症急性胰腺炎(mild acute pancreatitis,MAP)、中度重症急性胰腺炎(moderately severe acute pancreatitis,MSAP)和重症急性胰腺炎(severe acute pancreatitis,SAP)。多数患者表现为轻症型,呈自限性,预后好;20%~30%的患者为重症型,病情重;少数患者还可伴发多器官功能障碍,甚至死亡。本病在不同国家的发病率为(19.7~45.1)/100000,死亡率为 5%~13.6%,并呈逐年上升的趋势。

(一)病因

　　急性胰腺炎的病因甚多(表 4-5),其主要发病因素是胆道疾病和酗酒,约占所有病例的80%;10%~20%的病例发病原因不明,称为特发性急性胰腺炎。急性胰腺炎的病因存在地区差异,我国半数以上该病患者由胆道疾病引起;在西方国家,除胆石症外,酗酒亦为主要原因。

表 4-5　急性胰腺炎的病因

类型	病因
代谢性	酗酒、高脂血症、高钙血症、某些药物、遗传性
机械性	胆道结石、手术与创伤
血管性	休克、血栓栓塞、结节性多动脉炎
感染性	腮腺炎病毒、柯萨奇病毒、肺炎支原体

(二)发病机制

　　急性胰腺炎的发病机制中胰蛋白酶的异常激活起重要作用。正常情况下所有胰酶均以酶原的形式储存和分泌,只有到达十二指肠后在肠液内肠激酶的作用下,才被激活而成为有活性的酶。患急性胰腺炎时,胰酶在被排出胰腺之前被激活,从而导致胰腺炎发生。胆道结石和酒精等可影响肝胰壶腹括约肌的舒缩功能而导致胆汁和十二指肠液反流,酒精对胰腺腺泡细胞有直接的毒性作用,造成腺泡损伤,还可以增加胰腺的分泌,使胰管内压升高、小胰管破裂、胰液进入组织间隙。反流的胆汁或十二指肠液,以及进入组织间隙的胰液均可激活胰蛋白酶,进而激活胰腺及其他酶类,如脂肪酶、弹力蛋白酶、磷脂酶 A 和缓激肽等,分别造成胰腺内外,甚至全身其他部位脂肪组织坏死、血管壁破坏出血、细胞膜破坏,引起细胞坏死、血管舒缩功能障碍,进而引起组织水肿甚至休克。

(三)病理类型及其病变特点

　　急性胰腺炎的病理类型主要包括急性水肿性(间质性)胰腺炎(acute edematous pancreatitis)和急性出血性胰腺炎(acute hemorrhagic pancreatitis),二者各有不同的病变特点。

1. 急性水肿性(间质性)胰腺炎

　　此型较多见,为早期或轻症急性胰腺炎。主要病变为胰腺肿大、变硬;间质充血、水肿,伴中性粒细胞及单核细胞浸润。间质可有局限性脂肪坏死。此型可反复发作,少数病例可转变为急

笔记

性出血性胰腺炎。

2. 急性出血性胰腺炎

此型发病急骤,病情危重,以胰腺广泛出血、坏死为特征。

肉眼观:胰腺肿大、质软、无光泽;颜色呈暗红色或蓝黑色;原分叶状结构模糊、消失;胰腺、大网膜及肠系膜等处可见散在分布的黄白色钙皂斑点(脂肪被酶分解为甘油和脂肪酸后与组织液中的钙离子结合而成)和小灶状脂肪坏死(从坏死的胰腺组织溢出的胰液所引起的脂肪组织酶解性坏死)。

镜下观:胰腺组织大片凝固性坏死,局部可见间质小血管壁坏死所致的片状出血;胰腺内外均可见脂肪坏死(图 4-32),坏死灶周围可见轻度炎症细胞浸润。患者如度过危险期,炎性渗出及出血均可吸收,或可纤维化痊愈,或转为慢性胰腺炎。

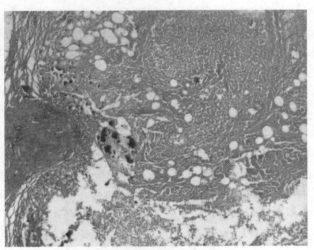

急性胰腺炎时脂肪坏死。

图 4-32　急性出血性胰腺炎

(四)临床诊疗及预后

急性胰腺炎起病时多伴恶心、剧烈频繁的呕吐,呕吐物为胃内容物、咖啡渣样液体或胆汁,呕吐后腹痛不能缓解。腹痛为主要临床症状,多在饮酒或饱餐后突发,初为间歇性,继而转为持续性反复发作的上腹痛,疼痛剧烈持久并可向腰背部放射,侧卧蜷曲、弯腰或前倾坐位时疼痛可缓解,平卧位时病痛加重。胰腺分泌物扩散后,可出现下腹及全腹痛。少数患者(多为年老、体弱患者)无腹痛,可突发休克或猝死,常为重症急性胰腺炎终末期表现。腹水通过横膈淋巴管进入胸腔,可引起胸腔积液和肺炎。

轻症急性胰腺炎患者可有轻、中度发热或无发热,而胆源性胰腺炎伴胆道梗阻者,常伴黄疸、寒战和高热。重症急性胰腺炎患者可出现皮肤苍白、湿冷、烦躁不安、脉搏细弱等低血压或休克表现。重症急性胰腺炎患者的体温常在 39~40 ℃,持续数周不退,可伴有谵妄,可有 Grey-Turner 征或 Cullen 征。胰酶、血液及坏死组织沿组织间隙到达皮下,溶解皮下脂肪,毛细血管破裂出血使局部皮肤呈青紫色,该症状出现在两侧腰腹称为 Grey-Turner 征,出现在脐周则称为 Cullen 征。

实验室检查显示血清淀粉酶常于起病后 2~12 h 开始升高,48 h 后开始下降,并持续 3~5 天。血清脂肪酶多于起病后 1~3 天开始升高,可持续 7~10 天。两者均需超过正常值 3 倍才有诊断意义,数值高低与疾病严重程度无明显相关性。血清胰腺非酶分泌物如胰腺相关蛋白、尿胰蛋白酶原活性肽、胰腺特异蛋白,以及血清非特异性标志物(如 C-反应蛋白)等,可反映急性胰腺炎病理生理变化。患者血清中钙、钾、钠离子水平下降。

腹部 B 超常作为入院 24 h 内的初筛检查,尤其是胆源性胰腺炎。B 超探测肝、胆、胰、脾情

笔记

况,有助于发现腹腔积液、胆囊结石、胰腺钙化、假性囊肿等。腹部平片检查可排除胃肠穿孔、肠梗阻等疾病。CT检查是诊断急性胰腺炎最敏感的检查方法,对诊断和评估病情意义重大,但肾功能不全、造影剂过敏患者禁用。超声造影与CT检查均可评价胰腺坏死程度,还可发现胰腺囊肿和假性囊肿等并发症,适用于对CT增强剂过敏的患者。

急性胰腺炎应与胃肠穿孔、急性肠梗阻、急性胆石症、急性心肌梗死、消化性溃疡等疾病相鉴别。女性患者还应与异位妊娠、卵巢囊肿蒂扭转等急腹症相鉴别。鉴别诊断主要依据心电图、胸腹部CT等检查,并结合既往病史。

轻症急性胰腺炎患者主要采取监护、支持治疗,以补充水、电解质为主,短期禁食直至肠鸣音恢复正常、腹痛等症状明显缓解或消失。腹痛严重患者可服用解痉镇痛药,如哌替啶,慎用胆碱能受体拮抗剂及吗啡。怀疑并发感染时可使用抗生素。重症患者除给予监护、补液及营养支持治疗外,还应静脉注射抗生素和给予肠内营养以预防感染,维持肠道正常菌群,保持大便通畅。可给予药物抑制胰酶活性和胰腺外分泌功能。出现以下指征者需行手术治疗:① 胰腺坏死感染;② 胰腺脓肿;③ 早发性重症急性胰腺炎;④ 腹腔间室综合征;⑤ 胰腺假性囊肿。内镜治疗适用于胆源性重症急性胰腺炎患者(发病时间少于24 h)。

急性胰腺炎病情严重程度越轻,预后越好。急性水肿性胰腺炎患者死亡率为1%~3%,重症患者预后差,死亡率约为15%,经积极救治得以幸存的患者亦可遗留不同程度的胰腺功能不全。部分患者病情反复发作,可演变为慢性胰腺炎。

第七节　腹膜炎

腹膜炎(peritonitis)是腹腔壁腹膜和脏腹膜的炎症,可由细菌、化学、物理性损伤等引起,按发病机制可分为原发性腹膜炎和继发性腹膜炎。急性化脓性腹膜炎累及整个腹腔称急性弥漫性腹膜炎。

(一)病因和发病机制

1. 发病机制

(1)原发性腹膜炎　原发性腹膜炎临床上较少见,是指腹腔内无原发病灶,病原菌经血液循环、淋巴道或女性生殖道等途径侵入腹腔所引起的腹膜炎,致病菌多为溶血性链球菌,多见于体质衰弱、严重肝病患者或机体抵抗力低下者。

(2)继发性腹膜炎　继发性腹膜炎是临床上最常见的急性腹膜炎,继发于腹腔内的脏器感染、坏死穿孔,外伤引起的腹壁或内脏破裂及手术污染等。常见病因有阑尾炎穿孔、胃及十二指肠溃疡急性穿孔、急性胆囊炎透壁性感染或穿孔、伤寒肠穿孔、急性胰腺炎、女性生殖器官化脓性炎症或产后感染等含有细菌的渗出液进入腹腔。绞窄性肠梗阻和肠系膜血管血栓的形成引起肠坏死,细菌通过坏死肠壁进入腹腔,导致腹膜炎。其他如腹部手术致腹腔污染、胃肠道吻合口瘘及腹壁严重感染,均可导致腹膜炎。

正常胃肠道内有各种细菌,细菌进入腹腔后绝大多数均可成为继发性腹膜炎的病原菌,其中大肠埃希菌最为多见,其次为厌氧杆菌、链球菌、变形杆菌等,还有肺炎链球菌、淋病奈瑟菌、铜绿假单胞菌。绝大多数情况下,继发性腹膜炎为混合感染,多种细菌同时存在产生协同的病理作用,使感染更严重、毒性更强。

2.病因及其病理变化

(1)细菌性腹膜炎　细菌性腹膜炎常因腹膜腔脏器的急性炎症蔓延扩散、腹腔脏器穿孔引起感染,或细菌经血道蔓延所致。前两者早期常为局限性,继发感染、扩散后成为急性弥漫性腹膜炎。肉眼观:急性腹膜炎可见充血、水肿的腹膜,有纤维素性或脓性,甚至血性渗出,腹腔内可

笔记

形成量不等的积液;慢性患者渗出物机化,腹膜粘连,可见灶性或斑块状增厚,形或局限性积脓或脓肿。镜下观:名种细菌感染所致急性腹膜炎的基本病理变化相似,表现为腹膜组织内血管显著充血、扩张,大量以中性粒细胞为主的炎症细胞浸润,间皮细胞变性、坏死、脱落,伴有浆液、纤维素渗出,形成化脓性、浆液纤维素性或浆液纤维素化脓性炎症。

　　结核性腹膜炎是慢性腹膜炎中最常见的类型,包括干性和湿性两型。干性腹膜炎常见广泛而显著的腹膜、肠管、腹壁、大网膜等相互粘连并伴有纤维化和变形,腹膜上见散在或融合的灰白色结节状病灶。光镜下见结核结节(图4-33),淋巴、单核细胞浸润及纤维组织增生。湿性腹膜炎以腹膜密布结核结节和大量草黄色腹水形成为主要表现。

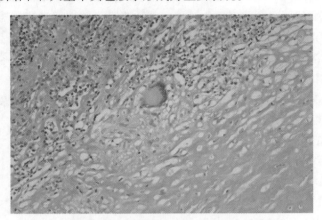

中央为粉染颗粒状干酪样坏死,周围见类上皮细胞呈栅栏状排列,
局部见典型马蹄形多核巨细胞。

图4-33　结核结节

　　(2)化学性腹膜炎　化学性腹膜炎临床常见。胃液、胆汁、胰液、胎便、造影剂均可引起化学性腹膜炎。胰液引起的腹膜炎,可见钙皂沉积、脂肪坏死。如因腹腔大量出血或组织坏死分解析出胆固醇引起胆固醇性腹膜炎,其炎症渗出物中可见胆固醇酯类物质和胆固醇性肉芽肿。

3.病理生理改变

　　腹膜受到各种病因刺激后发生充血水肿,并失去固有光泽,随之产生大量浆液性渗出液。这一方面可稀释腹腔内的毒素及消化液,以减轻对腹膜的刺激;另一方面可导致严重脱水、蛋白质丢失和电解质紊乱。渗出液中逐渐出现的大量中性粒细胞、吞噬细胞,可吞噬细菌及微细颗粒,加之渗出液中含有坏死组织、细菌和凝固的纤维蛋白,故渗出液变混浊,继而成为脓液。病变严重,治疗不恰当、不及时则感染可迅速扩散而形成弥漫性腹膜炎,此时腹腔严重充血、广泛水肿,炎性渗出物不断增加,血容量急剧减少,腹腔内可积存数千毫升脓液。肠管浸泡在脓液中,胃肠壁也高度充血、水肿,肠管内充满大量液体和气体,肠管高度膨胀,肠蠕动减弱或消失,形成麻痹性肠梗阻。由于腹膜吸收了大量毒素,因而患者发生中毒性休克。膨胀的肠管可迫使膈肌升高,从而影响心肺功能。下腔静脉回流受阻,回心血量进一步减少,气体交换也受到一定影响。各种病理生理改变加深恶化,最后可导致多器官衰竭。

(二)临床诊疗及预后

　　腹膜炎早期的临床表现为腹膜刺激征,如腹痛、腹肌紧张和反跳痛等;后期由于感染和毒素吸收,主要表现为全身中毒症状。腹痛是腹膜炎最主要的症状,疼痛剧烈,难以忍受,且呈持续性,深呼吸、咳嗽,转动身体时均可加剧疼痛,故患者不愿变换体位,疼痛多自原发灶开始,炎症扩散后蔓延至全腹,但仍以原发病变部位较为显著。恶心、呕吐是腹膜炎早期出现的常见症状。早期因腹膜受刺激引起反射性的恶心、呕吐,呕吐物为胃内容物;后期出现麻痹性肠梗阻,呕吐物变为黄绿色,甚至为棕褐色粪样肠内容物。腹膜炎突发时体温可正常,之后逐渐升高。年老体弱的患者,体温不一定随病情加重而升高,但脉搏通常随体温的升高而加快。腹膜炎进入严重阶段,常出现高热、口干、脉搏细速、呼吸浅促等全身中毒表现。后期由于大量毒素被吸收,故患者出现表情淡漠、面容憔悴、眼窝凹陷、口唇发绀、肢体冰冷、舌黄干裂、皮肤干燥、呼吸急促、脉搏细弱、体温剧升或下降、血压下降,甚至休克及酸中毒等症状。腹部查体常表现为腹式呼吸减弱或消失,并伴明显腹胀。持续性压痛、反跳痛是腹膜炎的主要体征。实验室检查示白细胞计数升高,但病情严重或机体反应低下时白细胞计数并不升高,仅中性粒细胞比例升高或中毒颗粒出现。腹部 X 线检查可见肠腔普遍胀气,小气液平多发等肠麻痹征象;胃肠穿孔时多数可见膈下游离气体,诊断时具有重要意义。

肺炎、腹膜炎、心包炎、冠心病等均可引起反射性腹痛,疼痛也可因呼吸运动而加重。急性胃肠炎、中毒性菌痢、肠梗阻、胰腺炎等也有急性腹痛、恶心、呕吐、高热、腹部压痛等症状。其他如急性肾盂肾炎、泌尿系结石、腹膜后炎症、糖尿病酮症酸中毒、尿毒症等均有不同程度的急性腹痛、恶心、呕吐等症状,应与腹膜炎相鉴别。病史及实验室检查、腹部 X 线、腹腔穿刺等检查,结合临床观察往往可以明确诊断。

腹膜炎的治疗原则是积极消除病因,促使渗出液尽快被吸收,通过引流或手术而消除。为达到上述目的,应根据不同的病因、病变阶段、患者体质,采取不同的治疗措施。非手术治疗包括无休克时患者应取半卧位,便于引流处理。半卧位时要经常活动双下肢,变换受压部位,以防发生静脉血栓和压疮。胃肠道穿孔患者必须绝对禁食,以减少胃肠道内容物继续漏出。胃肠减压可以减轻胃肠道膨胀,改善血运循环,减少胃肠内容物通过穿孔处漏入腹腔。腹膜炎禁食患者必须通过输液以纠正水、电解质和酸碱平衡紊乱。对严重衰竭患者应多输血和营养液以补充因腹腔渗出而丢失的蛋白,防止发生低蛋白血症和贫血。腹膜炎早期应立即选用大量广谱抗生素,之后再根据细菌培养结果选择敏感的抗生素,如氯霉素、克林霉素、甲硝唑、庆大霉素、氨苄西林等。对革兰氏阴性杆菌引发的败血症者可选用第三代头孢菌素,如头孢曲松等。手术治疗时越早清除感染源,患者预后越好。消除病因后,应尽可能吸尽腹腔内脓汁,清除腹腔内食物残渣、粪便、异物等。引流的目的是使腹腔内继续生成的渗液通过引流管排出体外,以便残存的炎症得到控制、局限和消失,防止腹腔脓肿的形成。弥漫性腹膜炎手术后只要清洗干净,一般无须引流。但在下列情况下必须放置腹腔引流:① 坏死病灶未能彻底清除或有大量坏死物质无法清除者;② 手术部位出现较多的渗液或渗血者;③ 已形成局限性脓肿者。

随着诊断和治疗水平不断进步,急性腹膜炎的预后较过去已有明显改善,但病死率仍有 5%~10%。在肝硬化腹水的基础上发生原发性腹膜炎的病死率甚至高达 40%。因诊断延误而治疗较晚者、小儿、老人及伴心、肺、肾疾病与糖尿病患者预后差。

第八节　消化系统肿瘤

一、食管癌

食管癌(esophageal carcinoma)是由食管黏膜上皮或腺体发生的恶性肿瘤,好发于 3 个生理性狭窄部,以中段最多见(50%),其次为下段(30%),上段最少(20%)。我国是食管癌高发国家,也是世界上食管癌死亡率最高的国家之一。食管癌呈明显的地域分布特点,男性多于女性,中老年人易患。

(一)病因和发病机制
食管癌的发生与生活环境、饮食习惯及遗传易感性等因素相关。

笔 记

1. 亚硝胺类化合物

流行病学调查显示,食管癌高发区的食物、饮用水中亚硝胺的含量高于低发区。动物实验研究也证实亚硝胺为强致癌物,能诱发食管上皮及胃黏膜上皮癌变。腌制食品中亚硝胺的含量较高,过多食用可增加罹患食管癌的危险性。腌制食品除含亚硝胺外,还含有苯并芘、Roussin 红甲酯等致癌物,后者是亚硝基化合物,可提供 NO_2 与二级胺反应生成亚硝胺。

2. 真菌

某些食管癌高发区的粮食、食管癌标本上均能分离出多种真菌。镰刀菌、黄曲霉菌、白地霉菌等真菌可将硝酸盐还原为亚硝酸盐,并进一步促进亚硝胺的生成。

3. 慢性炎症

近年来,慢性炎症对肿瘤生长的影响受到了较大的关注。食管慢性炎症导致的 Barrett 食管是公认的食管癌癌前病变。在其他慢性食管疾病中,如食管憩室、食管腐蚀性灼伤与腐蚀性食管狭窄、贲门失弛症等,食管癌的发生率也呈增高趋势。慢性炎症致癌机制尚不清楚,目前认为主要与炎症局部细胞释放细胞因子和氧自由基产生过多、炎症诱发的免疫抑制及肿瘤细胞免疫逃逸相关。

4. 慢性理化刺激

长期饮酒、吸烟,经常食入过硬、粗糙、过烫食物,口腔不洁、龋齿,或者咀嚼槟榔、烟丝等习惯均能对食管黏膜产生慢性刺激,继发食管上皮的局限性或弥漫性增生,从而形成食管癌的癌前病变。

5. 营养因素

摄入的食物中缺少动物蛋白、维生素 A、维生素 B_2 和维生素 C,是罹患食管癌的危险因素。流行病学调查显示,饮食或土壤环境中元素钼、硼、锌、镁和铁的含量较低,也可间接促进食管癌的发生。

6. 遗传因素

食管癌的发生常有家族聚集性,我国高发区患者家族史阳性率可达 25%～50%。食管癌是涉及多基因的遗传易感性疾病,癌基因(*H-ras*、*c-myc*、*hsd-1* 等)激活和(或)抑癌基因(*p53*、*Rb* 等)失活是以上环境因素与遗传因素相互作用并最终导致食管癌发生的共用途径和机制。

(二)病理变化

1. 大体病理改变

早期癌病变局限,多为原位癌或黏膜内癌,未侵犯肌层,无淋巴结转移,无明显临床症状。根据内镜或手术标本观察结果,早期食管癌可分为隐伏型、糜烂型、斑块型和乳头型,其中,以斑块型最多见,糜烂型次之;隐伏型是食管癌最早期的表现,多为原位癌;乳头型病变分期较晚。

中晚期食管癌侵犯肌层,患者多出现吞咽困难等典型临床症状。根据肉眼形态特点可分为以下 4 型(图 4-34):

(1)髓质型　该型最多见,癌组织在食管壁内浸润性生长,累及食管全周或大部分,管壁增厚、管腔变小。癌组织切面质地较软,似脑髓,色灰白。癌组织表面常有溃疡,恶性程度最高。

(2)蕈伞型　肿瘤呈扁圆形,突向食管腔,呈蘑菇状,表面常有溃疡。预后相对较好。

(3)溃疡型　肿瘤表面有较深溃疡,深达肌层,边界不规则,边缘隆起,底部凹凸不平,有出血及坏死。

(4)缩窄型　肿瘤在食管壁内环周生长,伴有明显的纤维组织增生,癌组织质硬,导致管腔环形狭窄。此型梗阻症状重,转移相对较晚。

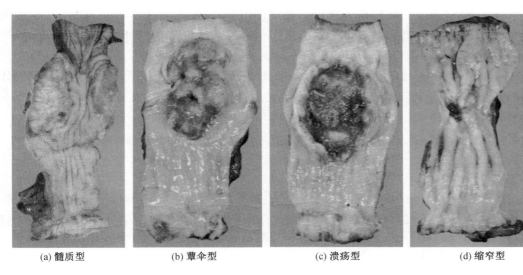

(a) 髓质型　　　　(b) 蕈伞型　　　　(c) 溃疡型　　　　(d) 缩窄型

图 4-34　食管癌大体分型

2. 组织学改变

我国食管癌患者约 90% 以上为鳞状细胞癌,腺癌(占 5%~10%)次之,偶见腺鳞癌与小细胞癌等。其中,大部分腺癌来自贲门且与 Barrett 食管相关,少数来自食管黏膜下腺体。

3. 扩散途径

(1) 直接蔓延　癌组织穿透食管壁后向周围组织及器官浸润。上段癌可侵犯喉、气管和颈部软组织;中段癌可侵犯支气管和肺;下段癌常侵犯贲门、膈肌和心包等。

(2) 淋巴道转移　该扩散途径很常见,转移部位与食管淋巴引流途径一致。上段可转移至颈和上纵隔淋巴结;中段常转移到食管旁或肺门淋巴结;下段常转移至食管旁、贲门旁及腹腔上部淋巴结。

(3) 血道转移　该扩散途径为晚期转移方式,常转移至肝、肺,也可转移至肾、骨和肾上腺等器官。

(三) 临床诊疗及预后

早期食管癌多无明显临床症状,进食偶有滞留及轻度的哽噎感、胸骨后不适及刺痛感。随着疾病进展,症状逐渐加重,进展期食管癌的典型症状是进行性咽下困难,患者最初不能咽下固体食物、半流质食物,最后连流质食物亦不能咽下;晚期食管癌患者表现为严重的体重降低、贫血、营养不良,最后呈现恶病质状态。晚期食管癌容易侵犯其他组织:淋巴结转移时可触及肿大坚硬的浅表淋巴结;肝、脑转移可出现黄疸、腹水、昏迷等;肿瘤侵及气管支气管时可形成食管-气管瘘,导致呼吸系统感染等;肿瘤侵犯喉返神经时导致声嘶;肿瘤压迫颈交感神经节时出现 Horner 综合征。对中晚期食管癌患者进行体格检查时,应特别注意有无锁骨上淋巴结肿大,肝、肺和脑等组织的远处转移。

中老年患者出现进食哽噎感、胸骨后疼痛不适,应及时行相关辅助检查以明确诊断。内镜检查是诊断食管癌的首选方法,可用于直接观察病变形态、大小和位置并可取活组织行病理检查。对早期食管癌患者行 X 线钡餐检查可见食管黏膜皱襞增粗、紊乱或破坏,小的充盈缺损与小龛影;对中晚期食管癌患者行 X 线钡餐检查可见较大的充盈缺损、管壁僵硬、蠕动消失和食管不规则狭窄等。超声内镜检查(endoscopic ultrasonography, EUS)可用来判断食管癌浸润的层次、扩展深度及淋巴结或邻近脏器转移情况。胸部 CT 检查可显示食管与邻近纵隔器官的关系,有利于确定手术方式。食管癌早期无咽下困难时,应与食管炎、食管憩室、食管静脉曲张等相鉴别;出现咽下困难时,应与食管良性狭窄、胃食管反流病、贲门失弛症、食管良性肿瘤等相鉴别。鉴别诊断主要依靠内镜及食管 X 线钡剂造影检查。

笔记

根据病变的分期、部位、病程,对食管癌采用不同的治疗方法,如手术治疗、放疗、化疗、内镜下治疗、激光治疗及中医药相结合的综合治疗等。早期病变(高级别上皮内瘤变)可通过胃镜下黏膜剥除术治疗。早期食管癌手术治疗预后良好,5 年生存率达 90%以上。食管鳞癌生存率稍低于腺癌患者,上、中段食管癌的生存率低于下段与食管胃交界癌。食管癌患者的临床病理分期越晚,生存率越低,故强调早期发现及早期治疗。为了提高患者的生活质量,应对终末期患者加强临终关怀。

二、胃癌

胃癌(gastric carcinoma)是原发于胃黏膜上皮细胞的最常见的恶性肿瘤。胃癌的发病率有明显的地区差异性,总体来说,北方高于南方,农村高于城市。胃癌好发于胃窦部小弯侧(58%)、贲门(20%)及胃体部(15%)。好发年龄在 55~70 岁,男性多于女性。

(一)病因和发病机制

胃癌的发生发展是一个多因素、多步骤、多阶段的过程,通常经历"慢性浅表性胃炎—萎缩性胃炎—肠上皮化生—异型增生—胃癌"这样一个缓慢的过程。胃癌的病因尚未明确,通常认为与下列因素有关:

1. 地域环境和饮食因素

胃癌发病呈较明显的地域性差别。日本发病率最高,美国则很低,生活在美国的第一、第二代日本移民的胃癌发病率逐渐降低,第三代日本移民的胃癌发病率基本与美国当地居民相当。我国西北与东部沿海地区人群的胃癌发病率明显高于其他地区人群。胃癌发病的地域性差别可能与地区的水质、土壤、微量元素的含量(如镍、硒和钴的含量)相关。

食品因素(如摄入亚硝胺类化合物含量较高的烟熏食品,高盐、低营养结构饮食)、饮食习惯(摄入过烫、干硬、粗糙食物及进食速度过快等)、生活习惯(有烟酒嗜好)等也与胃癌的发生有关。

2. 感染因素

胃癌发病与 Hp 感染有共同的流行病学特点,我国胃癌高发区人群 Hp 感染率显著高于胃癌低发区人群,Hp 阳性者胃癌发生的危险性为阴性者的 3~6 倍。Hp 感染引发胃癌的机制主要包括:细菌产氨中和胃酸,细菌促使硝酸盐转化为亚硝酸盐及亚硝胺,释放 VacA、CagA 毒性产物,引起免疫反应和慢性炎症。1994 年,WHO 将 Hp 感染定为人类胃癌的 I 类致癌原。此外,EB 病毒等其他感染因素也与胃癌的发生有关。

3. 遗传因素

胃癌发病有明显的家族聚集性,家族史阳性者发病率高于普通人群 2~3 倍,其中,浸润型胃癌的家族发病倾向更高。胃癌的发生涉及多基因、多步骤的变化过程,包括癌基因($K-ras$、$c-met$、$EGFR$ 等)激活、抑癌基因($p53$、Rb、APC 等)失活、凋亡相关基因及转移相关基因的改变等。

(二)组织发生

胃癌是在胃黏膜上皮和腺上皮发生的恶性肿瘤。早期微小胃癌形态学观察推测,胃癌主要起源于胃腺颈部和胃小凹底部的组织干细胞,此处腺上皮的再生修复特别活跃,可向胃上皮及肠上皮分化,癌变常由此部位开始。Lauren 等根据胃癌组织来源不同将胃癌分为肠型胃癌和胃型胃癌两种。肠型胃癌发生于肠上皮化生,大肠型化生在胃癌癌旁黏膜上皮的检出率常高达88.2%,并可见肠化生病变向胃癌移行。胃型胃癌则发生于非肠上皮化生。

(三)病理变化

根据癌组织侵犯的深度及层次,胃癌分为早期胃癌与中晚期胃癌。

笔记

1. 早期胃癌

无论范围大小及是否出现周围淋巴结转移,癌组织仅限于黏膜层或黏膜下层者均称为早期胃癌。局限于黏膜固有层者称黏膜内癌,浸润至黏膜下层者称黏膜下癌。早期胃癌术后 5 年生存率大于 90%。早期胃癌中,直径小于 0.5 cm 者称微小胃癌,直径为 0.6~1.0 cm 者称小胃癌。微小胃癌和小胃癌术后 5 年生存率为 100%。内镜检查时在癌变处钳取活组织病理检查确诊为癌,但手术切除标本经节段性连续切片均未发现癌,称一点癌。

早期胃癌大体分为以下 3 种类型:

(1)隆起型　肿瘤从黏膜面明显隆起或呈息肉状,高出黏膜,相当于黏膜厚度 2 倍以上。

(2)表浅型　肿瘤呈扁平状,稍隆起于黏膜表面,局部黏膜变化轻微。

(3)凹陷型　病变有明显凹陷或溃疡,但限于黏膜下层,系溃疡周边黏膜的早期癌。此型最多见。

镜下观:早期胃癌以高分化管状腺癌多见,其次为乳头状腺癌及印戒细胞癌,最少见者为未分化癌。

临床上现在用的"高级别上皮内瘤变"是指腺上皮中-重度不典型增生和原位癌。

2. 中晚期胃癌(进展期胃癌)

中晚期胃癌(进展期胃癌)是指癌组织浸润超过黏膜下层或浸润胃壁全层的胃癌(图 4-35)。癌组织侵袭越深,预后越差,肉眼形态可分以下 3 型:

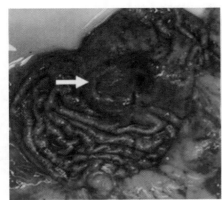 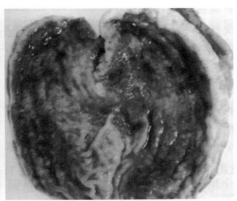

溃疡型:胃体小弯侧见一溃疡型肿块,周边不规则隆起,溃疡底部见坏死出血。　　弥漫浸润型(革囊胃):胃体大部被癌组织浸润,黏膜皱襞增粗,胃壁僵硬、弥漫增厚似皮革。

图 4-35　进展期胃癌肉眼观

(1)息肉型或蕈伞型　该型又称结节蕈伞型,癌组织向黏膜表面生长,呈息肉状或蕈状,突入胃腔内。

(2)溃疡型　癌组织坏死脱落形成溃疡。溃疡一般较大,边界不清,多呈皿状;也可隆起如火山口状,边缘清楚,底部凹凸不平(表 4-6)。

表 4-6　良、恶性溃疡的形态鉴别

鉴别点	良性溃疡(胃溃疡)	恶性溃疡(溃疡型胃癌)
外形	圆形或椭圆形	不规则,皿状或火山口状
大小	溃疡直径一般小于 2 cm	溃疡直径常大于 2 cm
深度	较深	较浅
边缘	整齐,不隆起	不整齐,隆起
底部	较平坦	凹凸不平,有坏死,出血明显
周围黏膜	黏膜皱襞向溃疡集中	黏膜皱襞中断,呈结节状肥厚

(3)浸润型　癌组织向胃壁内局限性或弥漫性浸润,与周围正常组织分界不清楚。其表面

胃黏膜皱襞大部消失,有时可见浅表溃疡。如为弥漫性浸润,则可导致胃壁普遍增厚、变硬,胃腔变小,状如皮革,此时的胃称为"皮革胃"。

当癌细胞形成大量黏液时,癌组织肉眼呈半透明的胶冻状,故称为胶样癌。其肉眼形态可表现为上述三型中的任何一种。

镜下观:主要为腺癌,可分为乳头状腺癌、管状腺癌(图4-36)、黏液腺癌、印戒细胞癌(图4-37)和未分化癌等。少数病例也可为腺棘皮癌或鳞状细胞癌,此种类型常见于贲门部的胃癌。需要指出的是,在同一胃癌标本中,往往有两种以上的组织类型同时存在。

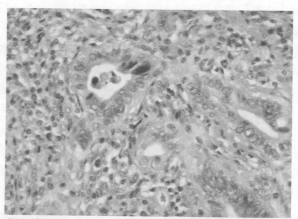

肿瘤细胞排列呈不规则开放的腺管状,周围间质促结缔组织增生,
肿瘤细胞核质比高,腔内见坏死脱落细胞。

图 4-36　胃管状腺癌

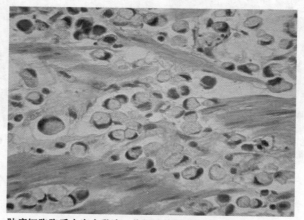

肿瘤细胞胞质内富含黏液,将细胞核挤向细胞一侧,似印戒样。

图 4-37　胃印戒细胞癌

(四)扩散途径

1. 直接蔓延

癌组织向胃壁各层浸润,当穿透浆膜后,癌组织可不断向周围组织和邻近器官广泛蔓延生长,如向肝脏、大网膜等部位浸润蔓延。

2. 淋巴道转移

淋巴道转移为胃癌的主要转移途径,首先转移到局部淋巴结,最常见者为幽门下胃小弯的局部淋巴结,进一步转移至腹主动脉旁淋巴结、肝门或肠系膜根部淋巴结。晚期可经胸导管转移至左锁骨上淋巴结(Virchow 信号结)。少数病例呈"跳跃式"淋巴结转移。

3. 血道转移

血道转移多发生于胃癌晚期,常经门静脉转移至肝,也可转移到肺、脑、骨等器官。

笔 记

4. 种植性转移

胃癌特别是胃黏液细胞癌浸润至浆膜表面时,癌细胞可脱落至腹腔,种植于腹腔及盆腔器官的浆膜上。常在双侧卵巢形成转移性黏液癌,称 Krukenberg 瘤,该瘤也可由淋巴道和血道转移而致。

(五)临床诊疗及预后

早期胃癌多无明显症状,仅有消化不良等非特异性症状。进展期胃癌多表现为上腹痛、早饱、纳差、乏力、厌食及体重下降。晚期胃癌转移时可表现出特殊症状,如咽下困难(累及食管),恶心呕吐(幽门梗阻),消化道出血(溃疡型胃癌),黄疸、腹水及右上腹疼痛(肝转移),咳嗽、呃逆及呼吸困难(肺或胸膜转移),背部放射性疼痛(累及胰腺)。胃癌的常见并发症有出血、幽门或贲门梗阻、穿孔等。

内镜结合黏膜活检是诊断胃癌的首选方法,内镜可直接观察病灶形态、大小及位置,同时取活组织行病理检查及幽门螺杆菌检测。X 线钡餐检查早期病变可见较小龛影或充盈缺损,中晚期病变可见较大龛影或充盈缺损,黏膜皱襞破坏、消失或中断,胃黏膜僵直,蠕动消失。超声内镜、腹部 B 超、CT、PET 等检查均可协助诊断。慢性萎缩性胃炎伴肠化或异型增生者,胃溃疡正规治疗 2 个月无效者,胃切除术后 10 年以上者,短期体重明显下降、厌食乏力等胃癌高危者应行内镜检查,以防漏诊。早期胃癌症状不典型,应与胃炎、胃溃疡、功能性消化不良等相鉴别。内镜下发现不明新生物应与胃息肉、胃平滑肌瘤、胃淋巴瘤、胃肠道间质瘤及异物肉芽肿相鉴别。鉴别诊断主要依靠内镜、X 线钡餐及活组织病理检查。

根据病变分期、病程及个体差异,胃癌患者可选择不同的治疗方法,如手术治疗、内镜下治疗、化学治疗、免疫治疗及综合治疗等。手术治疗是治疗胃癌的有效手段。手术原则是切除包括癌灶在内的部分或全部胃壁,行区域淋巴结清扫,重建消化道。常见手术方式有胃空肠 Billroth Ⅰ式吻合术、Billroth Ⅱ式吻合术及胃空肠 Roux-en-Y 吻合术。

早期病变可通过胃镜下黏膜剥除术治疗。胃癌预后与诊断分期密切相关。早期胃癌患者术后 5 年生存率可达 90%~95%,侵及肌层者术后 5 年生存率为 50%~60%,出现蔓延或远处转移者术后 5 年生存率低于 20%。我国胃癌的早期诊断率低,提高早期诊断率是改善预后的关键。

三、结直肠癌

结直肠癌(colorectal cancer)是一种常见的消化道恶性肿瘤。流行病学研究显示结直肠癌的分布具有显著的地域差异,澳大利亚、新西兰以及欧洲、南美洲等发达国家和地区是传统的结直肠癌高发地区,但近年来随着筛查的推广和早期诊疗技术的提高,其发病率和死亡率均呈下降趋势。而原本属于结直肠癌低发地区的非洲及亚洲国家和地区近年来发病率明显升高。

以往我国结肠癌的发病率明显低于直肠癌,但近年来结肠癌的发病率升高,直肠癌的发病率保持稳定甚至有下降趋势,与结肠癌发病率的差异逐渐缩小,甚至有结肠癌发病率高于直肠癌的趋势。本病男女差异不大,发病年龄多在 40~60 岁。

(一)病因和发病机制

结直肠癌的病因尚未明确,主要包括以下方面:

1. 环境因素

过多摄入动物脂肪及动物蛋白饮食,过少摄入新鲜蔬菜及纤维素食品,缺乏体力活动是结直肠癌的易患因素。肠道菌群紊乱也参与结直肠癌的发生发展。

2. 遗传因素

结直肠癌可分为遗传性(家族性)和非遗传性(散发性)两种类型。前者主要包括家族性腺瘤性息肉病(familial adenomatous polyposis,FAP)和遗传性非息肉病性结直肠癌(hereditary non-polyposis colorectal cancer,HNPCC),后者主要与各种因素引起的基因突变有关。多数结直肠癌的发生经历由腺瘤到癌的发展过程,由正常上皮细胞转化至腺瘤和癌的过程中涉及一系列的基因突变,包括癌基因(*K-ras*、*c-myc*、*EGFR*、*COX-2*、*CD*44 等)激活或过表达、抑癌基因(*APC*、*DCC*、*p*53、*ING*1)失活、错配修复基因(*HMSH*1、*HLH*1、*PMS*2、*PMS*2、*GTBP* 等)突变等。

3. 其他

结肠腺瘤、炎症性肠病(尤其是溃疡性结肠炎)易恶变为结直肠癌。长期吸烟、肥胖、慢性腹泻、慢性便秘、长期精神压抑、有盆腔放疗史者也易患结直肠癌。

(二)组织发生

结直肠癌是大肠黏膜上皮和腺体发生的恶性肿瘤。发生部位以直肠最为多见(50%),其次为乙状结肠、盲肠和升结肠、横结肠和降结肠,约 1% 呈多中心发生,常由多发性息肉癌变所致。根据 WHO 对结直肠癌的定义,结直肠肿瘤组织只有穿透黏膜肌层到达黏膜下层才称为癌。无论形态如何,结直肠肿瘤组织只要不超过黏膜肌层都不转移。原来的上皮中-重度异型增生和原位癌都归入高级别上皮内瘤变。

(三)病理变化

1. 大体病理变化

根据大体形态,结直肠癌分为以下 4 型:

(1)隆起型　肿瘤呈息肉状或盘状向肠腔突出,有蒂或广基,多见于右半结肠,多为分化较高的腺癌。

(2)溃疡型　肿瘤表面形成较深溃疡或呈火山口状,多见于直肠和乙状结肠。本型较多见。

(3)浸润型　癌组织向肠壁深层弥漫浸润,常伴有肿瘤间质结缔组织明显增生,常累及肠管全周,导致局部肠壁增厚、变硬,局部肠管周径明显缩小,形成环状狭窄,也多见于直肠和乙状结肠。

(4)胶样型　肿瘤表面及切面均呈半透明、胶冻状。此型肿瘤预后较差,多见于右侧结肠和直肠。

2. 组织学分型

光镜下,结直肠癌可分为如下几种:① 乳头状腺癌,细乳头状,乳头内间质很少;② 管状腺癌;③ 黏液腺癌或印戒细胞癌,以形成大片黏液湖为特点;④ 未分化癌;⑤ 腺鳞癌;⑥ 鳞状细胞癌。大肠癌主要以高分化管状腺癌及乳头状腺癌多见(图 4-38),少数为未分化癌或鳞状细胞癌,鳞状细胞癌常发生于直肠肛门附近。

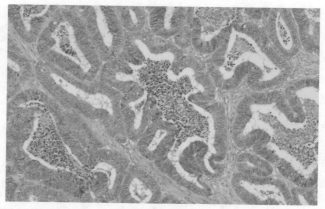

肿瘤细胞排列呈开放的腺管样,细胞核复层,显著异型,核仁显著,核分裂象易见。

图 4-38　结肠高分化腺癌

笔记

（四）分期

目前广泛应用的结直肠癌 Dukes 分期是由 Astler-Coller 于 1954 年提出,几经修改而成。其分期是依据结直肠癌癌变扩散范围,以及有无局部淋巴结与远隔脏器转移而定,详见表 4-7。

表 4-7　大肠癌 Dukes 分期与预后

分期	肿瘤生长范围	5 年存活率/%
A	肿瘤局限于黏膜层(重度上皮内瘤变)	100
B1	肿瘤侵及肌层,但未穿透,无淋巴结转移	67
B2	肿瘤穿透肌层,但无淋巴结转移	54
C1	肿瘤未穿透肌层,但有淋巴结转移	43
C2	肿瘤穿透肠壁,并有淋巴结转移	22
D	有远隔脏器转移	极低

结直肠癌的分期对预后判断有一定的意义。肿瘤细胞未突破黏膜肌层者 5 年存活率高达 100%,而肿瘤细胞一旦浸润到黏膜下层,患者的 5 年生存率明显下降。

（五）扩散途径

1. 直接蔓延

当癌组织浸润肌层达浆膜层后,可直接蔓延至邻近器官,如前列腺、膀胱、输尿管、子宫及腹膜等处。

2. 淋巴道转移

癌组织未穿透肠壁肌层时,较少发生淋巴道转移。一旦穿透肌层,则转移率明显升高。一般先转移至肠系膜淋巴结,再沿淋巴引流方向到达肠系膜周围及系膜根部淋巴结。晚期可转移至腹股沟、直肠前凹和锁骨上淋巴结。

3. 血道转移

晚期癌细胞可沿门静脉转移至肝,也可通过体循环转移至肺、脑、骨骼等。

4. 种植性转移

癌组织穿破肠壁浆膜后,癌细胞脱落并播散到腹腔内形成种植性转移,常见部位为膀胱直肠凹和子宫直肠凹。

（六）临床诊疗及预后

结直肠癌的常见症状主要包括排便习惯及大便性状改变,腹部不适、腹痛,可触及肿块,严重者可出现肠梗阻。患者还可能出现贫血及消瘦、乏力等全身症状。但在结直肠癌发病初期,患者的症状、体征常常并不明显。右半结肠癌患者多数会出现腹部肿块、腹痛,疼痛多不剧烈,常常伴不同程度的贫血;左半结肠癌患者最常见的症状为便血和腹痛,多为隐痛,部分患者可在左侧腹部触及肿块。直肠癌患者大多出现排便习惯的改变,伴排便不尽、里急后重和肛门下坠感;部分患者还会出现血便、脓血便、骶尾部持续剧烈疼痛或者尿频、尿痛、血尿等临床表现。

内镜检查是诊断早期结直肠癌最有效、最重要的方法,能直接观察肠壁、肠腔的变化情况,确定肿瘤的部位、大小和浸润范围,经活检可确诊。X 线钡剂灌肠检查是诊断结直肠癌的重要手段,可见充盈缺损、肠腔狭窄及皱襞破坏等征象。直肠指检是诊断直肠癌的重要方法,低位直肠癌能在指诊时触及肿块。肿瘤标志物如癌胚抗原(CEA)、糖类抗原(CA125)等可用以监测复发和判断预后。

临床上,结直肠癌的确诊有赖于内镜检查和黏膜活检。对于出现排便习惯和粪便形状改变、腹痛、贫血等症状的高危患者,应尽早行内镜检查。右侧结直肠癌应注意与肠结核、肠阿米巴病、血吸虫病、克罗恩病、阑尾病变等相鉴别。左侧结直肠癌则需要注意与功能型便秘、痔、溃痒性结肠炎、慢性细菌性痢疾、克罗恩病、肠息肉等疾病相鉴别。

早期发现、早期诊断是结直肠癌的治疗关键。早期切除是结直肠癌唯一的根治方法。对于已经出现广泛转移的患者,可行改道、造瘘等姑息手术治疗。对于结直肠腺瘤癌变和局限于黏膜内的早期癌患者,可行内镜下高频电凝切除、黏膜剥离、黏膜切除术彻底切除癌组织,同时将切除的病变组织进行病理检查。化疗作为一种辅助疗法通常用于手术后。氟尿嘧啶是治疗结直肠癌的首选药物。对于不能一次性切除肿瘤的患者,可行术前化疗以降低肿瘤分期。对于直肠癌患者,术前放疗可以提高直肠癌患者的手术切除率,降低术后复发率;而术后放疗通常只适用于手术未能根治、术后局部复发的患者。本病预后的决定因素在于是否早期诊断与手术能否根治。

四、胃肠道间质瘤

胃肠道间质瘤(gastrointestinal stromal tumor, GIST)是胃肠道最常见的间叶源性肿瘤,在生物学行为上可从良性至恶性,其危险度与肿瘤大小、核分裂象和发生部位有关,50 岁以上者好发,发病年龄跨度较大。

GIST 可起源于胃肠道的任何部位,最常见于胃(60%)和小肠(30%),少数发生于十二指肠、直肠、食管、阑尾,以及胃肠道以外如网膜、肠系膜等。肿瘤大小不一,表现为圆形肿物,大部分没有完整包膜,可伴有囊性变、坏死和出血。镜下 GIST 可分为三个类型:梭形细胞型(70%)、上皮样细胞型(20%)和梭形细胞-上皮样细胞混合型(10%)。肝转移和腹腔播散转移是临床 GIST 最常见的恶性表现,淋巴结转移极为少见。免疫组织化学检测推荐采用 CD117、DOG1、CD34、琥珀酸脱氢酶 B(succinate dehydrogenase B, SDHB)和 Ki67 五个标志物,拟行分子靶向治疗的患者应做分子检测,大多数 GIST 的基因突变发生在 *C-KIT* 基因第 11 号外显子或第 9 号外显子。

五、肝癌

肝癌可分为原发性和转移性两大类。原发性肝癌是指原发于肝细胞与肝内胆管细胞的恶性肿瘤。转移性肝癌系全身各器官的原发癌转移至肝脏所致。原发性肝癌是我国常见的恶性肿瘤之一,其中肝细胞癌约占原发性肝癌的 90%,多见于中年男性,男女比例大于 2:1。

(一)病因和发病机制

目前认为原发性肝癌发病是多因素、多途径、多步骤的复杂过程,受环境和遗传双重因素影响。HBV 和 HCV 感染、黄曲霉素、饮水污染、酒精、肝硬化、性激素、亚硝胺类物质、微量元素等均与原发性肝癌发病相关。转移性肝癌可通过不同途径,如随血液、淋巴液转移或直接浸润肝脏而形成。

1. 肝炎病毒感染

(1)HBV 感染 流行病学调查发现,HBV 感染者肝细胞肝癌的发生率是未感染者的 100~200 倍。现认为 HBV DNA 可整合到肝细胞的染色体 DNA 中,使 HBV 的 DNA 序列和宿主细胞的基因序列同时遭到破坏,或者发生重新整合,从而使癌基因激活、抑癌基因失活。有研究发现,HBV 基因组中的 X 基因所编码的 HBx 蛋白可与 *p53* 结合并使 *p53* 抑癌功能丧失,从而使肝细胞发生癌变。应用乙肝疫苗可有效降低肝细胞肝癌的发生率。

(2)HCV 感染 HCV 不是 DNA 病毒,并不能整合到肝细胞 DNA 中。HCV 致癌机制普遍认为因为 HCV 序列变异、逃避免疫识别而获得持续感染,肝细胞变性坏死和再生反复发生,积累基因突变。HCV 的 C 蛋白、NS3 结构区通过调控相关基因的表达和参与信号转导调控,破坏细胞增殖的动态平衡,导致细胞癌变。HCV 与 HBV 混合感染表现出协同致癌作用。

2．肝硬化

原发性肝癌合并肝硬化者占 50%～90%,病理检查发现肝癌合并的肝硬化多为乙型肝炎后的大结节性肝硬化。近年发现,丙肝发展成肝硬化的比例并不低于乙肝。肝细胞恶变可能在肝细胞再生过程中发生不典型增生。在欧美国家,肝癌常在酒精性肝硬化的基础上发生。一般认为血吸虫病性肝纤维化、胆汁性和淤血性肝硬化与原发性肝癌的发生无关。

3．黄曲霉素

黄曲霉素有 10 多种,与肝癌有关的黄曲霉素 B_1 是最常见的一种。黄曲霉素 B_1 是剧毒物质,其致癌强度比二甲基亚硝胺高 75 倍,可诱使所有动物发生肝癌。大量的流行病学调查及实验室研究均证实,肝癌发病与摄入黄曲霉素的量呈等级相关。黄曲霉素被认为与抑癌基因 *p53* 的突变密切相关。黄曲霉素高暴露区肝癌患者体内均能检测到 *p53* 基因突变,并主要发生在 249 和 254 位密码子上。

4．其他

年龄、性别、化学物质、激素、酒精、营养和遗传等均与肝癌的发生有一定的关系。如酒精导致的肝损伤是慢性肝病和肝硬化的主要原因,当摄入过量时发生肝癌的危险性升高;遗传性代谢性疾病,如糖原贮积病在原来腺瘤性增生的基础上可引发肝癌。

(二)病理变化

原发性肝癌包括肝细胞肝癌(hepatocellular carcinoma)、胆管细胞癌(cholangio cellular carcinoma)及兼有前两者的混合细胞型原发性肝癌(mixed primary carcinoma of the liver)。

1．肝细胞肝癌

肝细胞肝癌是肝脏常见的恶性肿瘤,大体分为如下 2 种:

(1) 早期肝癌(小肝癌)　单个癌结节最大直径小于 3 cm,或两个癌结节合计最大直径小于 3 cm 的原发性肝癌。外观多呈球形,边界清楚,切面均匀一致,无出血及坏死。

(2) 晚期肝癌　肝脏体积显著增大,重量可达 2000～3000 g 以上,肿瘤可表现为 3 种形态:① 巨块型:多见于肝右叶。肿块体积巨大,类圆形,切面常见出血、坏死(图 4-39),瘤体周围常有数目不等的卫星状癌结节。② 多结节型:最常见,通常合并有肝硬化。癌结节大小不等,呈圆形或椭圆形,散在分布或相互融合(图 4-40)。③ 弥漫型:此型少见,无明显癌结节形成,癌组织弥漫分布于全肝。

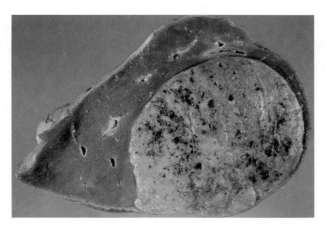

图 4-39　巨块型肝癌

镜下观:肝细胞肝癌分化程度差异较大(图 4-41)。高分化者,癌细胞类似肝细胞,排列呈细梁状、腺泡样或假腺样结构,可见丰富的血窦样腔隙;低分化者,呈实性结构,癌细胞异型性明显,可见瘤巨细胞。偶有间质丰富者,称为硬化性肝细胞性肝癌。

笔记

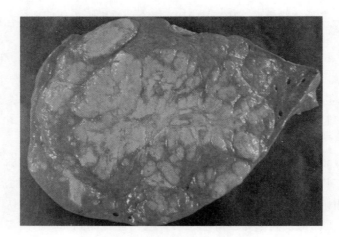

图 4-40 多结节型肝癌

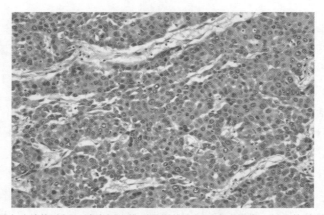

肝小叶结构破坏，肿瘤细胞排列呈梁状，间质富含血窦，细胞核异型。

图 4-41 肝细胞肝癌

2．胆管细胞癌

癌细胞起源于肝内胆管上皮，约占原发性肝癌的 5%。

肉眼观：肿瘤灰白色，质硬韧，多呈实性结节，结节中央常见坏死和瘢痕。累及肝门者见肝脏有明显胆汁淤积。

镜下观：大多数为腺癌（图 4-42），可分为高分化、中分化和低分化，癌细胞常侵及血管或神经。肿瘤间质丰富，可见局部钙化。大多数肿瘤内可见量不等的黏液，黏液卡红、奥辛兰及糖原染色（PAS）均可呈阳性。

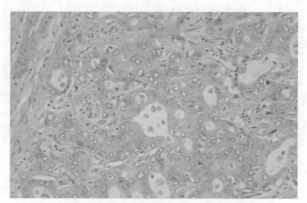

肿瘤细胞排列呈腺管样结构，间质纤维结缔组织增生。

图 4-42 胆管细胞癌

笔 记

3．混合细胞型原发性肝癌

癌组织中同时具有肝细胞肝癌及胆管细胞癌两种成分,占原发性肝癌的1%以下。该型最少见。

（三）扩散途径

癌组织可在肝内直接蔓延,易经肝内门静脉分支播散,在肝内形成多个转移灶;也可通过淋巴道转移至肝门、上腹部和腹膜后淋巴结;晚期经肝静脉转移至肺、骨、肾、肾上腺、脑、脾和胰腺等处;侵入肝表面的癌细胞脱落后可发生种植性转移。

（四）临床诊疗及预后

原发性肝癌起病隐匿,早期缺乏典型临床表现。临床症状和体征明显者,多已属中晚期肝癌患者。① 肝区疼痛是肝癌最常见的症状,多呈持续性胀痛或钝痛。② 肝大为中晚期肝癌最常见的体征。肝脏呈持续性增大,肋缘下触及,质地坚硬,表面凹凸不平。③ 黄疸一般出现在肝癌晚期,以胆管细胞癌或弥漫性肝癌最为常见,表现为梗阻性黄疸或肝细胞性黄疸。④ 肝硬化征象:脾大和腹水为最主要表现。⑤ 恶性肿瘤全身表现:进行性消瘦、低热、营养不良及恶病质等。⑥ 转移灶症状,肝内转移可形成门静脉癌栓,导致顽固性腹水;肝外转移最常见的部位为肺,可引起咳嗽、咯血;还可累及骨、脑、肾上腺等产生相应的症状。⑦ 伴癌综合征是指原发性肝癌患者由于癌组织本身代谢异常产生异位激素或某些活性物质而引起内分泌或代谢异常的一组特殊症候群,其中,自发性低血糖和红细胞增多症最为常见,其他如高钙血症、高脂血症、类癌综合征等较为罕见。

甲胎蛋白(AFP)是诊断肝细胞癌最具有价值的肿瘤标志物,已广泛应用于原发性肝癌的普查、诊断、疗效判断及复发预测。B超可检出直径为1 cm以上的占位性病变,是原发性肝癌筛查的首选方法。实时超声造影可分析病变的血供情况,对良、恶性肿瘤的鉴别意义重大。多层螺旋CT分辨率更高,兼具定位与定性的诊断价值,CT平扫显示低密度占位,增强时病灶动脉期快速增强,随后快速下降,呈现"快进快出"表现,是原发性肝癌诊断的常规检查手段。选择性肝动脉造影是目前诊断小肝癌的最佳方法,因其为有创检查,故一般不作为首选,可应用于做其他检查后仍未能确诊者。正电子发射计算机断层扫描(PET-CT)既可进行肝脏占位病变的定位诊断,又可反映病灶的生化代谢信息,对评估肿瘤转移、疾病进展及选择治疗方案具有重要指导价值。超声或CT引导下肝穿刺组织学检查是原发性肝癌确诊的最可靠方法。原发性肝癌常需与转移性肝癌、肝硬化、病毒性肝炎活动期、慢性肝脓肿、肝良性占位(肝血管瘤、肝囊肿、肝腺瘤)等疾病相鉴别。AFP检测、超声或CT检查、肝穿刺组织学检查等有助于鉴别诊断。

肝切除术是原发性肝癌治疗的首选方法,适用于一般情况良好,诊断明确,病变局限于一叶或半肝,无明显黄疸、腹水,无肝外转移,肝功能代偿良好,心、肺、肾功能良好,能够耐受手术者。肝动脉化疗栓塞治疗是原发性肝癌非手术治疗的首选方法,适用于不能行手术切除的中晚期患者。局部消融术以射频或微波消融及无水酒精注射最为常见,适用于直径不大于5 cm的单发病灶或直径不大于3 cm且结节数不大于3个的多发病灶伴肝硬化而不能手术治疗者。放射治疗与全身化疗属于姑息治疗,适用于晚期患者缓解症状或延缓病情进展。肝的介入治疗是肝癌治疗中的重要手段之一。肝移植是治疗肝癌合并肝硬化的有效治疗手段,不适用于已有血管侵犯及远处转移者。多靶点、多激酶抑制剂索拉菲尼可作为不适合手术和有远处转移晚期肝癌患者分子靶向治疗的标准用药。

肝癌患者的预后情况主要取决于能否早期诊断及早期治疗。肝癌直径小于5 cm,能早期手术者;分化程度高,肿块包膜完整,尚无癌栓形成者;机体免疫状态良好者,大多预后良好。合并肝癌破裂、食管静脉破裂出血、肝癌转移者,预后差。

笔记

六、胆管癌

胆管癌(cholangiocarcinoma)是指源于肝外胆管,包括肝门区至胆总管下端的恶性肿瘤,在胆道恶性肿瘤中居首位,其他尚有肉瘤、类癌、原发性恶性黑色素瘤、巨细胞腺癌等。随着人们的生活水平提高,胆管癌的发病率逐年升高。

(一)病因和发病机制

胆管癌的病因至今尚不十分清楚。目前已发现与胆管癌相关的发病因素有肝寄生虫尤其是华支睾吸虫感染、肝内胆管结石、炎症性肠病、原发性硬化性胆管炎、EB 病毒感染、HCV 感染和胆管畸形等。大部分胆管癌在发生前并未发现有任何危险存在。

1. 胆道慢性炎症

长期慢性炎症刺激是胆管癌发生的基础,胆汁中某些物质(如胆汁酸的代谢产物)长期刺激胆道黏膜,导致上皮不典型增生。

2. 胆管、胆囊结石

20%~57%的胆管癌患者伴有胆结石,结石的慢性刺激可能是致癌因素。

3. 溃疡性结肠炎

溃疡性结肠炎患者胆管癌的发生率较非溃疡性结肠炎人群高 10 倍。

4. 胆管囊性畸形(先天性胆管扩张症)

先天性胆管囊肿容易癌变已成为共识。先天性胆管囊肿患者胆管癌的发病率为 2.5%~28%,胆管囊性畸形者发生癌变较无胆管畸形者早 20~30 年。

5. 肝吸虫(华支睾吸虫)感染

华支睾吸虫感染与胆管癌的发生有一定联系,华支睾吸虫多寄生于肝内胆管,但也可寄生在肝外胆管,虫体本身及代谢产物长期刺激胆管黏膜上皮,引起胆管黏膜增生,产生瘤样改变、癌变。

6. 胆道手术史

胆管癌可发生在胆道手术多年之后,主要是慢性胆道感染导致上皮化生变化的结果,常见于胆道内引流术后。

7. 放射性二氧化钍

有钍接触史的患者,胆管癌的发病年龄较无钍接触史者早 10 年,其平均潜伏期为 35 年(接触钍后),且较多发生在肝内胆管树的末梢。

8. 硬化性胆管炎恶变

原发性硬化性胆管炎患者患胆管癌的概率高于一般人群,亦与溃疡性结肠炎相关。

(二)病理变化

胆管癌以左、右肝管汇合处最多见。肉眼观:肿瘤可表现为管壁局部增厚,或突入腔内呈息肉状、结节状,少数弥漫浸润胆管壁致环形狭窄。镜下观:绝大多数为腺癌,包括乳头状腺癌、黏液性腺癌及伴有丰富纤维性间质的硬化性胆管癌;少数为腺鳞癌或鳞癌。肿瘤细胞异型性明显,可侵及间质及周围神经。癌细胞常有黏液和 CEA 的表达,邻近上皮见鳞状上皮化生或异型增生,癌细胞可伴神经内分泌分化(如小细胞神经内分泌癌)。

(三)临床诊疗及预后

胆管癌患者早期多与胆囊结石炎症并存而出现右上腹不适,继之出现持续性隐痛或钝痛,有时伴阵发性剧痛并向右肩放射,常有消化不良、厌油、嗳气、食欲不佳等症状。黄疸往往在病程晚期出现,癌组织侵犯胆管引起黄疸,皮肤、黏膜黄染,伴皮肤瘙痒,同时伴消瘦、乏力甚至出现恶病质。部分患者可有发热。肿瘤迅速增长阻塞胆管使胆囊肿大,右上腹或上腹部可出现肿块。若肿瘤侵及肝、胃、胰,则在相应部位出现包块。

B超检查是首选检查方法。经内镜逆行胰胆管造影术(endoscopic retrograde cholangiopancrea-tography, ERCP)对于能够显示出胆囊的胆管癌的诊断率可达73%～90%,但ERCP检查有半数以上不能显示胆囊。CT、MRI、核素显影扫描、血管造影检查均有助于胆管癌的诊断。直接取活检或抽取胆汁可查找癌细胞,但细胞学检查的阳性率不高,结合影像学检查可对半数以上胆管癌患者做出诊断。肿瘤标本的CEA免疫组化研究报告显示,胆管癌的CEA阳性率为100%。进展期胆管癌患者的血清CEA值可达9.6 ng/mL,但对早期诊断无价值。CA19-9、CA125、CA15-3等肿瘤糖类抗原检测仅能作为胆管癌的辅助检查方法。

胆管癌的化疗和放疗效果不确定,主要采取手术治疗,各部位手术方式不尽相同。应尽可能争取做根治性切除,即使姑息性切除也比单纯引流的疗效好。胆管癌患者的预后极差,术后平均生存期一般为21个月,5年生存率为17.7%;单纯引流无手术者,平均生存期为12.4个月;非手术者生存期为6～7个月,很少超过1年。

七、胰腺癌与壶腹周围癌

胰腺有内分泌和外分泌两种功能,也就有内分泌和外分泌两种细胞。两种细胞均会发生癌变,来源于内分泌细胞的癌称神经内分泌癌,来源于外分泌细胞的癌称胰腺癌(pancreatic carcinoma)。胰腺癌是一种恶性程度比较高的肿瘤。胰腺癌多见于45～65岁人群,以男性多见,男女之比为1.58∶1,但绝经后女性的发病率与男性相仿。2013年西方致死性肿瘤中胰腺癌位居第四,其具有诊断率低、治愈率低的特点。壶腹周围癌(periampullary carcinoma)是指Vater壶腹、胆总管下端、胰管开口处、十二指肠乳头及其附近的十二指肠黏膜等处的恶性肿瘤。这些来源不同的肿瘤,由于其所在的特殊解剖部位有着相同的临床表现,手术时也难以将其明确分开,故常被作为一种类型,统称为壶腹周围癌。壶腹周围癌多见于40～70岁男性,恶性程度较低,预后好。

(一)病因和发病机制

1.胰腺癌

胰腺癌的病因与发病机制至今仍不清楚。慢性胰腺炎被视为胰腺癌的高危因素。不健康的生活方式(如吸烟、饮酒等),长期接触某些物理、化学致癌物质等多种因素长期共同作用下,可导致一系列基因突变,包括癌基因(K-ras)活化、抑癌基因(p53、p16、DPC4、BRCA2)失活、细胞表面受体-配体系统表达异常等。遗传性胰腺炎常伴高胰腺癌发病率,表明遗传因素与胰腺癌的发病也有一定关系。

很多胰腺癌患者在确诊时发现存在糖尿病或在确诊后短时间内发生糖尿病,证明糖尿病与胰腺癌的发生密切相关。但是,糖尿病到底是导致胰腺癌的一个危险因素还是由胰腺癌导致的一个后果,目前尚无定论。

2.壶腹周围癌

壶腹周围癌的病因和发病机制目前尚不清楚,可能与饮食、饮酒、环境、胆道结石或慢性炎症等因素相关,也可能系该处良性肿瘤恶变所致。壶腹周围癌的扩散方式主要是沿胆管及胰管或十二指肠黏膜扩散,由于肿瘤的恶性程度低,转移少,因而病程较长。

(二)病理变化

1.胰腺癌

胰腺癌可发生于胰头(60%)、胰体(15%)、胰尾(5%)或累及整个胰腺,约20%为多灶性。

肉眼观:胰腺癌为质硬韧、边界不清的黄白色肿块,有时可因出血、坏死和囊性变而夹杂有红褐色斑点和条纹。癌周组织纤维化以致整个胰腺变硬,剖腹探查时甚至难以与慢性胰腺炎相

笔记

鉴别。胰头癌侵及胆总管和胰管后可造成管腔狭窄甚至闭塞,近端胰管扩张,晚期浸润、穿透十二指肠壁,在肠腔内形成菜花样肿物或不规则溃疡。

镜下观:80%~90%为导管腺癌,以中分化到高分化腺癌为主。常见组织学类型还有囊腺癌、黏液癌及实性癌,也可见未分化癌或多形性癌,少见鳞状细胞癌或腺鳞癌。肿瘤间质含有丰富的Ⅰ型和Ⅳ型胶原及纤连蛋白,70%的胰腺癌可侵袭周围神经丛(图4-43)。

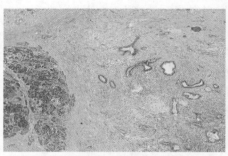 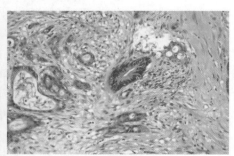

胰腺小叶结构破坏,肿瘤细胞排列呈不规则　　　　　　可见神经侵犯。
腺管样,在炎性纤维性间质中浸润性生长。

图4-43　胰腺高分化管状腺癌

胰头癌早期可直接蔓延至邻近组织和器官,稍后转移至胰头上、下及胆总管旁淋巴结。经门静脉肝内转移最为常见,尤以体尾部癌为甚,进而侵入腹腔神经丛周围淋巴间隙,远处转移至肺、肾上腺、肾、骨、脑等处。由于肿瘤间质巨噬细胞分泌的TNF、IL-1、IL-6与癌细胞本身分泌的促凝因子共同作用,因此,约1/4的胰腺癌伴有多发性静脉血栓形成。

临床上,胰头癌早期因胆总管梗阻而出现无痛性、进行性黄疸。胰体癌、胰尾癌的主要症状则为腹腔神经丛受累所产生的深部疼痛、癌组织侵犯门静脉产生腹水,以及压迫脾静脉导致脾大。胰腺癌预后极差,绝大部分患者确诊后1年内死亡。

2. 壶腹周围癌

壶腹周围癌细胞的体积一般较小,直径多为1~2 cm,很少大于3.5 cm。癌肿可呈乳头状,易坏死、脱落和出血,常引起间歇性梗阻;或呈结节状或肿块型,浸润性生长,可形成溃疡或呈坚硬肿块,压迫邻近组织。

早期癌变组织局限于壶腹腔内,外观不甚明显,称壶腹内癌;部分肿瘤环绕壶腹,呈边界不清的灰白色肿块,称壶腹周围癌;或以壶腹内和壶腹周围两种方式生长。光镜下,几乎所有的壶腹癌均为腺癌,多为低分化,肿瘤可见绒毛状及管状腺瘤背景,基底部发生浸润。此外,也可见小细胞神经内分泌癌。

壶腹癌主要通过直接蔓延累及邻近的十二指肠、胰腺及胆总管,并浸润神经组织。部分病例出现局限性淋巴结转移。肿瘤浸润性生长首先阻塞胆管、胰管开口,引起阻塞性黄疸及消化不良等症状;当癌肿坏死脱落后,可缓解黄疸及梗阻症状,但可引发上消化道出血;呈肿块性生长的肿瘤阻塞肠腔则可引起十二指肠梗阻。

(三)临床诊疗及预后

胰腺癌患者多呈进行性加重的中上腹痛,后期多伴腰背部放射痛,仰卧、脊柱伸展及进食后疼痛加重,蜷膝侧卧、弯腰前倾坐位或蹲位时疼痛缓解。壶腹周围癌患者多呈右上腹胀痛,夜间及进食后加重。胰腺癌和壶腹癌患者早期即可出现黄疸,可由于肿瘤生长呈进行性加重,也可由于肿瘤坏死脱落,继而迅速生长出现波动性黄疸,伴皮肤瘙痒,小便呈茶色,大便呈陶土色。由于胆汁、胰液缺乏,肠道消化吸收功能紊乱,因而出现食欲减退、饱胀、腹泻等症状。肿瘤组织糜烂、坏死可出现黑便。胆道感染或肿瘤破溃可引起发热,伴寒战,常伴有贫血,体力、体重明显下降,呈恶病质。

实验室检查示轻度贫血,血清胆红素升高(256.5~342 μmol/L),CA19-9、CA125升高;尿胆红素阳性,尿胆原阴性;粪胆原减少。十二指肠可引流出棕色液体,脱落细胞学检查可发现癌细胞。X线钡餐在十二指肠外上方见胆囊压迹,乳头处黏膜充盈缺损,降部内侧呈"反3"征象。B超可发现直径超过2 cm的肿瘤病灶,常作为初步筛查方法。CT检查是诊断胰腺癌和壶腹癌的首选检查方式,可鉴别壶腹癌和胰头癌,癌细胞同时侵犯胰头和胆总管时出现双环影。经内镜逆行胰胆管造影术(EPCP)可观察十二指肠内部情况,并取活检做病理检查,适用于病史不典型、CT无法明确诊断的患者。超声内镜检查(endoscopic ultrasonography, EUS)可发现直径不足2 cm的肿瘤病灶,提高早期诊断率。

由于壶腹、胰头、胆总管下端三者具有相邻的解剖学位置,因而三种肿瘤的临床表现类似。出现以腹痛、消化不良、伴或不伴黄疸为主要表现的,应与慢性胰腺炎和胆总管癌等相鉴别,鉴别诊断主要依靠CT、ERCP、EUS等影像学检查。胰腺癌患者应争取早期手术治疗,提高治愈率。手术治疗包括根治性手术和姑息性手术。根治性手术主要有Whipple术、扩大根治术,适用于早期胰腺癌患者。已发生明显转移的胰腺癌患者采用姑息性手术。术前放、化疗可有效提高手术切除率。壶腹癌患者可行胰十二指肠切除术或保留幽门的胰十二指肠切除术(PPPD)治疗,辅以化疗和免疫治疗。若发生转移,则可行胆肠吻合术或放置内支架。

胰腺癌恶性程度高,预后极差,5年生存率仅为6%,手术联合化疗可使5年生存率提高至20%。壶腹癌预后较胰腺癌好,5年生存率可达50%。

八、腹膜肿瘤

腹膜肿瘤(peritoneal tumor)即发生于腹膜的肿瘤,可分为原发性及继发性肿瘤。原发性腹膜肿瘤罕见,以间皮瘤(mesothelioma)最为多见,与发生于胸腔的间皮瘤性质相似,组织来源为腹膜间皮细胞。此外,原发性腹膜肿瘤还包括平滑肌肿瘤、起源未定的促纤维增生性小圆细胞肿瘤、腹膜癌等。继发性腹膜肿瘤可来源于卵巢和胚胎性癌、肠系膜或肠壁的淋巴肉瘤,或由腹内或其他任何器官原发癌转移至腹膜形成。

(一)病因和发病机制

腹膜范围颇广,上达横膈,下至盆膈。腹膜肿瘤可来源于其中的脂肪、结缔组织、筋膜、肌肉、血管、神经、淋巴管和胚胎残留组织等,因此,腹膜肿瘤的病理分类甚多。其病因和发病机制尚不清楚。

(二)病理变化

以下主要介绍腹膜间皮瘤。间皮瘤根据生物学行为和病理形态特点主要分为恶性间皮瘤(包括多囊性间皮瘤和腺瘤样瘤)和良性间皮瘤,前者相对多见。

1. 恶性间皮瘤

恶性间皮瘤多见于老年男性,流行病学调查显示部分患者有石棉接触史。肿瘤呈高度侵袭性,预后差,也有部分病例临床呈相对惰性过程。

肉眼观:典型者为多发性结节或斑块,结节直径常小于1.5 cm,与癌的腹膜播散难鉴别。镜下观:最重要的特征为瘤组织浸润其他脏器和脂肪组织。恶性间皮瘤组织学构象多样,根据WHO恶性间皮瘤组织学分类标准分为上皮样间皮瘤、肉瘤样间皮瘤、促纤维增生性间皮瘤和双向分化型间皮瘤4型,以上皮样型最常见。上皮样型瘤细胞胞质丰富,呈嗜酸性,排列呈乳头状、管状乳头状、片状结构(图4-44);肉瘤样型瘤细胞呈梭形,交织成束状,如纤维肉瘤。免疫组化标记CK5/6、WT1(Wilms tumor gene-1)阳性。

2. 多囊性间皮瘤

多囊性间皮瘤(multicystic mesothelioma)少见,主要发生于青、中年女性。临床呈惰性,少数可复发进展为恶性间皮瘤。肉眼观:典型者为多囊性、体积较大的肿块,常沿浆膜如成簇葡萄样

笔记

生长,为多发性、半透明、充满液体的肿块。镜下观:肿瘤呈囊性,内衬一层或多层间皮细胞,瘤细胞异型性不明显(图4-45)。

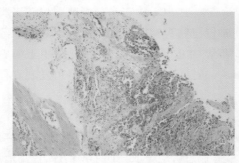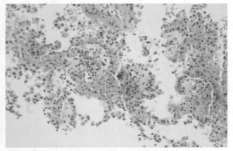

胸壁穿刺组织中见上皮样肿瘤细胞排列呈不规则腺管、乳头及实性巢状,胞质丰富,呈嗜酸性,可见核仁。

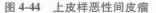

图4-44 上皮样恶性间皮瘤

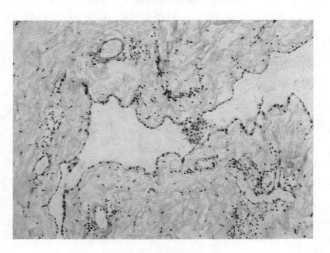

图4-45 多囊性间皮瘤

3. 腺瘤样瘤

腺瘤样瘤罕见,是起源于间皮并形成腺样结构的腹膜良性肿瘤。临床上常无明显症状,广泛切除后罕见复发。肉眼观:肿瘤多为孤立性灰白色肿块,直径常小于2 cm。镜下观:可见内衬单层柱状或扁平上皮样细胞的囊腔。

(三)临床诊疗及预后

腹膜肿瘤的一般症状为腹胀、腹痛、恶心、呕吐、消瘦及发热等。腹膜肿瘤常为腹膜后肿瘤,由于包膜张力增大或压迫刺激神经,因此表现为腰背痛、会阴部痛或下肢痛。腹膜后肿瘤部位深,早期多无症状,当肿瘤发展到一定程度,并产生压迫及胀痛时才发现腹部包块,良性者增长缓慢,恶性者发展迅速,肿块多偏一侧。胃肠道受压时可出现恶心、呕吐及饱胀感;直肠受压时可有大便次数增多及肛门坠胀感,甚至出现大便变形及排便困难;泌尿系统受压的常见症状为尿频、尿急、排尿困难或血尿;输尿管受压可致肾盂积水;血管受压可致下肢水肿。腹膜肿瘤多伴有腹水,常为渗出液,以血性液体为主。

X线腹部平片、胃肠道钡剂造影和肾盂造影对了解肿瘤与腹腔内及腹膜后脏器的位置关系及明确诊断意义重大。胃肠道钡剂造影可见胃肠道外压迫征象。选择性腹主动脉造影或数字减影血管造影对确定肿瘤的位置、大小、血供及判断肿瘤良、恶性有指导性意义。CT或MRI检查对肿瘤的定位、定性均有帮助。也可行B超或CT引导下腹膜穿刺活检。腹腔镜检查和腹膜活检能明确肿块来源及性质以指导治疗。腹腔穿刺可得血性腹水,涂片发现癌细胞可协助诊断。

腹膜肿瘤需与多种疾病相鉴别。与结核性腹膜炎鉴别时应注意患者是否有发热、PPD 阳性、血沉增快等,其中,腹水发现结核杆菌有显著的鉴别诊断意义。与腹部脏器内肿瘤相鉴别时,可借助内镜、X 线钡剂造影、腹盆腔超声和 CT、腹腔镜等检查确定肿瘤的部位。原发性腹膜肿瘤以保守治疗为主,临床上尚无有效治疗方法,放疗和化疗效果均不满意,但术前诱导化疗和术后辅助化疗可提高患者存活率。继发性腹膜肿瘤可采用化疗、放疗和一般支持疗法;化疗时,尽量采用多种药物联合化疗方法。放射性腹腔注射可部分缓解病情,恶性腹膜肿瘤预后极差,平均生存时间为 10 个月。

第五章

....

消化系统药物

本章以疾病为基础,介绍药物对消化系统功能的调节;根据消化系统的常见疾病及症状,介绍治疗消化性溃疡、消化功能障碍、肝脏和胆囊功能障碍的药物及其作用机制、临床应用和不良反应等。

第一节　治疗消化性溃疡的药物

消化性溃疡(peptic ulcer)是指常发于胃和十二指肠的慢性溃疡,病因和发病机制是多因素的,损伤因素过多与防御修复不足是其发病机制的两个主要方面。损伤因素包括胃酸、胃蛋白酶;防御修复因素包括胃黏膜、胃黏液、HCO_3^-、前列腺素的保护作用等。致溃疡因素强于防御保护因素常导致消化性溃疡,此外,幽门螺杆菌感染、胃黏膜损伤物质如非甾体类抗炎药物(NSAIDs,如阿司匹林)和酒精、应激状态、紧张焦虑、吸烟和不当饮食都可能促进溃疡病的发生和发展。

自 20 世纪 70 年代以来,消化性溃疡的药物治疗方案经历了 H_2 受体拮抗剂、质子泵抑制剂(proton pump inhibitor, PPI)和根除幽门螺杆菌的联合用药方案这三次里程碑式的进展,溃疡愈合率显著提高,并发症发生率显著降低,大幅降低了外科手术在消化性溃疡治疗中的应用必要性,改善了患者的生活质量。目前,临床上治疗消化性溃疡的药物主要包括 4 大类:① 抗酸药;② 抑制胃酸分泌药;③ 胃黏膜保护药;④ 抗幽门螺杆菌感染药。

一、抗酸药

抗酸药(antacids)为弱碱性物质,药理作用体现在两方面:① 口服后在胃内直接中和胃酸,升高胃内容物的 pH;② 降低胃蛋白酶的活性。胃蛋白酶原在酸性环境(pH 1.5~5.0)中变为胃蛋白酶,可消化各种蛋白质,包括胃组织自身的蛋白质。胃蛋白酶作用的最适 pH 为 1.0~2.0,在 pH 为 4~5 时几乎无活性。因此,抗酸药通过降低胃内酸度,可同时解除胃酸和胃蛋白酶对胃黏膜和十二指肠黏膜的消化侵蚀和刺激作用,缓解溃疡病的疼痛症状。此外,有些抗酸药如氢氧化铝、三硅酸镁等还能形成胶状保护膜,覆盖于溃疡面和胃黏膜起保护作用。抗酸药主要用于治疗消化性溃疡和反流性食管炎。常用的抗酸药及其作用特点如下:

碳酸钙(calcium carbonate)中和胃酸作用较强、作用快且持久。但中和胃酸时产生 CO_2,可引起嗳气、腹胀,加之进入小肠的 Ca^{2+} 可促进促胃液素的分泌,从而引起反跳性的胃酸分泌增加。

氢氧化镁(magnesium hydroxide)中和胃酸作用较强、起效较快,少量吸收后经肾排出,肾功能不良可引起血中 Mg^{2+} 浓度升高。Mg^{2+} 有导泻作用,故常与可致便秘的铝剂组成复方。

三硅酸镁(magnesium trisilicate)抗酸作用较弱、作用慢而持久,在胃内生成胶状二氧化硅,对溃疡面有保护作用。

氢氧化铝（aluminum hydroxide）中和胃酸作用较强,起效缓慢,作用持久。作用后产生的氧化铝具有收敛、止血和致便秘作用。长期服用氢氧化铝可影响肠道对磷酸盐的吸收。

碳酸氢钠（sodium bicarbonate）俗称小苏打,作用强、起效快、作用持续时间短。中和胃酸时产生 CO_2,可引起嗳气、腹胀,继发性胃酸分泌增加。口服碳酸氢钠后可被肠道吸收,导致血液和尿液碱化。

由于抗酸药仅仅对已分泌的胃酸起中和作用,并不能调节胃酸的分泌,有些甚至可能造成反跳性的胃酸分泌增加,因此,抗酸药主要用于缓解症状,并不是治疗消化性溃疡的首选药物。抗酸药大多制成复方制剂,以增强治疗效果、减少不良反应,如胃舒平（氢氧化铝、三硅酸镁、颠茄流浸膏）、三硅酸镁复方制剂（氢氧化铝、三硅酸镁、海藻酸）等。

二、抑制胃酸分泌药

抑制胃酸分泌药也被简称为"抑酸药",根据作用靶点,抑酸药分为 H_2 受体阻断药、H^+-K^+-ATP 酶抑制药、M 胆碱受体阻断药及促胃液素受体阻断药。

胃酸由胃壁中的壁细胞分泌,受神经和激素体液系统的复杂整合调控。其中,迷走神经释放的乙酰胆碱（ACh ）、旁分泌细胞[肠嗜铬细胞（enterochromaffin-like cell, ECL cell）]释放的组胺、胃窦部 G 细胞（内分泌细胞）释放的促胃液素对胃酸分泌起重要调控作用。中枢神经系统受到食物相关的刺激（如食物的形象和味道等）后,能通过迷走神经释放 ACh 激活壁细胞 M 受体;同时,ACh 也能激活 ECL 细胞膜上的 M 受体,促使细胞释放组胺。ECL 细胞与壁细胞紧密相邻,其释放的组胺通过旁分泌的方式激活壁细胞上的 H_2 受体。胃窦部的 G 细胞能分泌一种多肽激素——促胃液素,其分泌受中枢神经兴奋、胃内张力变化及胃内容物成分变化等多种因素的调控,促胃液素从 G 细胞分泌后,通过血液循环作用于 ECL 细胞膜上的 CCK_2（cholecystokinin 2）受体,促使其释放组胺,进而激活壁细胞膜的 H_2 受体。简而言之,存在于壁细胞的基底膜侧的 ACh-M 受体、促胃液素-CCK_2 受体和组胺-H_2 受体,可在兴奋后通过不同的途径使位于壁细胞黏膜侧（胃腔侧）的 H^+-K^+-ATP 酶活性增强,M 受体和 CCK_2 受体通过升高 Ca^{2+} 浓度激活 H^+-K^+-ATP 酶,H_2 受体通过升高 cAMP 水平引起相关蛋白磷酸化激活 H^+-K^+-ATP 酶。H^+-K^+-ATP 酶作为一种质子泵,向胃黏膜腔排出 H^+（质子）,同时作为交换将 K^+ 泵入壁细胞。质子泵使胃液 pH 维持在 0.9 ~1.8,而壁细胞内的 pH 则为 7.3 左右。

大量研究证明,虽然 ACh 和促胃液素直接作用也能促进壁细胞分泌胃酸,但 ECL 细胞释放的组胺是促进胃酸分泌最重要的调节途径,H^+-K^+-ATP 酶则为胃酸分泌的最终通路。因此,H_2 受体阻断药和 H^+-K^+-ATP 酶抑制药是临床上最常用的抑制胃酸分泌药。

（一）H_2 受体阻断药

此类药物通过阻断组胺 H_2 受体减少胃酸分泌。1976 年,第一代 H_2 受体阻断药西咪替丁（cimetidine,甲氰咪胍）首次在英国上市。该药物不仅改变了消化性溃疡的治疗模式,也是近代药物研发史上基础科学理论成功引导药物设计的典范。西咪替丁和后来相继出现的雷尼替丁（ranitidine）、法莫替丁（famotidine）和尼扎替丁（nizatidine）等相似品种现在仍为临床常用的抑酸药。临床常用的 H_2 受体阻断药的特点见表 5-1。

表 5-1　临床常用的 H_2 受体阻断药

药理性质	西咪替丁	雷尼替丁	法莫替丁	尼扎替丁
生物利用度/%	80	50	40	>90
相对作用强度	1	5~10	32	5~10

笔记

续表

药理性质	西咪替丁	雷尼替丁	法莫替丁	尼扎替丁
血浆半衰期/h	1.5~2.3	1.6~2.4	2.5~4	1.1~1.6
疗效持续时间/h	6	6	12	8
抑制肝药酶相对强度	1	0.1	0	0

西咪替丁（cimetidine，甲氰咪胍）

【体内过程】 口服吸收生物利用度为60%~70%，血药浓度达峰时间为45~90 min，经肝脏代谢为亚砜类代谢产物，代谢产物和原形都从肾脏排泄。因此，肝肾功能下降的患者，如老年人、肝病和肾病患者的用量应酌减。西咪替丁可通过胎盘屏障，并可进入乳汁，虽未有明确致畸证据，但孕妇和哺乳期妇女仍应谨慎使用。

【药理作用】 H_2 受体阻断药竞争性地阻断壁细胞基底膜的 H_2 受体。对基础胃酸分泌的抑制作用最强，对进食、促胃液素、迷走神经兴奋及低血糖等诱导的胃酸分泌也有抑制作用。因此，本类药物对于基础胃酸分泌及夜间胃酸分泌抑制效果较好，对十二指肠溃疡具有促进愈合的作用，为治疗胃及十二指肠溃疡的主要药物之一。

【临床应用】 本药适用于胃和十二指肠溃疡、反流性食管炎、应激性溃疡和胃泌素瘤（卓-艾综合征，Zollinger-Ellison syndrome），能缓解上述疾病中由胃酸过多引起的疼痛、胃灼热感（烧心）和反酸，促进胃和十二指肠溃疡的愈合。

【不良反应】 常见的不良反应包括消化系统副作用，如恶心、腹泻、便秘、转氨酶升高，以及眩晕、乏力、肌肉痛、皮疹等。严重的不良反应可能出现在中枢神经系统和内分泌系统，如可逆性精神错乱、焦虑、幻觉、抑郁、定向障碍等。长期大剂量使用可见男性精子数目减少、性功能减退、男性乳腺发育、女性溢乳等内分泌系统症状，作用机制与西咪替丁可与雄激素受体结合并拮抗其作用有关。此外，还偶见过敏、胆汁淤积、心律失常、肝肾功能损伤和白细胞减少等不良反应。

【药物相互作用】 西咪替丁是肝药酶抑制剂，可抑制苯二氮䓬类、华法林、苯妥英、普萘洛尔、茶碱、奎尼丁等药物在体内的转化，可使上述药物血药浓度升高，使用时需注意潜在的代谢性相互作用。

（二）H^+-K^+-ATP 酶抑制药（质子泵抑制剂）

胃酸分泌的最终通路是位于胃腔侧的 H^+-K^+-ATP 酶，也就是质子泵。首个作用于此靶点的质子泵抑制剂（proton pump inhibitor, PPI）——奥美拉唑（omeprazole）问世后，临床证据表明此类药物选择性高，药理作用强且持久，不良反应相对较少。此后，质子泵抑制剂研发迅速而活跃。目前，临床已有兰索拉唑（lansoprazole）、泮托拉唑（pantoprazole）和雷贝拉唑（rabeprazole）等多个同类药物，它们是应用最广的抑制胃酸分泌的药物。

奥美拉唑（omeprazole）

【作用机制】 奥美拉唑在体外无效，需吸收后转化为活性产物起效，故奥美拉唑其实是一种前药（prodrug）。因为奥美拉唑在胃酸中不稳定，所以多制成肠溶制剂以提高其生物利用度。原形药物经小肠上皮细胞吸收进入血液循环后，可在酸性环境，如酸性的壁细胞分泌小管内，转化为次磺酸（sulfenic acid）和亚磺酰胺（sulfenamide），后者与 H^+-K^+-ATP 酶 α 亚单位的巯基共价结合使质子泵失活，从而减少各种原因引起的胃酸分泌。

【药理作用】 奥美拉唑等质子泵抑制剂具有较强的作用主要是因为以下因素：① H^+-K^+-ATP 酶是胃酸分泌的最后环节，M 胆碱受体、CCK_2 受体、H_2 受体和促胃液素受体兴奋最终都是通过激活 H^+-K^+-ATP 酶而增加胃酸分泌，PPI 对各种因素引起的胃酸分泌均有抑制作用；② PPI 与质子泵的结合牢固不可逆。因此，尽管 PPI 的血浆半衰期仅为 0.5~2 h，但是药效维持

笔记

时间持久(24~48 h)而强大(可使胃酸分泌减少80%~95%)。抑制 H^+-K^+-ATP 酶的活性是最直接、最有效的抑制胃酸分泌的手段。本类药物使胃内 pH 升高,可反馈性地使胃黏膜中的 G 细胞分泌促胃液素,从而使血中促胃液素水平升高,但是由于质子泵已经被阻断,因此促胃液素的继发性升高也不会影响药物的抑酸效果。PPI 还对胃蛋白酶的生成和活性有抑制作用,对胃黏膜有显著的保护作用,体内、外实验更是证明此类药物对 Hp 还有抑制作用,因此被广泛应用于标准化药物联用治疗消化系统溃疡。

【临床应用】 本药适用于消化性溃疡、反流性食管炎、Hp 感染、上消化道出血、卓-艾综合征和非甾体抗炎药(如阿司匹林等)所致的胃溃疡。PPI 一般可在 2~3 天内控制溃疡症状,对难治性溃疡的疗效优于 H_2 受体阻断剂,对典型的胃和十二指肠溃疡,用药 4 周即可达到 80%~100% 的治愈率。但应注意,使用 PPI 治疗消化性溃疡时,应首先排除溃疡型胃癌的可能,因为 PPI 可能减轻其症状,掩盖病情。

【不良反应】 本药选择性较高,不良反应较少,偶见恶心、呕吐、腹胀、便秘、腹泻等消化道反应,头痛、失眠、外周神经炎等神经系统反应,以及男性乳腺发育、皮疹、溶血性贫血等反应。

【注意事项】 ① 本药对肝药酶有一定的抑制作用,与华法林、地西泮、苯妥英等药物的合用,可使上述药物在体内的代谢速率减慢;② 慢性肝病或肝功能减退者的用量宜酌减;③ 长期服用此药者应定期检查胃黏膜有无肿瘤样增生。

(三)M 胆碱受体阻断药

M 胆碱受体阻断药抑制胃酸分泌的机制包括 3 个方面:① 阻断壁细胞上的 M 受体,抑制胃酸分泌;② 阻断胃黏膜嗜铬细胞上的 M 受体,通过减少组胺释放抑制胃酸分泌;③ 阻断胃窦 G 细胞上的 M 受体,通过抑制促胃液素释放抑制胃酸分泌。此外,M 受体阻断药还对胃肠道平滑肌有一定的解痉作用,可以缓解消化性溃疡的症状。M 受体阻断药相较 H_2 受体阻断药和质子泵抑制剂选择性低、抑酸作用弱、不良反应多,故现已较少用于溃疡的治疗。常用品种包括非选择性的阿托品(atropine)和溴丙胺太林(propantheline bromide),以及选择性的 M_1 受体阻断剂哌仑西平(pirenzepine)等。它们均具有一定的抑酸和解痉作用,不良反应包括口干、燥热、视物模糊、头痛、眩晕、嗜睡等。

(四)促胃液素受体阻断药

丙谷胺(proglumide)与促胃液素(G-17)、胆囊收缩素(CCK)两种肠激肽的终末端化学结构相似,因此可以和促胃液素竞争受体,抑制胃酸分泌,还可以促进胃黏膜黏液合成,增强胃黏膜的黏液-HCO_3^-保护屏障。谷丙胺的抑酸作用弱,已经不单独用于治疗消化性溃疡,多与其他药物组成复方,可用于胃和十二指肠溃疡、慢性浅表性胃炎、十二指肠球炎等,不良反应较少,偶有消化道副作用。丙谷胺还有刺激胆汁分泌的利胆作用,故胆囊管和胆道梗阻患者禁用。

三、胃黏膜保护药

胃黏膜屏障包括细胞屏障和黏液-HCO_3^-屏障。黏液和 HCO_3^- 均由胃黏膜层的表浅上皮细胞分泌。在这些细胞的基底侧有前列腺素 E_2(PGE_2)和 PGI_2受体,激动时能促进黏液和 HCO_3^-的分泌,并且能够增加胃黏膜的血流量,促进胃黏膜损伤创面的愈合。当胃黏膜屏障功能受损时,可致溃疡病发作。因此,增强胃黏膜屏障的药物通过增强胃黏膜的细胞屏障或(和)黏液-HCO_3^-屏障而发挥抗溃疡病的作用。

枸橼酸铋钾(bismuth potassium citrate)又称三钾二枸橼酸铋、胶体次枸橼酸铋。其铋剂分子量较大,在酸性溶液中呈胶体状,与溃疡基底面的蛋白形成蛋白-铋复合物,覆于溃疡表面,阻隔胃酸、胃蛋白酶对黏膜的侵袭和损害。由于铋剂可以通过包裹 Hp 的菌体干扰 Hp 代谢,发挥杀菌作用,因此它被列为根除 Hp 的四联药物治疗方案的主要组成之一。服药后常见舌苔和粪

笔记

便黑染。不良反应主要来自铋离子,可能造成头痛、头晕、失眠等神经系统不良反应,严重者可能出现运动障碍。铋离子经肾排除,用药量过大或蓄积过多可造成肾脏损伤,因此,需要在用药期间关注血铋浓度,肾功能减退患者应注意用量。

米索前列醇(misoprostol)为人工合成的 PGE$_1$ 衍生物。本药口服吸收后可与壁细胞和胃上皮细胞基底侧的前列腺素受体结合,发挥抑酸和胃黏膜保护作用,包括:① 抑制壁细胞的胃酸分泌;② 促进浅表细胞分泌黏液和 HCO$_3^-$;③ 抑制胃蛋白酶分泌;④ 增加胃黏膜血流量,促进胃黏膜上皮细胞增殖重建。临床上,本药用于治疗胃和十二指肠溃疡,并有预防复发作用,尤其对长期应用非甾体抗炎药所引起的消化性溃疡有特效。米索前列醇还能引起子宫收缩,可用于终止妊娠和产后止血,因此孕妇禁用。不良反应发生率较高,可引起腹泻、腹痛、恶心、头痛、头晕、过敏等不良反应。

替普瑞酮(teprenone)为萜烯类衍生物,可以促进胃黏液的合成、分泌,增加其脂类含量,提高其疏水性,防止 H$^+$ 回渗。不良反应轻微,少数患者有胃肠道反应、皮肤瘙痒、转氨酶轻度升高等症状。

麦滋林(marzulene)由 99% 的谷氨酰胺(glutamine)和 0.3% 的水溶性薁(azulene)组成,前者促使胃黏膜上 PGE$_2$ 的合成增加,促进黏膜细胞增殖,从而使黏液的合成增加,增强黏膜屏障的保护作用;后者有抗炎、抑制胃蛋白酶活性的作用。麦滋林可减轻溃疡病症状,促进溃疡愈合。不良反应发生率在 0.55% 以下,偶见恶心、呕吐、便秘、腹泻、腹痛,极少数患者有面部潮红等症状。

四、抗幽门螺杆菌感染药

消化性溃疡的复发是一个非常棘手的问题,抑制胃酸药物虽然能促进溃疡愈合,但用药后消化性溃疡的复发率仍高达 80%。1983 年,Warren 和 Marshall 从人的胃黏膜中分离出幽门螺杆菌(Hp)。幽门螺杆菌生长在胃、十二指肠的黏液层与黏膜细胞之间,可产生多种可致黏膜损伤的酶及细胞毒素。已证明 Hp 是慢性胃炎、消化性溃疡、胃癌和胃黏膜相关淋巴组织(MALT)恶性淋巴瘤 4 种胃肠道疾病的重要致病因子。80%～90% 的消化性溃疡与 Hp 感染有关。因此,根除 Hp 对防治消化性溃疡复发很重要。这一科学发现结束了胃溃疡为一种反复发作、难以根治的慢性病的历史。2005 年,Warren 和 Marshall 共同获得了诺贝尔生理学或医学奖。

在体外实验中,Hp 对多种抗生素都非常敏感,但实际上使用单一抗生素很难在体内根除 Hp,且易产生抗药性。根除 Hp 效果较好的抗菌药有克拉霉素、阿莫西林、四环素和甲硝唑。其中,克拉霉素、阿莫西林、四环素不能被其各自同类的其他抗生素所替代,如不能用多西环素代替四环素,不能用其他半合成青霉素代替阿莫西林,也不能用红霉素、阿奇霉素代替克拉霉素。

临床上常采用的根治 Hp 阳性的溃疡病的联合用药有三联疗法(1 个抑制胃酸分泌药+2 个抗菌药)、三联疗法(抑制胃酸分泌药+2 个抗菌药+铋剂)。临床上常用的具体药物搭配方案有:奥美拉唑+克拉霉素+阿莫西林(或替硝唑)、奥美拉唑+铋剂+阿莫西林+呋喃唑酮等,疗程一般为14 日。合理的联合用药对 Hp 阳性的溃疡病的根治率可达 80%～90%。铋剂和抑制胃酸分泌药的使用可增强抗菌药的稳定性或活性,起协同作用。

第二节　消化系统功能调节药

笔记

本节介绍助消化药、止吐药、胃肠动力药、止泻药与吸附药、泻药。

一、助消化药

助消化药多为消化液中的成分或促进消化液分泌的药物,能促进食物消化,用于治疗消化不良、消化道功能减弱等。

胃蛋白酶(pepsin)来自动物胃黏膜。胃蛋白酶常与稀盐酸同服,辅助治疗胃酸及消化酶分泌不足引起的消化不良和其他胃肠疾病。本药不能与碱性药物配伍。

胰酶(pancreatin)含蛋白酶、淀粉酶、胰脂酶。口服用于治疗消化不良。

乳酶生(biofermin)为干燥的活乳酸杆菌制剂,能分解糖类产生乳酸,提高肠内容物的酸性,抑制肠内腐败菌繁殖,减少发酵和产气,用于治疗消化不良、腹泻及小儿消化不良性腹泻。本药不宜与抗菌药或吸附药同时服用,否则会降低后者的疗效。

二、止吐药

呕吐是一种复杂的反射活动,可由多种因素引起,属于保护性反应。呕吐中枢和延髓催吐化学感受区(chemoreceptor trigger zone,CTZ)参与呕吐反射(图 5-1)。应用一些化学药物、患放射病及尿毒症时,体内蓄积有毒物质,直接刺激 CTZ,产生恶心、呕吐等反应。此外,一些外周刺激也能通过反射导致恶心、呕吐,例如,胃及十二指肠等内脏的感受神经受刺激;咽部迷走神经的感觉神经末梢受刺激及内耳前庭的位置感觉改变等。因此,治疗恶心、呕吐时应该针对病因选药。

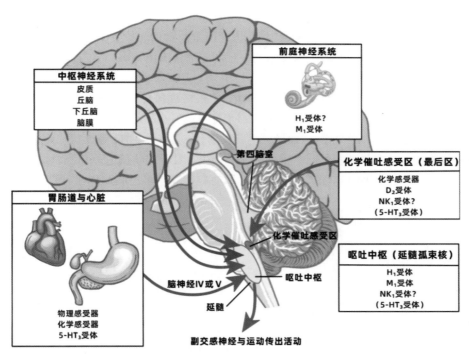

图 5-1　呕吐的调节

1. H₁ 受体阻断药

苯海拉明(diphenhydramine)、**异丙嗪(promethazine)**等第一代 H₁ 受体阻断药,因在脑内有较高的浓度分布,故具有中枢镇静作用和止吐作用,可用于预防和治疗晕动病、内耳性眩晕病等。作用机制与中枢 H₁ 受体被阻断,从而阻断中枢内源性组胺介导的觉醒反应有关。

笔记

2. M 胆碱受体阻断药

东莨菪碱(scopolamine)、阿托品(atropine)、苯海索(benzhexol)通过阻断呕吐中枢和外周反射途径中的 M 受体,降低迷路感受器的敏感性,抑制前庭小脑通路的传导。可用于抗晕动病和防治胃肠刺激所致的恶心、呕吐。其中,东莨菪碱的疗效较好。

3. 多巴胺 D_2 受体阻断药

氯丙嗪(chlorpromazine)具有阻断 CTZ 的多巴胺 D_2 受体的作用,减少呕吐中枢的神经活动,能有效地减轻化学治疗引起的轻度恶心、呕吐等症状,但不能有效地控制化疗药物(如顺铂、多柔比星、氮芥等)引起的严重恶心、呕吐等症状。

甲氧氯普胺(metoclopramide)在中枢及外周发挥双重作用。它阻断中枢 CTZ 的多巴胺 D_2 受体发挥止吐作用,较大剂量时也作用于 $5-HT_3$ 受体,发挥止吐作用。其外周作用表现为阻断胃肠多巴胺受体,增强胃肠运动,可引起从食管到近端小肠的平滑肌运动,增加贲门括约肌张力,松弛幽门,加速胃的正向排空。临床用于治疗慢性功能性消化不良引起的胃肠运动障碍,如恶心、呕吐等症状。治疗剂量下,约 20% 的患者出现嗜睡、疲倦等轻微反应。大剂量时可引起明显的锥体外系症状、男性乳房发育等。

多潘立酮(domperidone)不易通过血脑屏障,为外周性多巴胺受体拮抗药。该药可阻断胃肠 D_2 受体,具有促进胃肠蠕动、加速胃肠排空、协调胃肠运动、防止食物反流和止吐的作用,对结肠影响很小。多潘立酮口服后吸收迅速,但生物利用度低,约 15%,$t_{1/2}$ 为 7~8 h,主要经肝脏代谢,经肠道排出。临床应用:① 胃肠运动障碍性疾病,尤其适用于慢性食后消化不良和胃潴留患者;② 应用放射治疗及肿瘤化疗药、偏头痛、颅外伤、手术、胃镜检查等引起的恶心、呕吐;③ 应用抗帕金森病药左旋多巴、溴隐亭、苯海索等引起的恶心、呕吐。本药常见的不良反应发生率不高,可出现便秘、腹泻、头晕、头痛,以及男性乳房女性化等,但停药可恢复。国外部分地区报道此药物对极少数患者可能引起心脏毒性,甚至出现严重的室性心律失常和心源性猝死;在我国,此类报道虽较少,但仍需谨慎使用,避免超适应证和超剂量滥用。

4. 5-羟色胺受体阻断药

昂丹司琼(ondansetron)、阿洛司琼(alosetron)和格拉司琼(granisetron)均为高度选择性的 $5-HT_3$ 受体拮抗药。抗肿瘤化疗药物或放射治疗可诱发小肠嗜铬细胞释放 $5-HT_3$,并通过 $5-HT_3$ 受体引起迷走传入神经兴奋,从而导致呕吐反射,出现恶心、呕吐等症状。此类药物选择性地抑制外周神经系统突触前和呕吐中枢的 $5-HT_3$ 受体,阻断呕吐反射,对肿瘤放疗和化疗导致的呕吐有良效,止吐作用迅速、强大、持久,但对晕动病及应用多巴胺受体激动药(如阿扑吗啡)引起的呕吐无效。本类药物不良反应少而轻,可出现便秘、腹泻、头晕和头痛;选择性较高,锥体外系反应和过度镇静等不良反应较少。

三、胃肠动力药

很多药物可以增强胃肠动力,如表 5-2 所示。M 胆碱受体激动药和胆碱酯酶抑制药可增强胃肠动力,但不能产生胃与十二指肠的协调活动以增加有效胃排空,同时还会增加涎液、胃液、胰液的分泌。多巴胺 D_2 受体拮抗药可增加食管下部括约肌的张力,增强胃收缩力,改善胃十二指肠蠕动的协调性,促进胃排空。$5-HT_4$ 受体激动药可增大食管下部括约肌的张力,增强胃收缩力及胃、十二指肠的协调性。

表 5-2　胃肠动力药及其作用机制

所属药物种类	代表药物	作用机制
M 胆碱受体激动药	氨甲酰甲胆碱	激动 M 胆碱受体
胆碱酯酶抑制药	新斯的明	抑制乙酰胆碱降解
多巴胺 D_2 受体拮抗药	甲氧氯普胺	阻断突触前多巴胺 D_2 受体
5-HT$_4$ 受体激动药	西沙必利	激动兴奋型神经元的 5-HT$_4$ 受体
大环内酯类抗生素	罗红霉素	促胃动素相关作用

西沙必利(cisapride)为 5-HT$_4$ 受体激动药。本药对胃和小肠的作用类似于甲氧氯普胺,但它也可加强结肠运动,引起腹泻。本药口服生物利用度为 30%~40%,用于治疗胃运动减弱和各种胃轻瘫、胃肠反流性疾病、反流性食管炎、慢性自发性便秘和结肠运动减弱。不良反应少,但偶可引起心律失常,故有心脏疾患者禁用。

替加色罗(tegaserod)也属 5-HT$_4$ 受体激动药。

促胃动素(motilin)是一种胃肠激素,与胃和小肠快速运动相关。据报道,第二代大环内酯类抗生素也能与胃肠道神经和平滑肌上的促胃动素受体结合,增强胃肠道收缩,促进胃排空,但其促胃动力作用与大环内酯类药物的抗菌作用无关。

四、止泻药与吸附药

腹泻是常见的一种症状。由胃肠道感染造成的腹泻应对因使用抗感染药物治疗,但对腹泻剧烈而持久的患者,可适当给予止泻药对症处理以缓解腹泻症状。

阿片制剂用于较严重的非细菌感染性腹泻,主要减慢胃蠕动,延迟胃排空,提高胃窦部及十二指肠上部张力,易致食物反流,减少其他药物的吸收;增大小肠和大肠平滑肌张力,减弱推进性蠕动,延缓肠道内容物通过,促使水分吸收增加,并抑制消化腺分泌;增大回盲瓣及肛门括约肌张力,加上中枢的抑制作用,可使便意及排便反射减弱。临床使用的制剂有阿片酊(**opium tincture**)和阿片酊的复方制剂复方樟脑酊(**compound camphor tincture**)。

地芬诺酯(diphenoxylate,苯乙哌啶)是人工合成的哌替啶衍生物,对肠道运动的影响类似于阿片类,通过激动 μ 阿片受体,减少胃肠推进性蠕动来发挥止泻作用。临床应用于急、慢性功能性腹泻,可降低排便的频率。不良反应轻而少见,可能有嗜睡、恶心、呕吐、腹胀和腹部不适等症状。大剂量(40~60 mg)和长期应用时可产生依赖性。使用过量可导致严重的中枢抑制,甚至昏迷。

洛哌丁胺(loperamide)是氟哌啶醇衍生物,有类似于哌啶的结构。本药主要作用于胃肠道的 μ 阿片受体,很少进入中枢,止泻作用比吗啡强 40~50 倍。洛哌丁胺还可与钙调蛋白结合,降低许多钙依赖酶的活性,还可阻止 ACh 和前列腺素释放,拮抗平滑肌收缩而抑制肠蠕动和肠分泌,止泻作用快、强、持久。不良反应较少,大剂量使用对中枢有抑制作用,儿童更敏感。使用过量时可用纳洛酮对抗治疗。

鞣酸蛋白(tannalbin)属收敛剂(astringent),含鞣酸 50%左右,口服后在肠内分解释放鞣酸,与肠黏膜表面蛋白质形成沉淀,在肠黏膜表面形成保护膜,抑制炎性渗出,发挥收敛、止泻作用。临床上用于治疗急性肠炎及非细菌性腹泻。

次水杨酸铋(bismuth subsalicylate)、碱式碳酸铋(bismuth subcarbonate)有收敛作用,用于治疗非特异性腹泻。

药用炭(**medicinal charcoal**)、白陶土(**kaolin**)、砂炭银(**agysical**)和蒙脱石(**montmorillo-**

笔 记

nite）均为吸附药（adsorbents），能吸附肠道内液体、毒物等而发挥止泻和阻止毒物吸收的作用。

五、泻药

泻药是刺激肠蠕动、软化粪便、润滑肠道、促进排便的药物。临床主要用于治疗功能性便秘。按不同的作用机制，泻药分为渗透性泻药、刺激性泻药和润滑性泻药。

（一）渗透性泻药

渗透性泻药也称容积性泻药，口服后肠道吸收很少，增大肠腔容积而促进肠道推进性蠕动，产生泻下作用。

硫酸镁（magnesium sulfate）和硫酸钠（sodium sulfate）也称盐类泻药。大量口服硫酸镁后，SO_4^{2-} 和 Mg^{2+} 在肠道难以被吸收，使肠内容物渗透压增高，高渗又可进一步抑制肠内水分的吸收，增大肠腔容积，扩张肠道，刺激肠道蠕动。此外，硫酸镁还有利胆作用，主要用于外科术前或结肠镜检查前排空肠内容物、辅助排出一些肠道寄生虫或肠内毒物。通常取 10~15 g 此类药物加 250 mL 温水服用，用药后 1~4 h 即可发生剧烈的腹泻。本药中大约20%的 Mg^{2+} 可能被肠道吸收，肾功能障碍患者或中枢抑制患者可能发生毒性反应，因此，妊娠妇女、月经期妇女、体弱者和老年人慎用。

乳果糖（lactulose）口服不吸收，到结肠后被细菌分解成乳酸，刺激结肠局部渗出，引起结肠腔内容积增大，肠蠕动增强而促进排便。乳酸还可抑制结肠对氨的吸收，所以有降低血氨的作用。

甘油（glycerol）和山梨醇（sorbitol）有轻度刺激性导泻作用，直肠内给药后，很快起效，适用于老年体弱者和便秘患儿。

纤维素类（celluloses），如植物纤维素、甲基纤维素（methyl cellulose）等，口服后不被肠道吸收，增大肠腔容积，保持粪便湿度，产生良好的通便作用。

（二）刺激性泻药

刺激性泻药也称接触性泻药，主要作用是刺激结肠推进性蠕动，产生泻下作用。

酚酞（phenolphthalein）又称果导，口服后与碱性肠液反应，形成可溶性钠盐，具有刺激肠壁的作用，同时也抑制水分的吸收。其导泻作用温和，用药后 6~8 h 排出软便。本药口服后约15%被吸收，主要由肾排出，尿液为碱性时呈红色。酚酞有肝肠循环，一次给药后药效可维持3~4 天，适用于习惯性便秘，在临床治疗效果方面个体差异较大。偶致过敏反应，引起肠绞痛和心、肺、肾损害及出血倾向等不良反应。长期使用可致水、电解质丢失和结肠功能障碍。

比沙可啶（bisacodyl）与酚酞同属二苯甲烷类刺激性泻药，口服或直肠给药后，转换成有活性的代谢物，在结肠产生较强的刺激作用。一般口服 6 h 内、直肠给药后 15~60 min 起效，排软便。该药有较强的刺激性，可致胃肠痉挛、直肠炎等。

蒽醌类（anthraquinones），如大黄（rhubarb）、番泻叶（senna）等中药含有蒽醌苷类物质，在肠道内分解并释出蒽醌，刺激结肠推进性蠕动，服药 4~8 h 可排软便或引起腹泻。丹蒽醌（danthron）是游离的蒽醌，口服后 6~12 h 排便。

（三）润滑性泻药

润滑性泻药通过局部润滑并软化粪便发挥作用。液体石蜡（liquid paraffin）为矿物油，胃肠道用药，不被肠道消化吸收，同时妨碍水分的吸收，起到润滑肠壁和软化大便的作用。本药适用于治疗老人、幼儿便秘，长期应用会干扰脂溶性维生素及钙、磷的吸收，故不宜久用。此外，甘油、纤维素类等也有类似作用。

第三节　保肝利胆药

一、利胆药

利胆药是促进胆汁分泌或胆囊排空的药物。胆汁的基本成分是胆汁酸。胆汁酸的主要成分是胆酸、鹅去氧胆酸和去氧胆酸,占95%;次要成分是石胆酸和熊去氧胆酸。胆汁酸具有多项生理功能:反馈性抑制胆汁酸合成;引起胆汁流动;调节胆固醇的合成与消除;促进脂质和脂溶性维生素吸收等。

去氢胆酸(dehydrocholic acid)系半合成的胆酸氧化的衍生物,能增加胆汁中的水分含量,使胆汁稀释,含量增加,流动性提高,发挥胆道内冲洗作用。可用于胆石症、急慢性胆道感染及胆囊术。禁用于胆道空气梗阻和严重肝肾功能减退者。

鹅去氧胆酸(chenodeoxycholic acid)为天然的二羟胆汁酸,可降低胆固醇分泌;抑制HMG-CoA还原酶,减少胆固醇合成,从而降低胆汁中胆固醇含量,促进胆固醇结石溶解。在有些患者体内,本药可增加其胆汁酸的分泌。治疗剂量时常引起腹泻,可用半量。用药6个月期间,一些患者的转氨酶活性可出现可逆性升高。该药禁用于胆管或肠炎症性疾病、梗阻性肝胆疾病患者。本药可能有致畸作用,故妊娠和哺乳期妇女禁用。

熊去氧胆酸(ursodeoxycholic acid)为鹅去氧胆酸的异构体。作用与机制:① 降低胆汁的胆固醇饱和指数。作用类似于鹅去氧胆酸,降低胆汁中胆固醇含量,降低胆固醇在胆汁中的相对浓度,促进胆固醇从结石表面溶解。本药溶胆石机制与鹅去氧胆酸不同,它不能有效地溶解微粒溶液中的胆固醇或增加胆汁酸分泌,而是通过在结石表面形成卵磷脂-胆固醇液态层,促使结石溶解。② 抑制肠道吸收胆固醇。本药可减少胆固醇分泌,减少进入胆汁中的胆固醇量,减弱胆固醇降低时正常补偿的合成。本药在临床上用于胆囊及胆管功能失调、胆汁淤滞的胆结石患者。不良反应较鹅去氧胆酸少且轻,剂量相关的及与过敏有关的血清转氨酶和碱性磷酸酶升高现象少见,少于5%的患者可发生明显的腹泻。

牛胆酸钠(sodium tauroglycocholate)自牛胆汁或猪胆汁提取制成,主要含牛磺胆酸钠和甘氨胆酸钠。口服能刺激肝细胞分泌胆汁(主要是分泌固体成分),能促进脂肪乳化和吸收,有助于脂溶性维生素的吸收。本药在临床上用于长期胆瘘、胆汁丧失的患者,可补充胆盐之不足,也可用于脂肪消化不良和慢性胆囊炎等患者。

硫酸镁(magnesium sulfate)口服或将硫酸镁溶液灌入十二指肠,可刺激十二指肠黏膜,分泌缩胆囊素(cholecystokinin,有刺激分泌和运动作用),反射性引起胆总管括约肌松弛、胆囊收缩,促进胆道小结石排出。本药在临床上用于治疗胆囊炎、胆石症及十二指肠引流检查。

桂美酸(cinametic acid)为苯丙酸型利胆剂,有显著而持久的利胆作用,能促进胆汁排泄,并能松弛胆总管括约肌,有解痉止痛作用。因本药能促进血中胆固醇分解成胆酸排出,故有降胆固醇的作用。本药用于治疗胆石症、慢性胆囊炎或作为胆道感染的辅助用药。

茴三硫(anethol trithione)能增加胆酸、胆色素及胆固醇等固体成分的分泌,特别是增加胆色素分泌,还能兴奋肝细胞,加强肝脏解毒功能;此外,还能促进尿素的生成和排泄,有明显的利尿作用。本药用于治疗胆囊炎、胆石症、急慢性肝炎、肝硬化等,有时可引起腹胀、腹泻、腹痛、恶心等胃肠道反应及荨麻疹、发热等过敏反应,还可引起尿变色,大剂量长期应用可引起甲亢。本药胆道阻塞者禁用。

笔记

二、保肝药

肝脏具有促进消化、参与代谢、调节免疫、制造凝血因子等功能,参与机体血容量的调节、水电解质的调节和热量调节等。肝脏功能异常可能导致代谢异常、水和电解质紊乱、胆汁分泌和排泄障碍、凝血障碍等。引起干细胞损伤的病因很多,在保肝治疗中,应该首先去除病因。例如,针对慢性病毒性肝炎先考虑抗病毒治疗;针对酒精性肝病先戒酒;针对非酒精性脂肪肝先降低体重指数和体脂含量,然后考虑给予保肝药物治疗。保肝药是具有改善肝脏功能、促进肝细胞再生、增强肝脏解毒功能等作用的药物,分为解毒类药物、促肝细胞再生类药物、利胆类药物、促进能量代谢类药物、促进蛋白质合成类药物、中药制剂(抗炎类、降酶类)及治疗肝性脑病的药物等。

(一)基础代谢类药物

临床使用的药物包括维生素类(维生素 C、维生素 E、复合维生素 B 等)、辅酶类(ATP、FDP)、肌苷、门冬氨酸钾镁、复方二氯醋酸二异丙胺等。

肌苷(inosine)一般口服给药,直接透过细胞膜进入体细胞,活化丙酮酸氧化酶类,从而使处于低能缺氧状态下的细胞能继续顺利地进行代谢,并参与人体能量代谢与蛋白质的合成。肌苷可用于治疗各种急慢性肝脏疾病和肺源性心脏病等心脏疾病,口服有胃肠道反应。

门冬氨酸钾镁(potassium aspartate and magnesium)参与三羧酸循环和鸟氨酸循环,促进细胞除极化和细胞代谢,维持正常功能。镁离子和钾离子也对许多酶的功能起重要的作用。本药主要用于治疗病毒性肝炎、高胆红素血症、血氨升高引起的肝性脑病及其他急慢性肝炎,也用于治疗低钾血症、洋地黄中毒引起的心律失常、心肌炎后遗症、慢性心功能不全等。滴注过快可能引起高钾血症和高镁血症,还可引起恶心、呕吐、颜面潮红、胸闷、血压下降,偶见血管刺激性疼痛。大剂量使用可能导致腹泻。

复方二氯醋酸二异丙胺(compound diisopropylamine dichloroacetate)可调节脂代谢,消耗、转运肝脏脂肪,改善肝细胞能量代谢,对脂肪肝有益。偶见眩晕、口渴、食欲不振等不良反应,停药可恢复。

(二)解毒保肝药

此类药物具有可以提供巯基或葡萄糖醛酸基团的结构,因此能促进代谢,增强肝脏解毒功能。不良反应少而轻,偶见消化道不适和过敏反应等,一般停药即可恢复。

葡醛内酯(glucuronolactone,肝泰乐)一般口服给药,可在体内转化为葡萄糖醛酸,可与含有羟基或羧基的毒物结合,形成无毒或低毒的葡萄糖醛酸结合物,随尿液排出。

还原型谷胱甘肽(reduced glutathione)一般静脉内或肌内注射给药,含活性巯基,能与体内过氧化物和自由基自由结合,对抗氧化剂对巯基的破坏,保护细胞中含巯基的蛋白质和酶,对抗其对脏器的损伤,还能促进胆酸的代谢,并有利于脂溶性维生素的吸收。

水飞蓟素(silymarin)是从菊科植物水飞蓟的干燥果实中提取而得到的天然活性物质,是一种天然的黄酮木脂素类化合物,其主要成分为水飞蓟宾(silybin)、异水飞蓟宾(isosilybin)、水飞蓟宁(silydianin)和水飞蓟亭(silychristin)。其中,水飞蓟宾的活性最强,具有清除自由基、抑制5'-脂氧酶、抗脂质过氧化、保护肝细胞膜、免疫调节等药理作用,可用于治疗急慢性肝炎和中毒性肝损伤。

(三)抗炎保肝药

抗炎保肝药具有类似激素的非特异性抗炎作用而无免疫抑制作用,具有保护肝细胞、改善肝功能的效应。此类药物用于治疗慢性病毒性肝炎、自身免疫性肝炎及药物性肝炎。此类药物主要为甘草甜素制剂,如甘草甜素、甘草酸单铵、甘草酸二铵等。

甘草甜素(glycyrrhizin)是从甘草根茎中提取出来的一种高甜度、低热值混合物质的统称。

其在化学结构上与醛固酮的类固醇环相似,可阻碍可的松与醛固酮的灭活,产生肾上腺皮质激素样作用,从而减轻肝脏的非特异性炎症。其保肝机制还包括:抑制肥大细胞释放组胺;抑制细胞膜磷脂酶 A_2 和前列腺素 E_2 的产生;促进胆色素的代谢;减少 ALT 和 AST 的释放;抑制自由基和过氧化脂质的形成等。甘草甜素及其复方制剂在慢性肝炎的治疗中有较为广泛的应用,相似药物还包括甘草酸单铵和甘草酸二铵。不良反应与类固醇样作用有关,少数患者可能出现水钠潴留和排钾等现象。

（四）降酶保肝药

降酶保肝药对细胞色素 P450 酶的活性有明显的诱导作用,从而加强对四氯化碳及某些致癌物质的解毒能力。此类药物的常用品种有联苯双酯和双环醇片等,它们均为我国自主研发的药物品种。

联苯双酯(bifendate)是生化药理学家刘耕陶带领团队研发的首个治疗肝炎的药物,是合成的五味子丙素的中间体,对细胞色素 P450 酶的活性有明显的诱导作用,可加强对四氯化碳及某些致癌物质的解毒能力。本药具有降酶速度快、幅度大的特点。本药适用于急慢性肝炎及长期单项 ALT 异常者,对肝区疼痛、乏力和腹胀等症状改善作用明显。部分患者停药后可见 ALT 反跳,但继续服药仍然有效,因此应用本药治疗到肝功能恢复正常后,应该逐渐减量停药,或者合用肌苷以减少降酶反跳现象。

（五）利胆保肝药

利胆保肝药有腺苷蛋氨酸、熊去氧胆酸、茴三硫等(详见上文利胆药)。

（六）促肝细胞再生类药物

此类药物多为小分子多肽类活性物质,用于辅助治疗多种重型病毒性肝炎(急性、亚急性、慢性重型肝炎的早期或中期),代表药物为促肝细胞生长因子和多烯磷脂酰胆碱等。

促肝细胞生长因子(hepatocyte growth promoting factors, HGF)存在于动物和人体内多种组织和细胞中,主要来源于肝脏 Kupffer 细胞、内皮细胞等,在胚胎发生、创伤愈合、血管发生、组织器官再生、形态发生和致癌作用等方面发挥重要作用。药用 HGF 主要来源于猪的新鲜肝脏,能够刺激正常肝细胞的 DNA 合成,启动肝再生的功能,还具有显著的促进细胞分裂、细胞运动及血管生成作用,还有抑制肝细胞凋亡、调节胶原纤维的合成和炎性反应、促进创伤愈合、预防组织纤维化等作用。本药主要用于辅助治疗亚急性重型肝炎。

多烯磷脂酰胆碱(polyene phosphatidyl choline)与肝细胞膜磷脂的结构类似,并能够与之结合,外源性补充细胞膜成分,在肝细胞受损时发挥修复作用,同时具有抑制凋亡、减少过氧化和抗炎的作用,对肝细胞的再生和重构有益,可用于治疗肝炎、肝硬化、脂肪肝、肝性脑病、胆结石等肝脏疾病。

（七）治疗肝性脑病的药物

肝性脑病是以由严重肝病引起的代谢紊乱为基础的中枢神经系统功能失调综合征,临床主要表现为意识障碍、行为失常和昏迷。肝性脑病的机制复杂,且尚未完全清楚。根据"氨中毒学说"等病因学理论,对于肝性脑病患者,应在综合治疗的基础上纠正引起肝性脑病的诱因,限制蛋白质摄入,禁用一切镇静剂和麻醉剂,同时口服左旋多巴改善昏迷症状,口服乳果糖使其在小肠内形成高渗,促进氨排泄;静脉滴注支链氨基酸纠正氨基酸平衡失调;使用鸟氨酸天冬氨酸和天冬氨酸钾镁,结合血氨以降低其浓度等。但总的来说,降血氨药物治疗疗效不够理想,仍需多因素综合考虑并注意对症治疗。

左旋多巴(levodopa)为多巴胺的前体药物,本身无药理活性,通过血脑屏障进入中枢,经多巴脱羧酶作用转化成多巴胺和去甲肾上腺素,可改善患者昏迷症状,并促使患者苏醒,但机制不明确,可能与药物入脑转化后拮抗由肝功能不全引起的"假递质"有关,从而改善中枢功能,也可能与左旋多巴提高大脑对氨的耐受性有关。此类药物对治疗肝脏损伤与改善肝功能无效。

笔记

参考文献

[1] 陈平圣,冯振卿,刘慧. 病理学[M]. 2 版. 南京:东南大学出版社,2017.

[2] 步宏,李一雷. 病理学[M]. 9 版. 北京:人民卫生出版社,2018.

[3] 董卫国. 消化系统[M]. 北京:人民卫生出版社,2015.

[4] 杨宝峰,陈建国. 药理学[M]. 9 版. 北京:人民卫生出版社,2018.

[5] 顾晓松. 人体解剖学[M]. 4 版. 北京:科学出版社,2014.

[6] 朱启星. 卫生学[M]. 9 版. 北京:人民卫生出版社,2018.

[7] 朱大年. 生理学[M]. 9 版. 北京:人民卫生出版社,2018.

[8] 王晓冬,陈永珍,祝辉. 组织学与胚胎学[M]. 3 版. 北京:科学出版社,2018.

[9] 董为人,马保华,李和. 人体组织学数字切片图谱:汉英对照[M]. 西安:西安交通大学出版社,2014.

笔记